Hera Lind

mit Florian Apler

Und täglich grüßt der Schweinehund

Hera Lind

mit Florian Apler

Und täglich grüßt der Schweinehund

Das **Superweib**-Fitnessprogramm

Mit dem Besten aus Yoga, Pilates und funktionellem Training

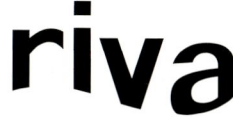

Bibliografische Information der Deutschen Nationalbibliothek:
Die Deutsche Nationalbibliothek verzeichnet diese Publikation in der Deutschen National-
bibliografie; detaillierte bibliografische Daten sind im Internet über http://d-nb.de abrufbar.

Wichtiger Hinweis
Sämtliche Inhalte dieses Buches wurden – auf Basis von Quellen, die die Autorin und der
Verlag für vertrauenswürdig erachten – nach bestem Wissen und Gewissen recherchiert
und sorgfältig geprüft. Trotzdem stellt dieses Buch keinen Ersatz für eine individuelle Fit-
nessberatung und medizinische Beratung dar. Wenn Sie medizinischen Rat einholen wollen,
konsultieren Sie bitte einen qualifizierten Arzt. Der Verlag und die Autorin haften für keine
nachteiligen Auswirkungen, die in einem direkten oder indirekten Zusammenhang mit den
Informationen stehen, die in diesem Buch enthalten sind.

Für Fragen und Anregungen:
heralind@rivaverlag.de

Originalausgabe
1. Auflage 2012
© 2012 by riva Verlag, ein Imprint der Münchner Verlagsgruppe GmbH
Nymphenburger Straße 86
D-80636 München
Tel.: 089 651285-0
Fax: 089 652096

Umschlaggestaltung: Maria Wittek
Umschlagabbildung: Helge Kirchberger (Hera Lind), Getty Images (Hund)
Fotografien im Innenteil: Thomas Müller
Layout und Satz: Meike Herzog
Reinzeichnung: Daniel Förster
Druck: Florjancic Tisk d.o.o., Slowenien
Printed in the EU

ISBN Print 978-3-86883-257-0
ISBN E-Book (PDF) 978-3-86413-238-4

Weitere Informationen zum Verlag finden Sie unter

www.rivaverlag.de
Beachten Sie auch unsere weiteren Verlage unter
www.muenchner-verlagsgruppe.de

Inhalt

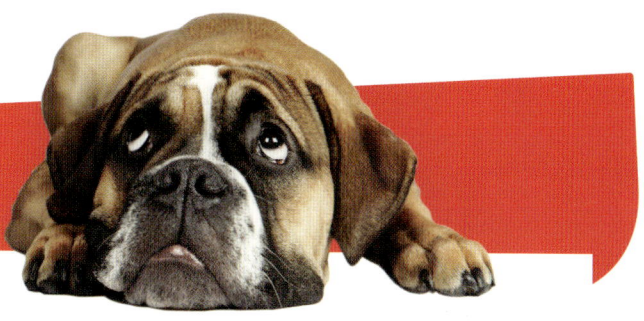

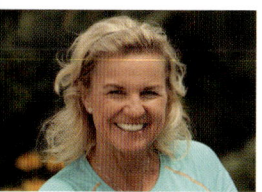

Das Schweinehund-
Erziehungsprogramm
von Hera Lind

6

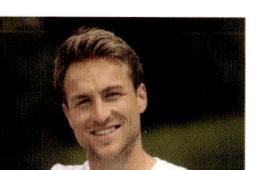

Das Schweinehund-
Trainingsprogramm
von Florian Apler

110

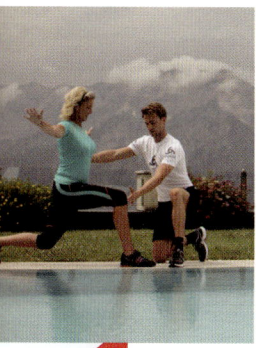

Das Schweinehund-
Workout

158

Warm-up		160
Programm 1:	Beine	168
Programm 2:	Bauch	182
Programm 3:	Rücken	196
Cool-down		212

Danksagung

222

Das
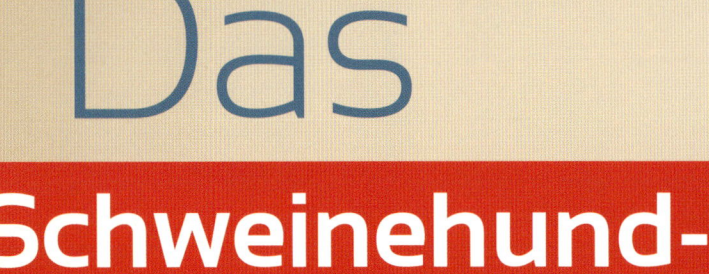

Schweinehund-
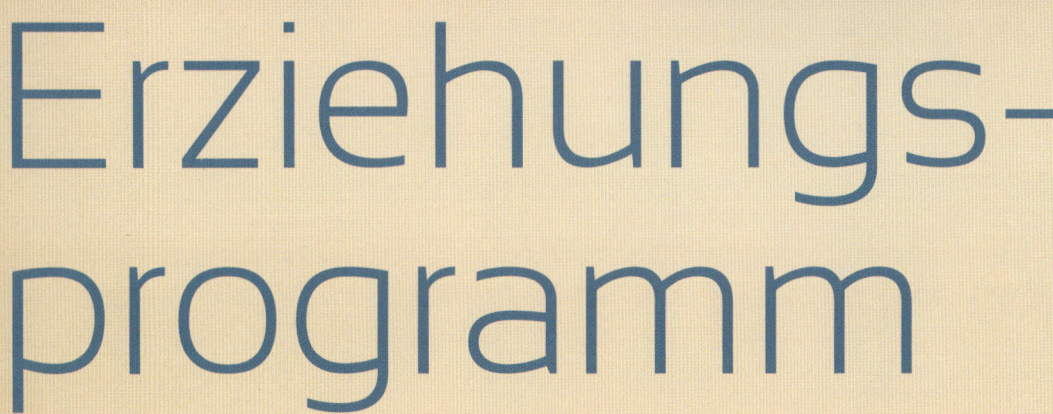

Erziehungs-
programm

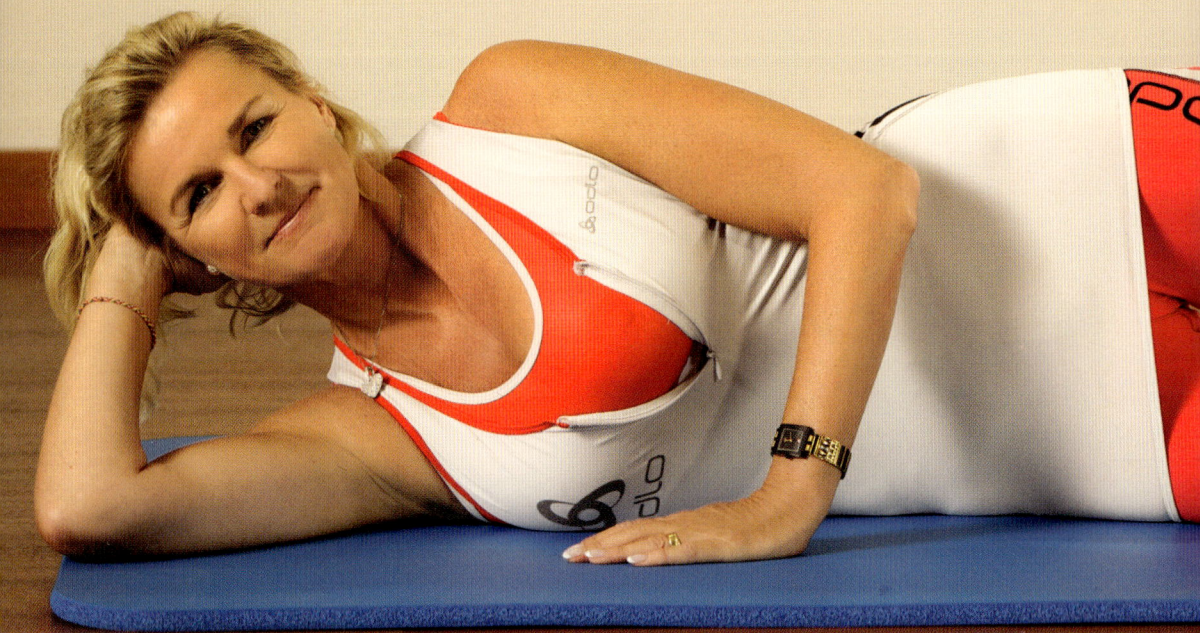

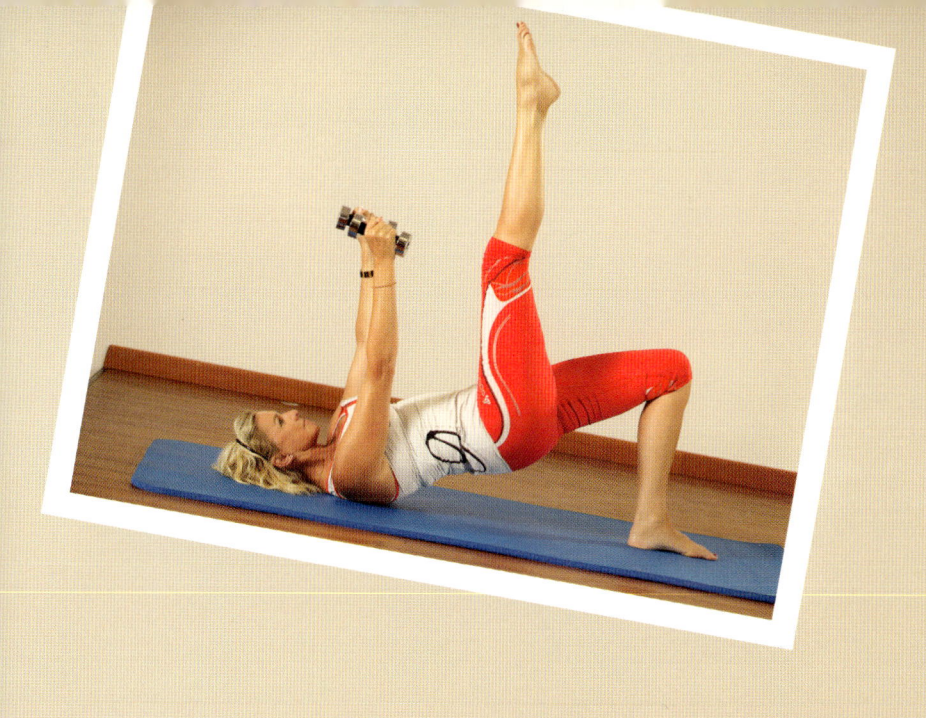

von Hera Lind

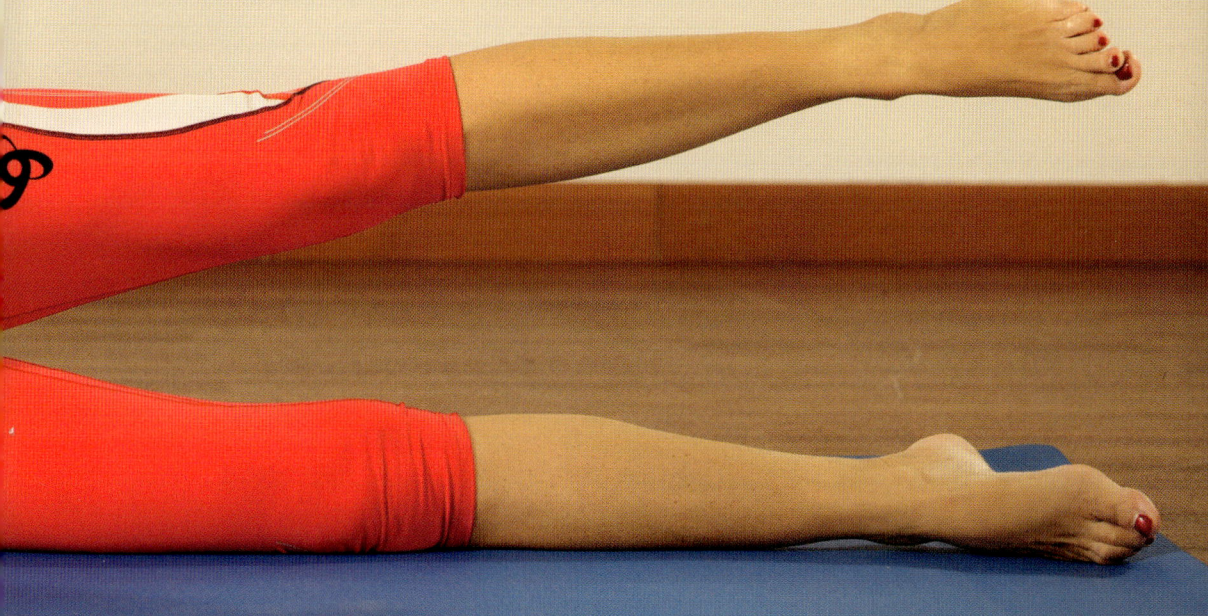

Vorwort

»Schon wieder ein Fitnessratgeber! Braucht die Welt denn diesen auch noch?«

Das waren die Worte einer Freundin, der ich stolz das neu gestaltete Cover dieses Buches zeigte. Autsch! Ich hatte gehofft, sie würde mir anerkennend auf die Schulter klopfen: »Na, für dein Alter und deine vier Kinder siehst du ja noch ganz passabel aus! Wie hast du das denn hingekriegt?« Dann hätte ich ihr sofort von dem sensationellen neuen, effektiven Fitnesstraining erzählt, das mein Personal Trainer Florian Apler und ich entwickelt haben und das ich regelmäßig mit viel Spaß und sichtbarem Erfolg ausführe. Nachdem die Freundin aber von Natur aus sehr direkt ist, nahm ich ihre Kritik als Anregung auf und stellte mir ihre Frage kritisch selbst. Tatsächlich regnet es diese bunt bebilderten Heilsbringer und Glücklichmacher ja geradezu vom Bücherhimmel!

Was also ist an diesem hier besonders? Warum muss man dieses Buch und die ebenfalls erhältliche begleitende DVD auf jeden Fall haben?

»Da ist doch überall das Gleiche drin«, bemerkte meine Freundin. »Unverschämt durchtrainierte Gestalten, die auf der Matte ›Hoch das Bein‹ machen und dabei lächeln, als wäre das spielend leicht. Dabei führen sie uns doch nur vor, wie perfekt sie sind und wie wenig perfekt wir selbst.«

»Du hast recht, davon braucht die Welt wirklich nicht noch mehr«, räumte ich ein.

»Mich ärgern diese Fitnessratgeber höchstens«, entrüstete sie sich, »denn wir sehen erstens nicht so makellos aus wie diese knackigen Drilldohlen, zweitens wissen wir doch alle, dass diese Übungen verdammt anstrengend sind und man dabei in Wirklichkeit nicht lächelt, sondern schwitzt, stöhnt und keucht.«

Ich nickte betroffen. »Wir ganz normalen Frauen sehen bei diesen Übungen eher aus wie ein geplatztes Sofakissen«, gab ich zu.

»Und drittens«, setzte sie noch einen drauf, »hält uns ja sowieso unser innerer Schweinehund davon ab.«

»Du hast also einen?«, fragte ich vorsichtig.

»Natürlich, einen inneren Schweinehund haben wir ja alle.« Sie kniff sich in die Hüfte. »Ich sollte eigentlich schon lange mal wieder Sport machen, auch bei mir stapeln sich die Fitnessratgeber, aber der Punkt ist, ich kann mich nicht aufraffen!«

»Dann weiß ich, dass die Welt dieses Buch doch braucht.« Ich war erleichtert.

»Wieso?« Meine Freundin sah mich skeptisch von der Seite an.

»Es ist ein Schweinehunderziehungsratgeber«, erklärte ich ihr.

»Ein Schweinehunderziehungsratgeber.« Sie sah mich an, als hätte ich gesagt, der Tod durch den Strang mit dem WLAN-Kabel sei kurz und schmerzlos.

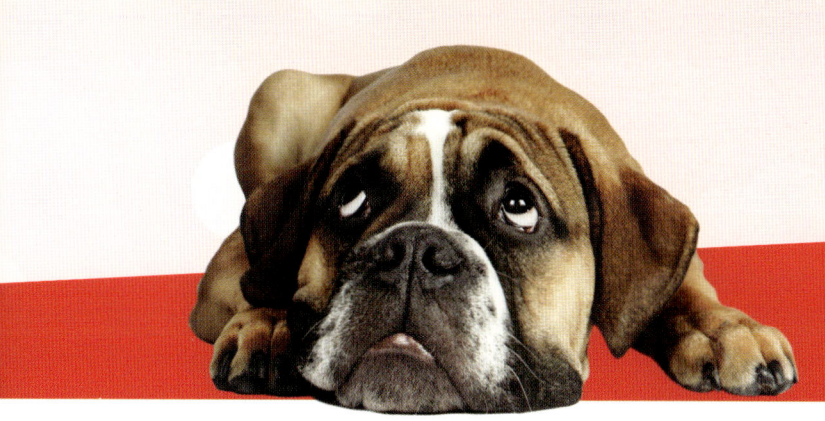

»Du musst ihn mit seinen eigenen Waffen schlagen«, sagte ich. »Es geht nämlich in diesem Buch um das Umschalten im Kopf. Natürlich auch um tolle neue, effektive Übungen, die wirklich was bringen, aber zuerst muss es klick machen. Dann sind die Übungen keine quälende Verpflichtung, die du vor dir herschiebst, sondern ein Vergnügen, auf das du dich freust.«

»Schön wär's«, winkte meine Freundin ab. »Aber es funktioniert einfach nicht! Ich freue mich nie auf den Sport, sondern suche immer nach neuen Ausreden, mich wieder davor drücken zu können – und nachher ärgere ich mich.«

»Stell dir deinen inneren Schweinehund bildlich vor«, riet ich ihr. »Er wohnt in unserer gemütlich eingerichteten rechten Gehirnhälfte. Da sitzt er breit und bräsig auf dem Sofa, die Hinterpfoten auf dem Tisch, die Vorderpfoten selbstzufrieden im Schweinenacken verschränkt, und fernsteuert uns über ein kleines Mikrofon, das er in unsere linke Gehirnhälfte installiert hat. Während er an Chips knabbert und einen Drink schlürft, gibt er uns Anweisungen: ›Beweg dich nicht, das bringt sowieso nichts. Du wirst nie so aussehen wie die gelackten Vorturner in den bunten Motivationsbüchern. Du hast keine Lust. Und keine Zeit. Und Muskelkater brauchst du schon gar keinen. Es ist gerade so gemütlich,

du hast tausend wichtigere Dinge zu tun, als dich zu bewegen. Morgen vielleicht. Heute jedenfalls nicht.‹«

»Ja«, lachte meine Freundin verblüfft. »Er sagt: ›Sitz‹, und ich sitze!«

»Dabei müsste es umgekehrt sein.«

»Wenn ich ›Sitz!‹ zu ihm sage, gehorcht er aber nicht!«

»Wir bringen es ihm bei«, sagte ich. »Wir sind doch schon mit ganz anderen Gegnern fertig geworden!«

»Gib mal her«, sagte sie und griff nach dem Cover. »Der Schweinehund sieht ja ganz süß aus.«

»Er beißt nicht, er will nur spielen«, sagte ich.

»Es ist ein Machtspiel, bei dem er meistens gewinnt«, seufzte sie.

»Aber du kannst ihn überlisten. Wenn ich das geschafft habe, schaffst du das auch.«

»Der will nur spielen«, grinste meine Freundin. »Interessanter Denkansatz.«

»Aber nach deinen Regeln«, sagte ich. »Nicht nach seinen. Wir haben doch schon Kinder erzogen. Da werden wir unseren eigenen Schweinehund wohl auch erziehen können.«

Genau das ist das Ziel dieses Buch. Es ist ein Schweinehundüberlistungsratgeber. Und den braucht die Welt verdammt noch mal doch.

Darf ich vorstellen?
Mein PT Florian

Wir haben inzwischen alle einen PC, auch wenn wir früher glaubten, ohne ein solches Gerät durchs Leben gehen zu können. Wir können es nicht. Für einen PT, das heißt Personal Trainer, gilt das genauso! Wenn man erst mal einen hat, will man nie mehr ohne ihn leben.

Florian Apler ist ein Personal Trainer. Ein Spitzenfitnesstrainer mit sämtlichen Diplomen, die so ein Vorturner haben muss. Früher hätte ich kess gesagt, er besteht nur aus Muskeln und Samensträngen. Heute flüstere ich so was nur noch meinem Schweinehund in die Schlapprohren, und der wird dann rot und hält sich die Augen zu. Florian und ich begegneten uns auf irgendeinem »Event«, bei dem man sich für einen guten Zweck öffentlich bewegen musste. Wir kamen ins Gespräch, und ich erklärte ihm freudig, nach welchen Methoden ich trainierte und zu Hause über die Matte rollte. Wie fit ich dadurch geworden sei und wie sehr mein Leben an Qualität gewonnen habe. Dass Sport für mich in jungen Jahren nie ein Thema gewesen war und wie froh ich nun sei, die tägliche Bewegung in mein Leben integriert zu haben. Florian erzählte mir dann, dass Sport seit seinem fünften Lebensjahr die Hauptrolle in seinem Leben spiele und er noch nie ohne Bewegung auskommen konnte.

»Oh«, sagte ich.

»Und du überwindest täglich deinen Schweinehund?«, staunte Florian.

»Klar«, winkte ich cool ab. »Nichts leichter als das.« (Halt die Schnauze, und wehe, du behauptest jetzt das Gegenteil! Sitz!)

»Und wer trainiert dich?«

»Keiner.«

»Ach.«

Das ist so ähnlich, wie einem Lehrer zu sagen, du hast dir ganz allein Lesen und Schreiben beigebracht, dachte ich beschämt. Florian bot mir ein Personal Training an, ganz unverbindlich. Ich winkte schüchtern ab, so einen Luxus könne ich mir nicht leisten. In Wahrheit war es mir einfach nur peinlich, meine Problemzonen in der Anwesenheit eines 28-jährigen Fitnesstrainers auf der Matte auszubreiten. Wie unendlich entwürdigend wäre das denn, meinen Hintern zu heben und mit dem Bein zu kreisen oder auf meinen kümmerlichen Ärmchen zu stehen und einen Liegestütz zu versuchen, wenn dieser junge Profiathlet danebenstand! Außerdem fürchtete ich zu Recht, Florian hätte noch viel schlimmere Dinge mit mir vor.

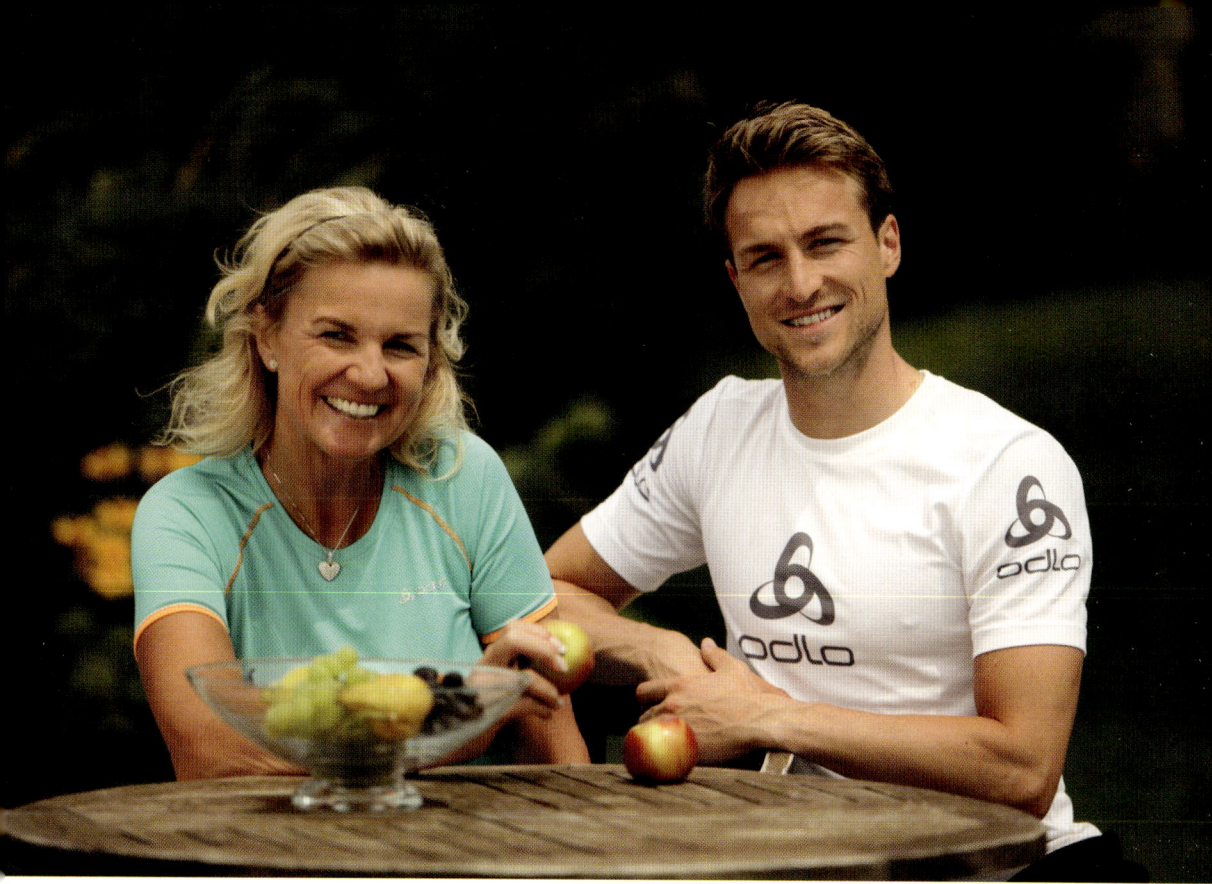

Spontan bot er mir ein kostenloses Probe-training an. Nur so zum Spaß. Zu seinem Spaß natürlich. Er komme auch ins Haus. Wahr-scheinlich wollte er einmal so richtig laut la-chen.

Das gehe leider nicht, sagte ich verlegen lächelnd, also äh, bei uns zu Hause sei über-haupt nicht genug Platz. Und überhaupt, wie würde das denn aussehen, mein Mann sei acht Monate im Jahr auf See und nicht zu Hause. Es wäre mir zwar ein besonderes Vergnügen, wenn die dicke Annemie von gegenüber grün würde vor Neid, aber Skandale hatte ich in meinem Leben genug.

»Dann komm doch in mein Fitnessstudio, du bist herzlich eingeladen!«

Hm. »Verdammt«, wisperte ich meinem Schweinehund zu, »wie kommen wir aus die-ser Nummer wieder raus? Wir sind 55 und könnten seine Mutter sein!«

»Weiß nicht«, grunzte er unwillig zurück. »DU hast doch mit ihm geredet! Ich hätte ihn ignoriert!«

»Ich dachte, der nimmt mich in meinem Alter gar nicht mehr wahr«, flüsterte ich.

»Tja, du musst ja seit 10 Jahren Pilates ma-chen und seit 15 Jahren joggen! Das hast du jetzt davon!«

»Ja, aber nun BIN ich nun mal im Zug-zwang«, zischte ich.

Und so kamen wir doch zusammen, mein PT und ich.

In Florians hochprofessionell ausgerüste-tem Fitnessstudio wimmelte es von Folterge-räten, deren nähere Bekanntschaft ich nicht machen wollte.

Große Bälle, auf denen man bestimmt ge-teert und gefedert wurde, Gummibänder, die er einem wohl an die Beine flitschte, wenn man nicht spurte, Laufbänder, auf denen man um sein Leben rennen musste, eiserne Gestänge, an denen er einen kopfüber aufhängen und dann von hundert auf null runterzählen würde … nein, ich wollte seine grausamen Methoden überhaupt nicht kennenlernen.

»Ich bin eine ganz normale Mutti, die sich ein bisschen bewegen will«, lachte ich verlegen.

Florian hatte mir erzählt, dass er acht Jahre lang Gebirgsjäger bei der Bundeswehr war, und ich stellte mir vor, dass er auf verschneiten Achttausendern mit dem Yeti gekämpft und Legionen von unwilligen Soldaten samt ihren ruppigen Schweinehunden über die Alpen geprügelt hatte. Außerdem rannte er nur so zum Spaß in kanadischen Wolkenkratzern die Treppen rauf – um die Wette mit anderen durchgeknallten Hochhaustreppenraufrennern. Wer als Erster oben war, rannte wieder runter. Der Mann war eindeutig nichts für mich.

»Och, nö, danke«, lächelte ich verlegen. »Ich turne dann lieber wieder mit den Mädels auf meinen DVDs, die mich nicht persönlich kennen. Die lassen mich in Ruhe auf der Matte hopsen und lachen mich nicht aus.«

Aber Florian überzeugte mich davon, dass persönliche Kontrolle sehr wichtig sein kann.

»Du bist ja recht fit für deine Verhältnisse (und dein Alter, dachte er wohl so vornehm vor sich hin), aber wenn sich Fehler eingeschlichen haben, ist es nicht nur schade, sondern dauerhaft auch gefährlich, sie nicht auszumerzen!«

Das erschien mir logisch, und so gab ich mir einen Ruck und willigte ein.

Wir wagten uns also in die Höhle des Löwen, mein Schweinehund und ich.

Das war so ein Gefühl wie zum Zahnarzt zu gehen. Vielleicht bohrt er ja gar nicht. Aber was sein muss, muss sein.

Training für Superweiber

V iel zu spät, aber doch noch rechtzeitig trainierte ich nun einmal mit persönlicher Kontrolle durch einen Experten.

»Versprich mir, dass du mich nicht anschreist«, sagte ich zu Florian, als ich im Ausfallschritt auf der Matte stand und versuchte, nicht schon im Stehen umzufallen. Dabei überkam mich eine Hitzewelle, bevor wir überhaupt angefangen hatten.

»O.k., ich werfe mit Wattebäuschchen.«

Nach ein paar Trainingseinheiten, in denen der Herr Oberfeldwebel a. D. mit der Stoppuhr neben mir stand und brüllte: »Noch zehn, neun, acht …«, mahnte ich sanft:

»Florian, ich bin ein Mädchen! Nicht schreien!«

»Ich feuere dich doch nur an!«

»Nein, du machst mich zur Schnecke!«

»Ich will dir doch nur helfen!«

Das wollten schon viele Männer in meinem Leben, danke. Das Einzige, was mir diese wohlmeinenden Berater nicht nehmen konnten, war mein Humor.

»Dann erfinde ein Programm für Frauen mittleren Alters und Fitnessgrades, das wahnsinnig effektiv ist, stets mehrere Muskelpartien auf einmal trainiert, nicht langweilig ist und höchstens eine Stunde dauert! Denk dran, wir müssen auch noch duschen und Haare föhnen.«

Was weiß denn so ein junger Bub von den wahren Problemzonen einer Frau! Bei mir ist es die Frisur, die spätestens nach zehn Minuten Bewegung zusammenfällt und es nicht schafft, sich mal ein bisschen zusammenzureißen.

Schließlich entwarfen Florian und ich gemeinsam ein Fitnessprogramm zum Mitmachen für ganz normale Superweiber, das genau unseren Bedürfnissen entspricht, keine Zeit verschwendet und den Körper wieder spürbar macht. Das strafft und formt und kräftigt. Mit dem Besten aus Pilates, Yoga und funktionellem Training sowie einer Menge fröhlicher Fantasie. Als größtenteils alleinerziehende, berufstätige Frau brauche ich ein effektives, zeitsparendes Programm, bei dem immer mehrere Körperregionen gleichzeitig trainiert werden. Ich habe schon viele tolle Workouts ausprobiert, aber bei manchen steht man geschlagene 20 Minuten rum und arbeitet mit Hanteln, ohne dass sich ein anderer Körperteil bewegt. Oder man kreist stundenlang mit den Beinen, und der restliche Körper liegt regungslos auf der Matte. Viel zu zeitaufwendig!

Wir entwickelten mit viel Spaß ein Trainingsprogramm, in dem bei jeder Übung die Arme grundsätzlich mittrainiert werden, auch wenn es hauptsächlich um Po, Hüfte, Beine, Rücken oder Bauch geht. Weil wir jene Frauen ansprechen wollen, die nicht über viel Fitnessschnickschnack verfügen, brauchen wir in unserem Training nichts weiter als eine Übungsmatte und Hanteln, die man auch durch mit Wasser gefüllte Plastikflaschen ersetzen kann. Dass jede Übung nur wenige Minuten dauert,

macht unser Fitnessprogramm kurzweilig und abwechslungsreich. Unser innerer Schweinehund kann also aus seinem Schmollwinkel herauskommen und aufhören zu heulen. Stellen wir ihm eine Uhr vor die Schnauze und sagen wir ihm, wo der große Zeiger ist. Allerdings, und jetzt halten wir ihm schnell mal die Ohren zu: Ein, zwei Minuten können verdammt lang werden, wenn wir wirklich effektiv trainieren! Wir haben Übungen dabei, die gehen spürbar an die Problemzonen. Die »Eiserne Lady« beispielsweise, die »Gazelle« oder der »Spinnenmann«! Die holen die verstecktesten Brennöfchen aus den Fettpölsterchen. Und wenn es so richtig brennt in den Muskeln, spüren wir schon den späteren Erfolg!

Wer völlig untrainiert ist, wird am Anfang Muskelkater haben, danach aber auch ein wunderschönes Glücksgefühl.

Sie finden das komplette von Florian und mir präsentierte Trainingsprogramm hinten in diesem Buch. Wer mag, kann sich auch die DVD *Und täglich grüßt der Schweinehund* zulegen und mit Florian und mir vor dem Fernseher trainieren.

Fitnessbuch mit Fantasie

Der Mensch ist eigentlich ein Bewegungsapparat. Eigentlich. Ich will jetzt nicht vom Säbelzahntiger anfangen, dem unsere Urahnen noch davonlaufen mussten, und auch nicht von den 30 Kilometern, die ein Mensch früher täglich zu Fuß zurückgelegt hat, um an seine Nahrung und sonstige Annehmlichkeiten zu kommen.

Der Wohlstandsspeck ist doch etwas, worum uns Millionen unserer Vorfahren glühend beneidet hätten! Selbst Rubens fand den noch sexy! Und nun haben wir zu viel davon! Wir bewegen uns nicht mehr zwangsläufig, rennen selten hinter einer Straßenbahn her, und Entfernungen legen wir bequem im Auto zurück. Der Preis dafür ist hoch: Kaum eine von uns ist mit ihrem Körper zufrieden.

Noch nicht mal Topmodels brechen beim Anblick ihres Spiegelbildes in Entzückensschreie aus. Nein, sie verziehen kritisch ihre Näschen und mäkeln an drei Gramm Fett an ihrem Hinterteil oder ihrer Taille herum. In meinen Augen ist das zwar nur Fishing for Compliments, ja selbst die wunderbare Fitnessikone Barbara Becker hat hier und da noch was zu »modellieren«, doch ehrlich, deren Sorgen möchte ich haben.

Ich will nicht an meinem Hintern herummodellieren, was ein völlig zweckloses Unterfangen ist. Vielmehr will ich Ihnen beweisen, dass Bewegung glücklich macht und dass Sie nie wieder darauf verzichten wollen, wenn Sie einmal damit angefangen haben.

Denn warum sollte ich sonst ein Fitnessbuch schreiben? Da gibt es weiß Göttin fittere, schlankere, jüngere, knackigere, frischere Vertreterinnen unserer Argumente. Und fotogenere! Was glauben Sie, wie viel Mut mich das kostet, als Romanautorin einen Schritt auf neues Terrain zu wagen? Aber ich bin davon überzeugt, dass tägliches Bewegen dauerhaft glücklich, zufrieden, ausgeglichen und gelassen macht.

Gelassenheit ist die Komfortzone unseres Daseins, die weiche Matratze für unsere Seele.

Ein Beispiel aus dem ganz normalen Alltag gefällig? Ich muss gar keinem Säbelzahntiger davonrennen, um Stress zu haben! Zurzeit macht meine Tochter den L17-Führerschein. In Österreich können 17-Jährige die Fahrerlaubnis erlangen, wenn sie bestimmte Bedingungen erfüllen. Dazu gehören Übungsfahrten mit einer Begleitperson, die den Führerschein hat. Heißt, ich sitze 3000 (!) Kilometer machtlos, ratlos und bewegungslos neben ihr auf dem Beifahrersitz! Während sie mein Auto durch die Gegend quält und mich noch anschnauzt, ich solle nicht atmen! Dabei habe ich doch nur den natürlichen Drang, zu fliehen und um mein Leben zu rennen.

In zwei Jahren will dann auch mein jüngstes Küken Auto fahren. Also cool bleiben, Mama.

Hallo? Brauchen wir Hitzewellen, Panikattacken, hysterische Heulanfälle und Nervenzusammenbrüche? Tabletten wie »Nervenruh«, »Johanniskraut« und »Ruhesanft« mag ich ebenso wenig nehmen wie Beruhigungszigaretten oder das regelmäßige Glaserl Wein. Es muss doch auch anders gehen! Sanft ruhen kann ich noch früh genug.

Nein, tägliche Bewegung ist das Zauberwort. Der dringend nötige Ausgleich, für den der menschliche Organismus gemacht ist. Und glauben Sie mir, ich hätte das selbst nicht gedacht, wenn ich es nicht vor 15 Jahren ausprobiert und nie mehr damit aufgehört hätte. Das ist keine Qual, sondern ein Bedürfnis. Wir wissen es bloß nicht mehr. Weil unsere Schweinehunde größer geworden sind, als die Polizei erlaubt.

Manche sind sportlich andere nicht?

Wir haben alle Beine, Arme, Muskeln, Sehnen und Gelenke. Ich bin 55, habe vier Kinder geboren und entstamme dem unsportlichsten Hintergrund, den man sich überhaupt vorstellen kann. Ich hatte nie einen Golfschläger in der Hand, fürchte mich vor Pferden, beneide alle, die sich auf Skiern die schwarze Piste runtertrauen, schaffe keinen einzigen Aufschlag mit dem Tennisschläger und würde eher sterben, als mich von einem Felsen abzuseilen oder mich in einem Boot einen reißenden Fluss runterspülen zu lassen. Ich habe nie einen ultimativen Kick erlebt, der mein Adrenalin zum Kochen gebracht hätte, jedenfalls nicht durch Sport. Sonst natürlich ständig. Ich könnte Eier hart kochen in meinen Adrenalinausstößen!

Deswegen traue ich mich auch, ein Fitnessbuch zu schreiben. Weil ich Sie alle, liebe bewegungsmuffelige Leserinnen und Leser, aus tiefster Seele verstehe, weil ich es Ihnen nachfühlen kann, wenn Sie null Bock auf Joggen haben. Wie langweilig, wie quälend, wie überflüssig! Klar. Das denkt man, wenn man kein Bedürfnis danach hat. Oder Pilates! Das klingt für den Laien erst mal verdächtig nach Schmerzen und Kreuzigung. Oder Sit-ups und Liegestütze! Das hört sich an wie »Quäl dich, du Sau« beim Militär! »Hot Iron!« Na bitte, das klingt schon nach Eins-a-Folter! Oder Zumba! Da sieht man doch gleich die johlenden Menschenfresser um den Bottich hüpfen, in dem man selbst in kochendem Wasser steckt! All diese quälenden Sportarten haben auf den ersten Blick etwas Entwürdigendes. Etwas, wovor ich Angst habe und um das ich einen großen Bogen mache. Wie Zahnarzt, Finanzamt und Elternsprechtag zusammen.

Jetzt könnte ich Tante Else zitieren, die gerne sagte: »Liebe kann wachsen« oder auch »Der Appetit kommt beim Essen.« Oder: »Strafe muss sein.« Oder: »Wer schön sein will muss leiden.«

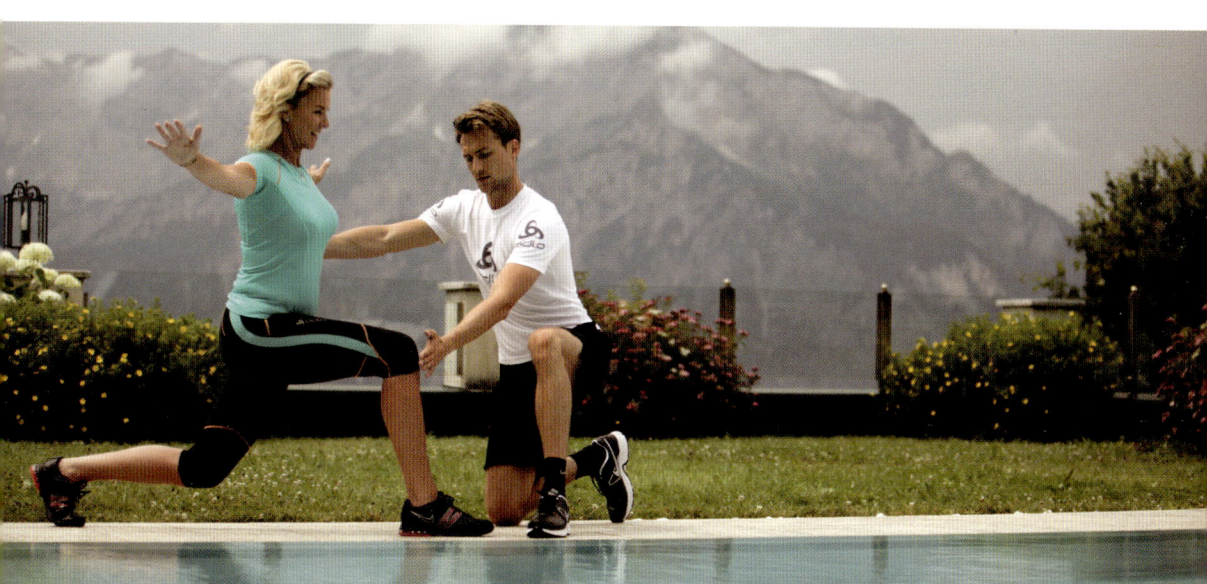

Wie, du ISST jeden Tag?

Das ist ja pervers!

Nach 15 Jahren täglicher Bewegung schwöre ich Ihnen: Es ist keine Strafe. Es ist eine wunderbare Sache. Wir müssen nur im Kopf umschalten, es muss klick machen.

Stellen Sie sich folgenden Dialog zwischen zwei Freundinnen vor:

»Wie, du ISST jeden Tag?«

»Ja, du, voll klasse!«

»Und was? Ich hätte auf nichts Lust!«

»Verschiedene Sachen, die schmecken unterschiedlich!«

»Wie jetzt, süß UND salzig?«

»Klar! Je nach Wetter und Jahreszeit. Manchmal auch noch bitter! Und scharf nicht zu vergessen! Manchmal esse ich drinnen, manchmal draußen.«

»Dazu könnte ich mich nie im Leben überwinden.«

»Ach was, das ist doch ein Grundbedürfnis!«

»Mein innerer Schweinehund hindert mich ständig am Essen! Wie trickst du ihn nur aus?«

»Du, ich hab einfach Lust auf Essen! Mir würde es total schlecht gehen, wenn ich nicht jeden Tag essen dürfte.«

»Das kann ich nicht glauben. Kein Mensch isst freiwillig.«

»Doch! Schon morgens beim Aufstehen überlege ich mir, was ich heute esse. Und bevor ich etwas anderes tue, esse ich. Dann geht es mir den ganzen Tag gut.«

»Und wenn es draußen noch dunkel ist?«

»Esse ich drinnen und mache das Licht an.«

»Das ist ja selbstquälerisch.«

»Finde ich nicht. Früher haben die Menschen auch jeden Tag gegessen. Sie hätten sonst gar nicht überlebt.«

»Und ist dir am nächsten Tag nicht furchtbar schlecht? Tut dein Magen dann nicht weh?«

»Nein. Mein Magen ist ja schon daran gewöhnt, dass ich täglich esse.«

»Dein armer Magen! Täglich quälst du den mit Essen … ja, machst du denn nie eine PAUSE?«

»Nein. Ich esse täglich.«

»Aber doch nicht im Urlaub?«

»Doch. Besonders dann. Dann habe ich ja Zeit und Muße und Lust darauf, ganz neues Essen auszuprobieren.«

»Aber irgendeine Ausnahme wirst du doch mal machen und deinem armen Magen ein paar Tage Ruhe gönnen?«

»Nein. Ich wüsste nicht. Warum denn? Ich esse ja gern.«

»Du isst GERN? Das kannst du mir nicht erzählen. Essen ist eine widerliche Quälerei, für die ich mich jedes Mal fürchterlich aufraffen muss. Man kommt dabei so ins Schwitzen, und die Haare fallen zusammen, und außerdem brauche ich immer eine Freundin, die mich in den Hintern tritt, sonst fange ich gar nicht erst damit an.«

»Wie schade für dich! Dann fehlt dir doch was!«

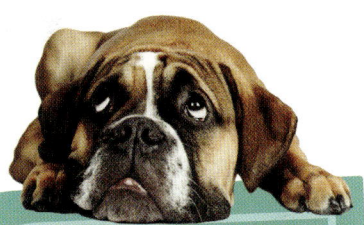

Schweine-hundtipp

Erst ausführlich bewegen, dann essen. Bewegung ist der gesündeste und natürlichste Appetitzügler. Tschüss, Heißhungerattacken, hallo, gesundes Essverhalten. Der bewegte Körper entwickelt seine eigene somatische Intelligenz. Kein Mensch will und kann sofort nach dem Sport fette oder süße Sachen in sich hineinstopfen. Später allerdings verlangt der Körper nach gesunder, frischer Kost. Ein Frühstück nach dem Sport wird aus Obst bestehen, ein Mittagessen aus frischen Salaten, magerem Fleisch und viel Gemüse. Merke: Je knackiger und frischer der Mensch, desto knackiger und frischer seine Kost.

»Ja, ich beneide auch alle, die täglich essen. Die sehen nämlich richtig gut aus, gesund und tatendurstig und gut gelaunt!«

»Fang doch einfach damit an.«

»Morgen vielleicht. Heute habe ich keine Zeit.«

»Zeit fürs Essen muss aber drin sein! Viele andere Dinge sind unwichtig!«

»Ach, weißt du, ich habe jetzt schon seit Monaten nichts mehr gegessen, ich habe immer gewartet, dass besseres Wetter ist. Aber es regnet ja dauernd. Wie soll man da Appetit haben?«

»Man kann doch auch bei Regenwetter essen! Wo ist das Problem?«

»Weißt du, ich warte auf eine Freundin, mit der habe ich mich schon vor Jahren in einem Restaurant angemeldet, richtig teuer ist der Mitgliedsbeitrag, aber wenn sie nicht mitkommt, gehe ich auch nicht.«

»Dann koch dir doch selbst was! Du kannst doch auch zu Hause essen!«

»Nein, dazu kann ich mich wirklich nicht aufraffen. Ich habe vor Jahren schon mal Messer und Gabel gekauft, auch ein paar Teller und Schüsseln, sogar einen Topf habe ich Idiot mir angeschafft, der wurde im Werbefernsehen angepriesen, aber das ganze Zeug steht ungenutzt in der Garage. Sogar eine Pfanne! Nur weil die bei Aldi im Sonderangebot war! Dabei werde ich nie einen Topf und eine Pfanne benutzen. Das ist doch nur was für Profis.«

»Dann fang doch mal mit der Salatschleuder an, die hier originalverpackt herumsteht!«

»Ach nein, ich hätte gar keine Idee, was ich damit machen sollte! Vielleicht gehe ich mal abends in die Volkshochschule, da bieten sie Kurse an, aber was nützt das, einmal in der Woche Salat zu schleudern?«

»Ich weiß. Aber mein innerer Schweinehund hält mich einfach immer wieder vom Essen ab! Ihm fallen tausend Ausreden ein, weshalb es heute wieder nicht klappt.«

»Hau ihm eine rein! Essen ist toll! Du weißt ja gar nicht, was du verpasst!«

»Du musst schon jeden Tag essen. Es muss ja nicht nur Salat sein. Ich esse auch total gern Kartoffeln, Fleisch, Nudeln, Fisch, Aufläufe, Pizza und Gemüse, Käse, Quark, Obst, alles, worauf ich Lust habe! Sogar Kuchen und Schokolade.«

»Echt zum Kotzen.«

»Nein, gar nicht! Ich esse immer morgens, dann habe ich es hinter mir und bin den ganzen Tag gut drauf. Aber wer berufstätig ist, sollte abends essen.«

»Abends kann ich mich erst recht nicht mehr zum Essen aufraffen. Da will ich einfach nur in Ruhe vier Stunden gemütlich durch den Wald rennen und mich durch die Bäume zappen und an nichts anderes mehr denken. Und morgens mache ich, ehrlich gesagt, so lange Pilates und Yoga, bis der Wecker klingelt. Und dann habe ich keine Zeit mehr zum Essen.«

Und so weiter und so weiter. Merken Sie was? Tägliche Bewegung ist im Grunde genauso selbstverständlich wie tägliches Essen. Warum tun wir das eine, ohne darüber nachzudenken, und das andere nicht?

Der Mensch ist überzüchtet und irgendwie bekloppt

Wir alle kennen und akzeptieren die unbestrittene Tatsache: Bewegung tut gut, Bewegung ist notwendig, Bewegung macht gute Laune, Bewegung ist gesund, Bewegung macht schlank.

Bewegung und Ernährung sind überhaupt das A und O eines lebenswerten Lebens. Das wissen wir alle, das haben wir alle schon tausendmal seufzend abgenickt. Und wer schon mal in Amerika war, wo die Megadicken hemmungslos in grellbunten Shorts herumlaufen – falls sie überhaupt noch laufen können und sich nicht zweckmäßigerweise im Rollstuhl von einem Fast-Food-Anbieter zum nächsten schieben lassen –, dem fällt es doch wie Schuppen aus den Schweinehundborsten: Der Mensch ist überzüchtet! Die amerikanischen Schweinehunde haben großflächig die Macht an sich gerissen! Die hocken mit verschränkten Armen genüsslich auf dem Sofa und saugen geräuschvoll an einem XXL-Softdrink! »Don't move!«, pressen sie zwischen dicken Backen hervor. Und passen Sie mal auf, uns droht diese Welle auch! Wir machen ja sonst auch jeden Scheiß nach, der aus den USA zu uns rüberschwappt.

Wir können gar nichts dafür, wir leben einfach in so einer verrückten Welt. Noch unsere Großeltern haben in der Nachkriegszeit Kartoffelschalen gegessen, wir aber jammern über Fettpolster, Knieprobleme und Rückenschmerzen. Theoretisch wissen wir ja auch, was wir dagegen unternehmen müssten. Theoretisch. Aber wann macht es in unserem Kopf klick, und wir fangen endlich an, nie mehr aufzuhören?

Tausende von Büchern gibt es, ebenso viele Gesundheitsgurus, die Seminare halten und uns die Augen öffnen. Wir sitzen da, starren sie an, nicken überwältigt und sagen: »Ja. Das ist es. Ich muss jetzt nur noch täglich 15 Kilometer laufen, eine Stunde Pilates und Yoga und Krafttraining machen und ausschließlich Rohkost essen, dann bin ich in drei Monaten ein neuer Mensch.«

Aber wir tun es nicht. Jedenfalls die meisten von uns. Und das ist auch gut so, denn wir ganz normalen Superweiber haben wahrlich noch andere Lebensinhalte als den Fitnesswahn. Es gibt immer ein paar Manische, die plötzlich drastisch ihr Leben ändern und ihrer Umwelt damit ganz fürchterlich auf den Zeiger gehen. Männer meistens. Familienväter latschen barfuß über glühende Kohlen und fangen plötzlich an, für den Marathon zu trainieren, weil sie nach irgendeinem Seminar auf einmal erleuchtet sind. Sie ernähren sich nur noch von Eiweißpulver und Energiedrinks und messen dauernd ihren Puls und ihren Blutdruck. Das sei ihnen gegönnt. Jeder bewältigt seine persönliche Midlife-Crisis auf seine Weise. Frauen können sich egoistische Manien selten leisten. Bei Männern ist das eine Phase, wie die Pubertät eine Phase ist. Die legt sich auch wieder, bei dem einen früher, bei dem anderen später. Und wenn sich so eine Phase nicht mehr legt, dann legt sich die Ehe. Männer neigen zu Extremsport, Frauen zu Extremdiäten. Beides Quatsch.

Dabei ist die Formel für das innere Glück so einfach: täglich bewegen. Leicht, locker, sinnvoll, effektiv, unverkrampft. Ohne Ausnahme. Und fertig. Wo ist das Problem? Wir putzen uns ja auch täglich die Zähne, und zwar genau so regelmäßig, wie es Sinn macht – und nicht mal jahrelang gar nicht, bis wir aus dem Mund nach totem Panther stinken, während die Zahnbürste und Zahnpasta in der Garage originalverpackt vor sich hinmodern, und dann plötzlich schrubben wir die Zähne bis auf die Zahnhälse weg, weil uns so eine Phase überkommt. Das wäre doch hirnrissig!

Das Streben nach Glück

Auf der Suche nach Glück bin ich selbst schon durch die irrwitzigsten Phasen gegangen. Wie fast jede Frau habe ich allerlei abenteuerliche Diäten ausprobiert, vom mehrwöchigen Totalfasten über die Eiweiß-/Brigitte-/Kohlehydrat-/Gemüse-/Rohkost-/Salat-/Magerquark-Diät, und war versucht, die Versprechungen der Frauenzeitschriften à la »fünf Kilo in drei Tagen« zu glauben, wenn es um die »Bikinifigur« ging. Ich habe sie auch ein paarmal gehabt, die Bikinifigur! Ich kenne das schwindelerregende (!) Glücksgefühl, fast vom Stängel zu fallen vor lauter Leichtigkeit. Aber ich kenne auch die fatalen Folgen dieser hysterischen, extremen Nichternährung. Nach radikalen Hungerkuren oder einseitigen Diäten ist man ja völlig verkorkst! Die Periode bleibt aus, man friert wie ein Windhund, ist launisch und empfindlich und total ungesellig. Man kann an nichts anderes denken als ans Essen. Ich habe als Twen monatelang über meine Kalorienaufnahme Buch geführt und eine halbe Tomate aufgeschrieben wie früher meine Sünden kurz vor der Beichte! In Demut und Reue bekenne ich, an einer Gurke gerochen zu haben. Hysterisch, ich-fixiert und manisch versucht man dann, an den schönen Ergebnissen seiner Quälereien festzuhalten, bis man schließlich aufgibt und der Schaukel des Heißhungers erneut erliegt. Florian erklärt ab Seite 141 die wissenschaftlichen Hintergründe

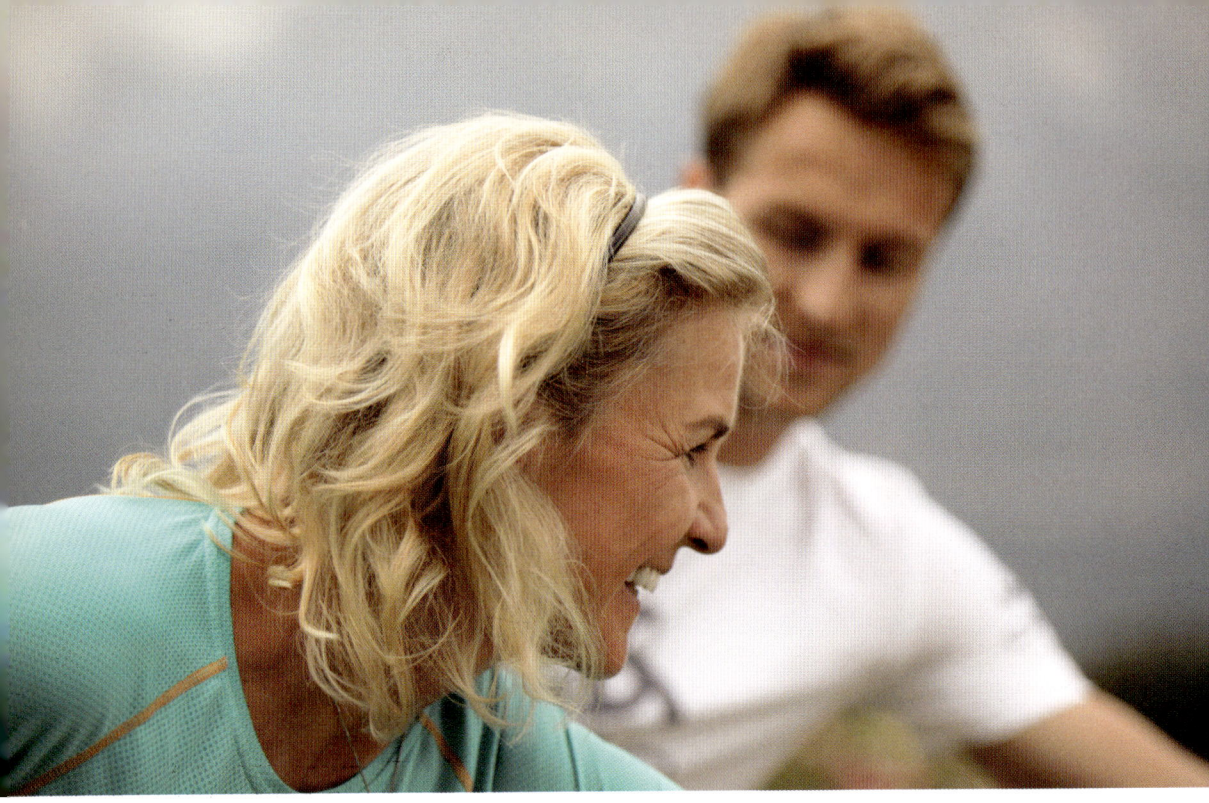

des Jo-Jo-Effekts. Ich kann nur in meinen Fantasiebildern sprechen.

Der innere Schweinehund lag schon röchelnd als Skelett im Totenhemd auf dem Sterbebett, die Letzte Ölung tropfte ihm aus den Borsten, die Augen waren verdreht, und er hielt leblos einen Rosenkranz in den starren Klauen, da kommt er plötzlich wieder zu Kräften, ist gut im Futter, sein großes Maul steht nicht still, und er reibt sich die haarigen Pfoten: »Siehste, Dummerchen! Hätte ich dir gleich sagen können. Funktioniert nicht. Die ganze Folter war umsonst. Beim nächsten Mal werde ich dich rechtzeitig davon abhalten. Dieser Kohlsuppenterror kommt mir nicht mehr in meine Schweinehundehütte.« Daraufhin verbeißt er sich genüsslich in eine Schwarzwälder Kirschtorte und verschlingt ein Eisbein mit Sauerkraut zum Nachtisch. Die ausgedörrten Fettzellen entkommen dem Gefängnis, versammeln sich zum Triumphmarsch auf dem Platz der inneren Freiheit und singen die

Neunte Symphonie. Freude, schöne Götterspeise. Dann mischt sich auch noch Udo ein: Aber bitte mit Sahne.

Und wir hassen unseren inneren Schweinehund. Und uns. Mit Recht. Weil das total bescheuert ist.

Heute weiß ich, dass die »Bikinifigur in 30 Tagen« nicht das Gelbe vom Ei ist, dass Frau ein tieferes, dauerhafteres, innigeres Glück empfinden kann, als Größe 36 zu tragen, und dass all diese kurzfristigen Versprechungen so hohl und betrügerisch sind wie ein zinsloses Darlehen. Wir zahlen immer Zinsen. Bei einseitigen Blitzdiäten ist es der Jo-Jo-Effekt, der uns ins Schleudertrauma bringt. Von der Selbstverachtung und Scham und Wut ganz zu schweigen. Bei Bewegungsmangel sind es die bekannten gesundheitlichen Probleme, die uns und unserer Selbstachtung stark zu schaffen machen. Und die gute Laune geht ebenfalls den Bach runter. Wir wollen doch Superweiber sein, die fröhlich und gelassen das Leben anpacken! Die strahlen und ausstrahlen und ihre Mitmenschen mitreißen! Wie soll das gehen, wenn wir mit uns selbst nicht im Reinen sind?

Heute weiß ich: Wir haben nur ein Leben. Wir haben nur einen Körper, in dem wir unweigerlich älter werden. Wie gemein vom Schicksal. Aber so sind die Spielregeln. Immerhin gelten sie für alle. Wir können nicht noch mal über Los gehen und 4000 Kalorien einziehen, einfach so. Wir können auch nicht würfeln und noch mal neu anfangen in einem frischen, schlanken, energiegeladenen Körper. Was angefressen ist, ist angefressen, und was angefaulenzt ist, ist angefaulenzt. Wir müssen unsere Fehler bitter bezahlen, aber wir können aus ihnen lernen! Wir haben nämlich auch einen logischen Verstand und einen freien Willen. Wir haben tausend mehr oder weniger nützliche Ratgeber. Wir haben Vorbilder, denen wir glauben dürfen. Ausgerüstet mit diesen mehr oder weniger gerecht verteilten Spielkarten, können wir in Würde unsere Runden über das Spielbrett des Lebens drehen.

Karnickel oder Duracell-Hase?

Die gute Nachricht ist: Es funktioniert. Täglich eine Stunde effektiv und locker bewegen, und aus dem moppeligen Karnickel wird ein nimmermüder Duracell-Hase.

Also muss man sich nur mal überwinden, dem viel zitierten inneren Schweinehund eins zwischen die Ohren hauen und loslegen.

Das Problem ist, dass es mit einmal nicht getan ist. Man muss sich regelmäßig, im besten Fall täglich bewegen. Deshalb habe ich unserem Buch auch diesen Titel gegeben.

Sie kennen meinen Lieblingsfilm? *Und täglich grüßt das Murmeltier.* Da muss ein zynischer, böswilliger Egoist, Phil Connors, gespielt von Bill Murray, jeden Tag um sechs Uhr aufstehen und die gleichen profanen Dinge erleben, in einer grauen kalten Spießerstadt die gleichen bescheuerten Dialoge führen, den gleichen langweiligen Menschen begegnen, in die gleichen menschelnden Situationen eintauchen und sich jeden Tag ein Stückchen selbst neu erfinden. Er durchläuft alle Phasen der Verzweiflung, Selbstverachtung und Hoffnungslosigkeit und versucht sogar ein paarmal, sich umzubringen, doch er wacht immer wieder am selben Tag morgens um sechs auf. Er muss seinen fiesen Charakterschweinehund überwinden, bis er geläutert ist. Dann findet er Glück, Liebe, Erfüllung. Das dauert gefühlte 3000 Jahre.

Da scheint plötzlich die Sonne, und das Leben ist schön.

Er ist immer noch in der gleichen Spießerstadt, bei den gleichen Leuten, aber er liebt sie, und sie lieben ihn. Sein Leben hat plötzlich einen Sinn.

Ich finde diesen Plot genial, denn genau so ist es in unserem Leben, in unserem Alltag. Jeden Morgen. Jeden Tag. Und täglich grüßt der Schweinehund. Punkt sechs geht der Wecker mit der gleichen Melodie. Aufstehen, bewegen, keine Diskussion. Na, denn mal viel Spaß.

21

Natürlich ist es netter und bequemer, mit einem guten Buch auf der Couch zu sitzen, als durch tristes Regenwetter einmal rund um die Schrebergärten zu hoppeln oder auf der Matte 100 Sit-ups und Liegestütze und Kniebeugen zu machen.

Es ist sogar noch viel netter, gemütlich auf der Couch zu fläzen, sich einen guten Film anzuschauen und dabei Chips oder Schokolade zu essen. Dem Schweinehund gefällt das. Er ist ganz high vor Glück. Schlückchen Wein gefällig? Oder gleich ein Bierchen? Oder zwei? Zigarettchen? Hm! Grunz!

Aber, die schlechte Nachricht: Das macht dick! Und schlecht gelaunt! Und plump! Und müde! Und alt! Und hässlich! Und …. ach je, krank! Diabetes und Bluthochdruck und Orangenhaut – so fürchterliche Sachen kriegt man davon! Und man kann nicht … also man hat eventuell keinen regelmäßigen Stuhlgang. Und DAS ist im wahrsten Sinne des Wortes bedrückend!

Frau sein
gestern, heute, morgen

Hat unsere Mutter oder Großmutter sich damals noch durch mühsame Hausarbeit abgerackert, treppauf, treppab mit der Wäsche, vom Waschkeller bis zum Dachboden, da gehen wir allenfalls mal vor unserem Ensemble aus Waschmaschine und Trockner vornehm in die Hocke und drücken aufs Knöpfchen.

Hat unsere Mutter zwei sperrige Kinderwagen mit plärrenden Blagen über das Kopfsteinpflaster zum einzigen Tante-Emma-Laden weit und breit gezerrt und ist dann stehenden Fußes wieder nach Hause gehetzt, die Mietshaustreppen rauf, so bestellen wir heute entweder bei Bofrost oder lustwandeln zu dezenter Musik durch den üppig bestückten Discounter, fahren mit dem Auto hin und mit dem Fahrstuhl rauf und genehmigen uns erst mal einen Cafè latte.

Hat unsere Mutter dann eilig das Mittagessen für den um Punkt 12 erscheinenden Gatten gezaubert, so gehen wir das Ganze heute in moderner Erlebnisküche viel lockerer an. Wir schieben auch schon mal ein Fertiggericht in die Mikrowelle. Natürlich hetzen wir uns immer noch ab, das liegt einfach in der Natur der Frau und Mutter. Eine Mutter, die nicht hetzt, ist entweder vollkommen adipös, oder sie befindet sich bereits in der 12. Stufe der Erleuchtung durch irgendeinen indischen Yogaguru. Oder sie verfügt über ein Ensemble von Au-pairs, Kinderfrauen und Zofen, Putzfrauen, Gärtnern und Dienstboten. Gleichwohl hetzen und rackern wir lange nicht mehr so wie unsere Vorfahrinnen.

Ja, ich behaupte mit Fug und Recht, dass unsere Mütter und Großmütter noch hart körperlich arbeiteten, während wir Frauen heute mit modernem Equipment ausgerüstet gemütlich im Auto sitzen, im Stau stehen und Radio hören. Körperlich sind wir nicht mehr ausgelastet, jedenfalls nicht durch die Beschaffung von Nahrung und den nackten Überlebenskampf. Wenn wir uns bewegen, dann meist nur in unserer Freizeit.

Lassen Sie unsere Vorfahren mal gedanklich aus dem Sargdeckel lugen.

Die Welt im Jahr 2012: Der Mensch sitzt. Maschinen und Automaten arbeiten, Automobile und Züge rollen, Flugzeuge fliegen. Der Mensch stirbt nicht mehr an Erschöpfung, Hunger oder Mangelernährung. Auch seine Körperwärme stellt er nicht mehr allein her. Er sitzt. Er sitzt im Warmen.

Außer den Fingern bewegt er nichts mehr. Er droht nun an Herzinfarkt, Diabetes, Bluthochdruck und Langeweile zu sterben. Hätte er nicht 250 Fernsehkanäle und das Internet, wäre er schon tot. Na gut, es gibt ja noch die All-inclusive-Hotels, in denen er sich einmal im Jahr vom Nichtbewegen erholen kann. Dort reserviert er morgens um sieben bereits die besten Liegestühle.

Tante Erna möchte den Sargdeckel wieder schließen und ihre Augen gleich mit.

Nein, Tante Erna. Es wird noch spannender.

Ärzte verordnen Bewegung.

O.k. Der Mensch beschließt, sich zu bewegen, und tritt dafür in einen Club ein. Er zahlt viel Geld und kleidet sich entsprechend ein, kauft das nötige Material und nimmt lange Anreisen in Kauf, um sich bewegen zu können.

Was, tote Uroma Erna, das glaubst du nicht? Dann schau mal genau hin.

Manche Damen, die im Leben alles erreicht haben, spielen Golf. Wie edel! Sie wandern nimmermüde hinter einem kleinen Ball her, den sie ins Gebüsch gehauen haben, suchen ihn und schlagen ihn ins nächste Gebüsch oder in eine Sandmulde. Das alles machen sie in Gesellschaft anderer Frauen, die auch ihren Ball ins Gebüsch hauen und ihn dann wieder rausholen. Dabei zählen sie, wie oft sie danebengehauen haben, und freuen sich, wenn sie am Ende gewonnen haben. Ich kann selbst nicht Golf spielen und schreibe

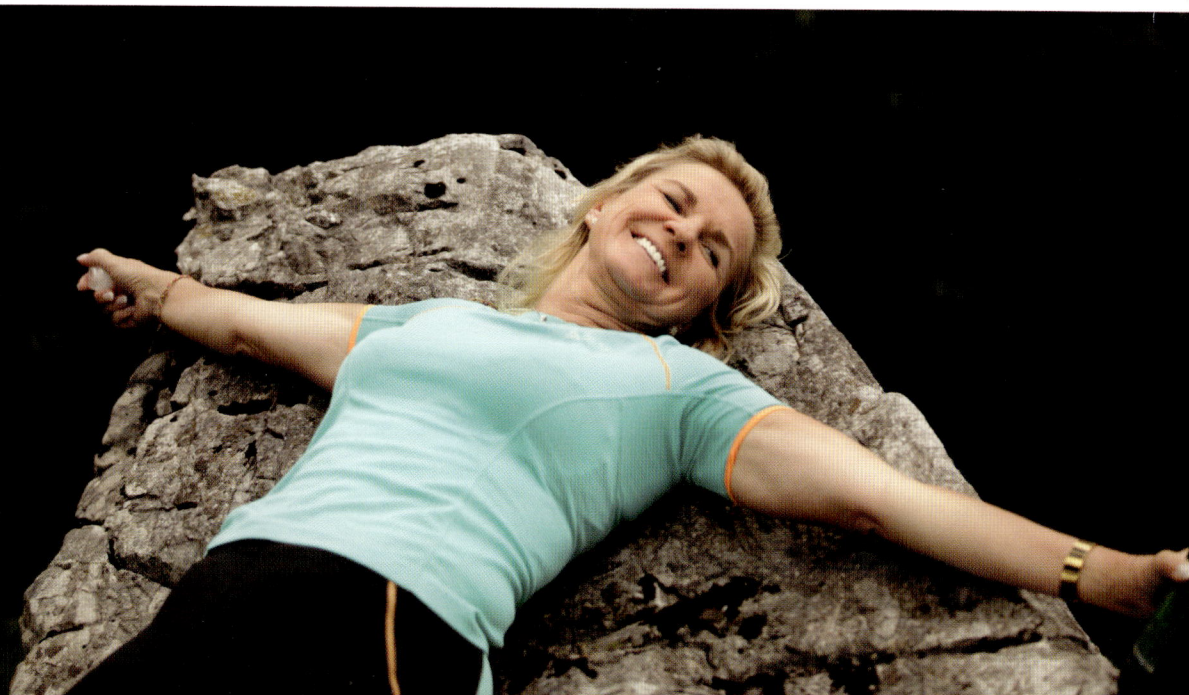

vielleicht nur deshalb so boshaft darüber, weil mir die sauren Golftrauben einfach zu hoch hängen. Das ist der Neid der Handicaplosen!

Schön, wer sich solcherlei Freizeitbeschäftigung leisten kann, zeitlich und finanziell. Übrigens: Man hat am Ende nicht ein blindes Kind aus Afrika gerettet, sondern den kleinen Ball auf Umwegen in 18 verschiedene Löcher gehauen. Dafür bekommt man einen Preis und Beifall. Es wird gegessen und getrunken und geplaudert und gelacht. Am Ende putzt die Dame von Welt den Ball, steckt ihn zufrieden in einen schweren Sack voller Eisenschläger und fährt nach Hause. Sie hat sich bewegt. Sie ist stolz auf sich.

Wie unsere Ahnen darüber den Kopf geschüttelt hätten! Wir bewegen uns manchmal, und wenn, dann zum Spaß. Oder auch, wie Golfer gerne bescheiden anmerken, um Demut zu lernen. Meine Mutter hat in der Zeit Teppiche geklopft, Wäsche aufgehängt und im Laufschritt jene Behördengänge erledigt, die uns heute der Computer abnimmt.

Na gut. Alles zu seiner Zeit.

So gemütlich und komfortabel unsere heutige Art zu leben auch ist – die innere Waage ist aus dem Gleichgewicht gebracht. Und die im Badezimmer meistens auch. Die wird zu unserer ärgsten Feindin, grinst uns schadenfroh an. Jetzt ist unser eigener Wille gefragt.

Will ich dick und unbeweglich werden? Dauerhaft? Will ich mich von der Couch zum Kühlschrank schleppen und zurück? Will ich morgens beim Aufstehen Schmerzen haben, weil ich eingerostet bin? Will ich mich mithilfe eines Flaschenzuges aus dem Bett hieven? Will ich Übergewicht in der Größe eines Reiseköfferchens mit mir herumschleppen? Selbst diese Dinger haben schon Räder.

Schleppen Sie die mal! Und zwar dauernd! Ohne Absetzen! Auch Treppen rauf und im schicken Abendkleid, in dem Sie auf einer Party tanzen! Ich möchte mir nicht vorstellen, wie sich so ein Reiseköfferchen von 10 oder 15 Kilo an meinem Körper anfühlt.

Der Wille ist da, aber das Fleisch ist schwach. Es fragt sich nur, wer stärker ist, der Wille oder das Fleisch. Man steckt nicht drin? Oh doch, das tun wir!

Lauter Schweinehunde

Schauen Sie mal in eine Fußgängerzone, wie es da von Schweinehunden jeder Form und Größe wimmelt! Wie es da trippelt und trabt, schwabbelt und hinkt, schreitet und eilt, bummelt und weilt. Wenn die Leute stehen bleiben, dann nur, weil ihr Schweinehund gerade mal muss. Was dachten Sie denn, warum Leute stehen bleiben? Etwa um ins Schaufenster zu gucken? Alles Tarnung. Die Leute glauben, man könne ihren Schweinehund nicht sehen, nur sie selbst könnten das. Aber bei genauem Hinschauen sieht man sie alle. Es gibt gemütliche und aggressive, Sanguiniker, Choleriker, wilde und gezähmte, gut und schlecht erzogene. Dicke Menschen haben natürlich einen großen Schweinehund, schlanke einen kleinen. Ich sehe förmlich einen zotteligen Bernhardiner sein übergewichtiges Frauchen Gassi führen,

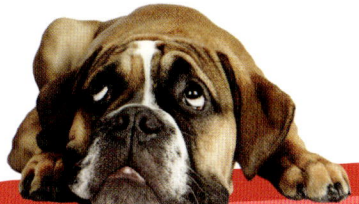

Ihr Schweinehund

Stellen Sie sich vor den Spiegel und schauen Sie ihn an, Ihren ganz persönlichen inneren Schweinehund. Ist er ein großer, bulliger Kerl, der Sie mit roher Gewalt am Bewegen hindert? Oder ein kleiner, süßer, dessen bittenden Knopfaugen Sie nicht widerstehen können? Einer, der Sie bissig ankläfft und mit schlechter Laune ansteckt? Oder einer, der es mit Charme, Hinterlist und kleinen Lügen versucht? Sprechen Sie freundlich, aber bestimmt mit ihm. Nennen Sie ihn beim Namen – Ihrem eigenen natürlich. Probieren Sie es aus. Sagen Sie mit fester Stimme: »Sitz! Ab jetzt bestimme ICH, wo es langgeht!«

beide trotten keuchend vor sich hin, und einen in rosa Twinset gekleideten Chihuahua mit erhobenen Ohren neben einer knackigen Blondine hertrippeln. Ich sehe eine Bulldogge, die einen glatzköpfigen Kerl mit Bierbauch an der Leine hinter sich herschleift, und einen sehnigen Jagdhund neben einem schlanken Mann herlaufen. Ich sehe cremefarbene Pudel bei gepflegten Damen mittleren Alters und kläffende Kampfhunde bei Jugendlichen. Überhaupt haben Jugendliche einen sehr ausgeprägten Umgang mit ihrem Schweinehund. Er ist ihre stärkste Bezugsperson und verbietet ihnen nicht nur, ihr Zimmer aufzuräumen, er bellt auch noch ins Essen und blockiert stundenlang das Badezimmer. Meistens liegen die Jugendlichen eng umschlungen mit ihrem Schweinehund in ihrem Zimmer, das sie verständlicherweise zu einer artgerechten Höhle umfunktioniert haben, und lassen ihn vom Boden fressen. Da ihr Schweinehund nicht mit Besteck umgehen kann, benutzen sie aus lauter Solidarität selbst keines.

Aber es gibt auch streng erzogene Zeitgenossen! Am nettesten sind die Schweinehunde in Fitnesscentern anzusehen. Die sind alle angebunden und haben einen Maulkorb. Auch an Gattern von Tennisplätzen oder Fußballplätzen sieht man die armen Geschöpfe vor sich hinvegetieren. Die Bio-Vollwert-Schweinehunde in selbst gestrickten, naturbelassenen Wollsäcken sitzen eng angekettet an Umkleidekabinen von Pilates- oder Yogazentren. Immerhin haben die einen Napf mit geschrotetem Müsli vor sich stehen. Bei Joggern oder Radfahrern traben sie brav hinterher und stolpern über ihre eigenen Ohren. Im Auto dagegen thronen sie meist auf dem Beifahrersitz und gucken interessiert in den Straßenverkehr. Ab und zu sagen sie zu dem Fahrer: »Du hättest das Stück ja auch laufen oder radeln können, aber das habe ich dir nicht erlaubt.«

Das bequemste Dasein führen natürlich die frei lebenden Schweinehunde, die sich in gemütlichen Wohnungen auf Sofas und Sesseln tummeln dürfen und freien Zugang zu allen Leckereien haben. Die weder Leine noch Maulkorb kennen und keinerlei Erziehung genossen haben. Die lümmeln mit Zigarette im Maulwinkel im Ledersessel, lassen die Hinterbeine baumeln, haben eine Bierflasche in der Vorderpfote, kratzen sich am Borstenbauch und telefonieren mit unserer besten Freundin.

Moderne Zweckschweinehunde schließlich sitzen vornehmlich auf Bürostühlen an Computern und machen einen konzentrierten und wichtigen Eindruck. Manche haben ein ganz struppiges Fell vom Rauchen, andere haben eine Notration Alkohol im Schreibtisch. Die Fröhlichsten von ihnen haben Sex mit den Schweinehunden der Kollegen, aber was das für Stress mit sich bringt, möchte ich mir gar nicht ausmalen.

Die Büroschweinehunde sind die humorlosesten und gemeinsten ihrer Art. Wenn sich ihr Mensch einmal erheben will, gestatten sie ihm höchstens ein kurzes Dehnen und Strecken, Gähnen und Knochenkrachen. Gelegentlich darf er mal das Fenster öffnen oder kurz auf den Balkon heraustreten, aber dann kläffen sie ihren Büromenschen sofort wieder an: »Sitz!«

Und der Mensch sitzt. Er ist ja zur Gehorsamkeit erzogen. Kaum ein Büroschweinehund gestattet seinem Menschen, in der Mittagspause eine Stunde ins Freie zu gehen. Fast alle treiben ihren Menschen mit der Peitsche in die überfüllte Betriebskantine, wo er an einen Stuhl gefesselt und zum Verzehr von schweinehundgerechter Nahrung gezwungen wird. Übrigens sehen die Büroschweinehunde alle etwa gleich aus, so grau-schwarz gemustert mit wenigen Farbtupfern. Meist blass und schwammig, mit Ringen unter den Augen, graugesichtig und mies gelaunt. In den wenigsten Fällen erlauben sie ihren Menschen, zu Fuß nach Hause zu gehen oder wenigstens ein Fahrrad zu benutzen.

Ich weiß, das klingt brutal, und alle Bewegungslosen, die aus krankheitsbedingten Gründen an den Stuhl oder gar das Bett gefesselt sind, mögen mir verzeihen. Aber es gibt genügend Faule, die sich einfach von ihrem Schweinehund beherrschen lassen. Oder Dicke, die tapfer behaupten, sie fühlen sich in ihrem Speck pudelwohl.

Ihre Schweinehunde trösten sie: Es gibt ja auch schon ganz schicke, alles verhüllende Gewänder und viele coole bunte Tücher, die alle Selbstbewusstsein und Weiblichkeit ausdrücken! Die Läden, die solcherlei Tarngewand verkaufen, nennen sich blumig »Alles für die starke Frau«, Marke »Trulla Poepel«. Ich glaube einfach nicht, dass diese Damen wirklich glücklich sind. Sie kennen es nicht mehr anders! Vielleicht haben sie nur den jahrzehntelangen Kampf gegen ihren inneren Schweinehund aufgegeben und sich mit seiner dreisten Gewaltherrschaft arrangiert.

Man kann ihn halt nicht erziehen, behaupten sie gern, dafür ist er hochbegabt. Er kann Bridge spielen! Und selbstständig die Fernbedienung halten! Er kennt alle 250 Folgen einer Vorabendserie auswendig! Gemütlich und gut gelaunt und für jeden Spaß zu haben ist der kleine Liebling. Außer er hat mit Bewegung zu tun. Aber essen tut er gern. Und trinken. Er ist ein geselliges Tier und sehr beliebt unter seinesgleichen. Die »starken« Frauen, die einfach nur übergewichtig sind, behaupten, sie seien glücklich, aber in Wirklichkeit latscht der Schweinehund grinsend neben ihnen her, hat seine Pranke um ihre Schultern gepresst und drückt sie auf den Boden. Nach außen hin sieht das vielleicht noch harmonisch aus, nette Familie irgendwie, aber ihre Kniegelenke schmerzen, und ihre Schenkel scheuern bei jedem Schritt. Sie schwitzen und haben Heißhungerattacken und können an nichts anderes mehr denken als an Essen. Ihr Schweinehund ist miserabel erzogen und zischt ihnen fortwährend heimlich zu: »Kauf mir sofort ein Stück Torte! Lohos!! Und einen Marzipanschweinehund!« Sie lächeln tapfer unter seinem Gewicht und behaupten, der gehört einfach zu mir, das bin ich, der pubertäre Lümmel ist eigentlich ein ganz Süßer. Das Aufbegehren hat einfach keinen Sinn mehr, er ist und bleibt der Sieger. Solche Menschen sagen gern, dass sie total froh sind in ihrem Körper und dass ihr Partner jedes Pfund an ihnen liebt. Hah! Meistens hat der ja selbst so einen Kerl im Schlepp! Gerne in Form eines Bierbauches, der lecker über dem Gürtel schwappt. Oh, wie fühlen wir uns alle wohl in unserer Haut! Und wie belächeln wir die Jogger und Radfahrer, diese zwanghaften manischen Idioten! Und erst recht die Bescheuerten, die sich täglich diszipliniert auf der Matte wälzen!

Aber wenn man diese lieben, fröhlichen Dicken für ein paar Minuten von ihrem Übergewicht befreien würde, und sie könnten auf einmal leicht und kraftvoll herumspringen wie eine Feder, sie kämen eine Treppe, ohne zu keuchen, hinauf, und ihre Beine wären Sprungfedern, dann möchte ich den sehen, der schreit: Ich will mein Übergewicht zurück, gebt mir sofort meinen Bierbauch und meinen Bratarsch wieder, leicht und schlank sein ist ja

voll bescheuert, und ich sehe lächerlich aus! Na klar haben die keinen Bock auf ein Mountainbike oder auf ein Surfbrett, damit können die gar nichts anfangen! Der Schweinehund würde versuchen, die Dinger zu fressen! Er würde sich die Zähne daran ausbeißen und die Reste in die Garage spucken. Und dann hätten die Dicken eine prima Ausrede: Ich würde ja gern wieder Sport machen, aber die Geräte sind leider kaputt.

Dabei geht Bewegen ganz wunderbar ohne Geräte. An uns sind alle Geräte schon dran:

Arme, Beine, Muskeln und – als Gewichte – ganz prima viel Fett.

Die Heuchler unter den Schweinehunden

Kommen wir zu den halbherzigen Erziehungsberechtigten, die Pseudopädagogik an ihrem Schweinehund betreiben. Das ist eine ganz liebenswerte Sorte Schweinehundbesitzer, das sind die Heuchler, die sich selbst belügen und glauben, wir fallen auf sie rein. Die klopfen ihrem Schweinehund auf die Backe, tätscheln ihm den Borstenbauch und sagen mit gespielter Strenge: So, mein Lieber, und jetzt mach ich dir mal richtig Angst. BUUUH!

Gucken Sie mal in die Garagen und Keller und auf die Balkons und in die Näh- und Bügelzimmer solcher Leute! Die kaufen SEHR WOHL ein Mountainbike, und für den An-

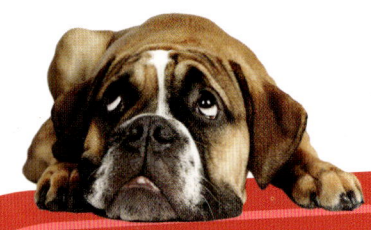

Die Top 5 der Schweinehund-argumente und wie man sie entkräftet

1. HEUTE NICHT. MORGEN
Streichen Sie diese Worte rigoros aus dem Schweine-hundewortschatz und bauen Sie stattdessen die Losungen »heute noch« und »am besten sofort« in die Schweinehundfest-platte ein. Wer sich nicht bewegt, kriegt auch nichts zu essen! Der kommt schon angewinselt, der Kerl!

2. KEINE LUST
Klar haben faule Säcke keine Lust, sich zu bewe-gen! Je weniger man sich bewegt, umso weniger Lust hat man darauf. Nach vier Wochen täglichen Bewegens freut man sich drauf. So lange muss man durchhalten. Aller Anfang ist schwer.

3. WENN DAS WETTER BESSER IST
Ein blödes Argument, wird auch gerne variiert, zum Beispiel: »Wenn es Frühling wird«, »wenn Weihnachten und Ostern auf denselben Tag fallen«, »wenn die Oma tot ist«. Wenn unsere Oma Eier hätte, wär sie unser Opa! Nicht drauf reinfallen. Hauen Sie ihm eins auf die Schnauze. Legen Sie sofort eine DVD ein. Sie glauben gar nicht, wie befreiend das ist.

4. WIR MELDEN UNS MAL IN EINEM FITNESS-CENTER AN
Der Schweinehund weiß genau, dass Sie allein nicht mit ihm fertig werden! Er weiß aber auch, dass Ihnen die Anfahrt, das Einhalten der Termine, das Umzie-hen und Duschen, die Mitgliedsbeiträge, mög-licherweise noch andere Hindernisse und Zeitkiller irgendwann im Weg stehen werden. Gehen Sie mit ihm auf Augenhöhe. Er gegen Sie. Und wenn es wirklich das Fitnesscenter sein muss, warum joggen Sie nicht sofort hin? Ha, Schweinehund! Ausge-trickst!

5. WIR WARTEN AUF UN-SERE BESTE FREUNDIN
Ja. Toll. Warten Sie mal auf Ihre beste Freundin, bevor Sie Zähne putzen. Ach, sie ist heute verhindert? Da putzen wir uns halt mal ein paar Wochen nicht die Zähne. Nee, mein Lieber. In dem Moment, in dem wir den Schweinehund unserer besten Freundin auch noch mit einbeziehen, machen wir es nur noch schwerer. Es reicht schon, wenn wir mit unserem eigenen fertig werden wollen. SIE sind Ihre beste Freundin. Beson-ders wenn die Selbstach-tung wieder gestiegen ist.

fang auch noch ein Elektrofahrrad, gell, man muss es ja nicht gleich übertreiben, und dann auch noch ein Standfahrrad für den Hobbykeller, denn, nicht wahr, Schweinehündchen, Schnuckiputz, wir wollen doch auch mal was gegen die Verkalkung unserer Gelenke und gegen die Verfettung unserer Muskeln tun. WIR sind nämlich nicht schwach im Geiste, sondern vernünftig und willensstark! Und weil das Schweinehündchen hinterhältig und charakterlich mies, wie es ist, artig nickt, fallen sie gleich drauf rein, klopfen sich selbst auf die Schulter – hjaaa, wo ein Wille ist, da ist auch ein Weg! –, kaufen sich auch noch ein Laufband, das beim Discounter gerade im Angebot ist, und das Heimtrimmdichgerät aus der Fernsehdauerwerbesendung, auf dem man eigentlich nur stehen muss, das aber vibriert.

Das stellen sie dann vor den Fernseher, im Keller und der Schweinehund kringelt sich vor Lachen. Mach dich ruhig lustig, wiegelt Herrchen oder Frauchen dann ab, ich kaufe mir jetzt auch noch Sportklamotten, so, damit du siehst, dass ich es ernst meine. Ab jetzt werden andere Seiten aufgezogen.

Und dann werden – na gut, vielleicht zuerst mal bei einem Kaffeeröster, aber wart's nur ab, Schweinehund, ich bringe es fertig und gehe auch noch in den Profi-Sport-Shop! – Fitnessklamotten gekauft und – ja, da guckst du, jetzt bleibt dir die Spucke weg! – LAUF-SCHUHE, und weil wir gerade so in Rage sind, lassen wir uns gleich noch welche mit flüssiger Fußeinlage anpassen, die kosten zwar ein halbes Monatsgehalt, aber DU WIRST SCHON SEHEN, SCHWEINEHUND!! Ab jetzt wird getrabt, und du läufst mit! An der kurzen Leine, das sage ich dir! Ab jetzt verstehe ich keinen Spaß mehr!

Und der zottelige Schweinehund hockt lustlos und baff an der Tür des Geschäfts und sieht spöttisch zu, wie du die Kreditkarte zückst. Wenn du dann deine Einkäufe nach Hause schleppst, watschelt er kopfschüttelnd hinter dir her und glaubt nie und nimmer daran, dass du es ernsthaft angehst mit dem quälenden, schmerzenden Sport.

Und du tust es auch nicht. Er kennt dich viel zu gut. Das ist eine Phase, denkt er sich, die geht vorüber. Völlig gelassen plumpst er zu Hause auf seinen dicken Po und streckt sich schnaufend auf dem Teppich aus.

»Stell es erst mal in das Gästezimmer«, raunt der Schweinehund, »oder noch besser in die Garage. Da stört es nicht.«

»Was denkst DU!«, wetterst du sauer dagegen. »Ich BENUTZE diese Geräte auch! Und zwar ab sofort!«

»Morgen«, röchelt der Schweinehund, immer noch keuchend von der Anstrengung, während du schwitzend das Zeug ablädst. »Pack jetzt erst mal den Streuselkuchen aus, den du beim Kaffeeröster gekauft hast, und spül ihn mit einem großen Milchkaffee runter. Im Kühlschrank müsste noch Sahne sein.«

Er war doch mal so süß!

Nein, bitte, liebe Schweinehundbesitzer, machen wir uns nichts vor. Er hat uns voll im Griff, er klebt an uns, wir sind mit ihm zur Welt gekommen, weil wir in eine Wohlstandswelt hineingeboren wurden. Wir haben uns tausendmal mit ihm auseinandergesetzt, er ist so

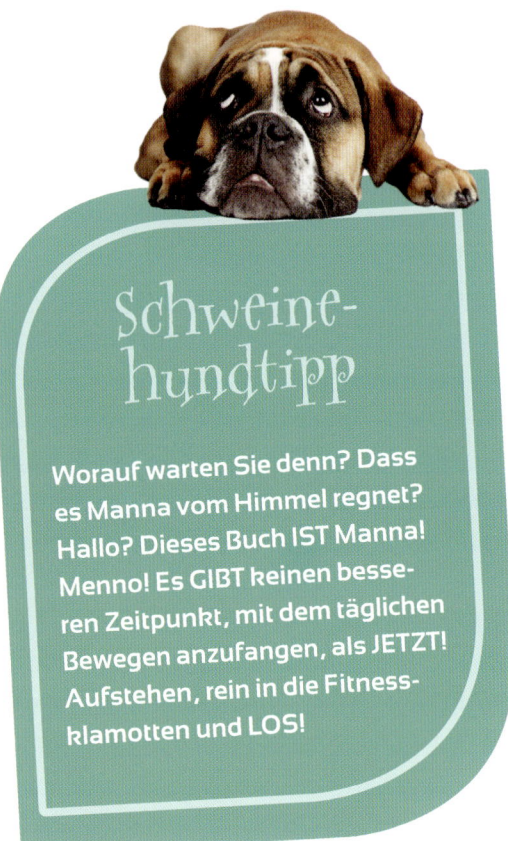

lästig und rechthaberisch und penetrant und unverschämt wie ein pubertärer Bengel. Eigentlich lieben wir ihn ja, denn er gehört zu uns und spricht uns immer von unseren Sünden frei. Das mögen wir auch so an ihm. Er übernimmt die Verantwortung für uns! Als er damals an unserer Nabelschnur hing, da war er doch so süß! Aber wir haben die verdammte Pflicht, ihn zu erziehen – nicht er uns, sondern umgekehrt. Das ist genauso anstrengend und nervenaufreibend wie das Erziehen unserer Kinder. Ich selbst habe der Pubertät meiner Kinder entschieden weniger Energie entgegengesetzt als meinem inneren Schweinehund. Und genau da liegt der gravierende Unterschied: Die penetrante Machtherrschaft unseres Schweinehundes wächst sich NICHT von selbst aus! Der wird nicht reif und klug und einsichtig und sagt irgendwann: Mama, du hattest ja recht mit dem täglichen Bewegen und der vernünftigen Ernährung! Ich bin dir dankbar, dass du einen aktiven, fröhlichen und schlanken, sportlichen Menschen aus mir gemacht hast. Das sagen inzwischen meine Kinder, die alle mal moppelige, übellaunige Faulpelze waren. Der innere Schweinehund sagt das niemals. Im Gegenteil! Der wird immer schlimmer! Und deshalb habe ich dem Kerl schon ganz entschieden seine Grenzen gezeigt, als er noch in der Trotzphase war. Als der anfing, sich mit zornesrotem Kopf auf die Erde zu werfen, mir im Supermarkt an der Kasse eine Szene zu machen, die Nugatriegel aus dem Regal zu reißen und auf seinem Eis zu beharren, da habe ich ihn bei den Ohren genommen und ihm eine gescheuert. Ein Schweinehund braucht klare Ansagen, er sehnt sich in Wirklichkeit nach Grenzen! Zeigen wir sie ihm! Nein, wir kaufen jetzt

Schweine-hundtipp

Worauf warten Sie denn? Dass es Manna vom Himmel regnet? Hallo? Dieses Buch IST Manna! Menno! Es GIBT keinen besseren Zeitpunkt, mit dem täglichen Bewegen anzufangen, als JETZT! Aufstehen, rein in die Fitnessklamotten und LOS!

Obst und Salat und Quark und Vollwertbrot, und dann gehen wir nach Hause. Ab in deine Höhle. Leg die Sahnetorte wieder hin. Und die Pizza auch. Und steig aus dem Auto, wir gehen zu Fuß.

Nein, ich rede NICHT von meinem Kind. Ich rede von meinem eigenen inneren Schweinehund! DER will immer Fettes und Süßes kaufen, ICH doch nicht!

Stellen Sie sich Ihren inneren Schweinehund bildlich vor: Er war mal klein und niedlich. Er wedelte mit dem Schwanz und wollte nur spielen. Ein kleines Machtspielchen. Nur so zum Spaß. »Beweg dich heute mal ausnahmsweise nicht«, kläffte er mit hellem Sopranstimmchen und guckte Sie dabei mit seinen hinreißenden Knopfaugen bettelnd an. »Nur heute! Weil es regnet! Komm, wir kuscheln lieber auf dem Sofa!« Sie ließen ihm das durchgehen, einmal, zweimal, dreimal. Und was ist aus ihm geworden? Ein präpotenter fetter Lümmel, der auf Ihrem Lieblingssessel hockt und Sie schadenfroh angrinst! Na, Alte? Wer hat hier den längeren Atem? Heute bettelt der gar nicht mehr, sondern erteilt Ihnen Befehle! »Sitzen bleiben!« »Wehe, du stehst auf!« »Was soll das? – Ist das etwa eine Gymnastikmatte? Spinnst du?! Roll die sofort wieder zusammen!«

Ja, nun ist es an der Zeit, den Dingen die entscheidende Wendung zu geben.

Ihr Schweinehund ist laut, dreist und unverschämt. Er ist schlau. Aber Sie sind schlauer. Überlisten Sie ihn! Es klappt, ich schwöre es.

Träumen Sie sich ans Ziel

Der größte Traum der Menschheit ist es doch von jeher, fliegen zu können. Bekanntermaßen können wir das nicht. Aber in unseren allerglücklichsten Phasen waren wir in einer Art Schwebezustand. Versetzen Sie sich mal zurück. Die innere Leichtigkeit des Seins – spüren Sie sie noch?

Erinnern Sie sich an Ihren persönlichen Frühling? Als Sie sich in Ihrer Haut so richtig wohlfühlten? Als Sie vor Energie und Freude strotzten? Als Sie so glücklich waren, dass Sie am liebsten laut gesungen hätten? Als Sie sich leicht fühlten, jung und stark, einfach unbesiegbar? Als die Lebenslust in Ihnen prickelte und brodelte? Als Sie Bäume ausreißen woll-

ten? Als Sie sich vor dem Spiegel hin und her drehten und ein zufriedenes Lächeln Ihr Gesicht leuchten ließ? Erinnern Sie sich noch an die umwerfende Ausstrahlung, die Sie da hatten? An Ihre erste Liebe, die Sie schweben ließ? An dieses Ziehen im Magen, wenn Sie den Frühling rochen?

Hoffentlich hatten Sie einmal so eine wunderschöne Zeit. Hoffentlich ist die Erinnerung daran so wach, dass Sie das körperliche Wohlgefühl noch immer spüren können. Die pralle Lebensfreude, die Kinder manchmal haben, wenn sie, vor Energie und Übermut berstend, mit ausgebreiteten Armen über eine Wiese rennen und dabei jubeln vor Freude.

Wenn Sie sich immer noch genauso fühlen, dann klappen Sie jetzt dieses Buch zu.

Sie brauchen keinen Ansporn, keine Motivation, keinen Kick und keinen Tritt in den Hintern Ihres inneren Schweinehundes, denn Sie scheinen gar keinen zu haben.

Hat mich gefreut, Sie kennenzulernen. Danke und schönes Leben noch.

Ehrlich gesagt

Wenn Sie sich nicht mehr so fühlen, sich aber noch erinnern können und Ihnen diese Erinnerung an den leider schon verblassten Frühling des Lebensglücks fast schmerzhaft in den Magen runterzieht, Sie jetzt mit zitternden Fingern und Tränen in den Augen nach einem vergilbten Fotoalbum greifen, dann darf ich Ihnen die Hand schütteln. Freut mich, Sie kennenzulernen.

Ihr Schweinehund hat es geschafft, Ihnen dieses wundervolle Gefühl der Leichtigkeit und Lebenslust gründlich zu vermiesen. Er hat sich in Ihrem Leben breitgemacht, ohne dass Sie es groß gemerkt hätten. Er hat sich reingeschlichen in Ihr Fühlen und Wollen und das Kommando über Sie übernommen. Er ist schuld, wenn Sie heute lieber sitzen als rennen, lieber den Aufzug nehmen als Treppen steigen, sich nicht aufraffen können, an die frische Luft zu gehen oder zu Hause Ihren Problemzonen zu Leibe zu rücken. Er ist schuld, dass Sie überhaupt welche haben! Wenn Sie schlechte Laune haben und wetteranfällig sind, wenn Ihnen oft zum Weinen ist, Sie ständig müde sind, sich bleiern schwer und lustlos fühlen und die ganze Welt in den Hintern treten könnten, obwohl Sie sich selbst meinen, dann ist ER schuld! Aber warte, Freundchen. Mit diesem Buch geht es dir an den Kragen. Wir gründen nämlich eine Interessengemeinschaft. Superweiber gegen innere Schweinehunde. Mal sehen, wer am Ende gewinnt.

Wenn Sie das zuerst beschriebene Gefühl des Glücks und der Leichtigkeit überhaupt noch nie erlebt haben, jenes der Lustlosigkeit und Trägheit dafür aber umso besser kennen, dann darf ich Sie erst recht einladen, mir mit der Lektüre dieses Buches Gesellschaft zu leisten. Dann ist es höchste Zeit, dass Sie den Burschen, den Sie da Ihr Leben lang mit sich herumschleppen, überhaupt kennenlernen. Und ich rede nicht (nur) von Übergewicht und sichtbaren Problemzonen. Ich rede auch von Unlust, Schlappheit, Müdigkeit und innerer Schwere. Von Antriebslosigkeit, unerklärbarer Traurigkeit und Unzufriedenheit mit sich selbst. Von Wetterfühligkeit und inneren Grauzonen. Auch seelisches Übergewicht drückt einen nach unten. Da arbeitet der Bursche nämlich oft ganz im Verborgenen. Undercover sozusagen. Viele innere Schweinehunde outen sich nicht! Das sind die gefährlichsten.

Wichtig ist ihnen allen nur eines: bloß nicht bewegen, und das bei höchstmöglicher Kalorienaufnahme. Da geht es dem inneren Schweinehund so richtig gut. Er hat Sie genau da, wo er Sie haben will.

Sagen Sie nicht, Sie haben keinen.

Jeder hat einen. Jedenfalls in unserer Wohlstandswelt.

Er wird schon mit uns geboren, hängt wie eine Klette an der Nabelschnur.

Dann wächst und gedeiht er mit uns, lernt laufen und leider auch sprechen und bestimmt unser weiteres Leben.

Bei manchen Menschen ist er deutlich zu sehen, manche können ihn ganz gut verstecken.

Ebenso wie in belebten Fußgängerzonen wimmelt es auch in Einkaufscentern von Prachtexemplaren. Man muss nur genau hinschauen.

Bei einigen kleben sie am Bauch, bei anderen am Hintern, bei manchem haben sie sich gekonnt über den ganzen Körper verbreitet. Manche Menschen werden von ihren inneren Schweinehunden schon sichtbar am Gehen gehindert. Vielen ist er auch ins Gesicht geschrieben, in Form von Unlust und hängenden Mundwinkeln.

Es gibt aber auch gesellige, gut gelaunte Burschen, die an bekennenden Moppeln herumhängen und mit ihnen eine gute Zeit haben. Sie lassen sich gerne von ihren Besitzern zum Essen einladen und hängen entspannt

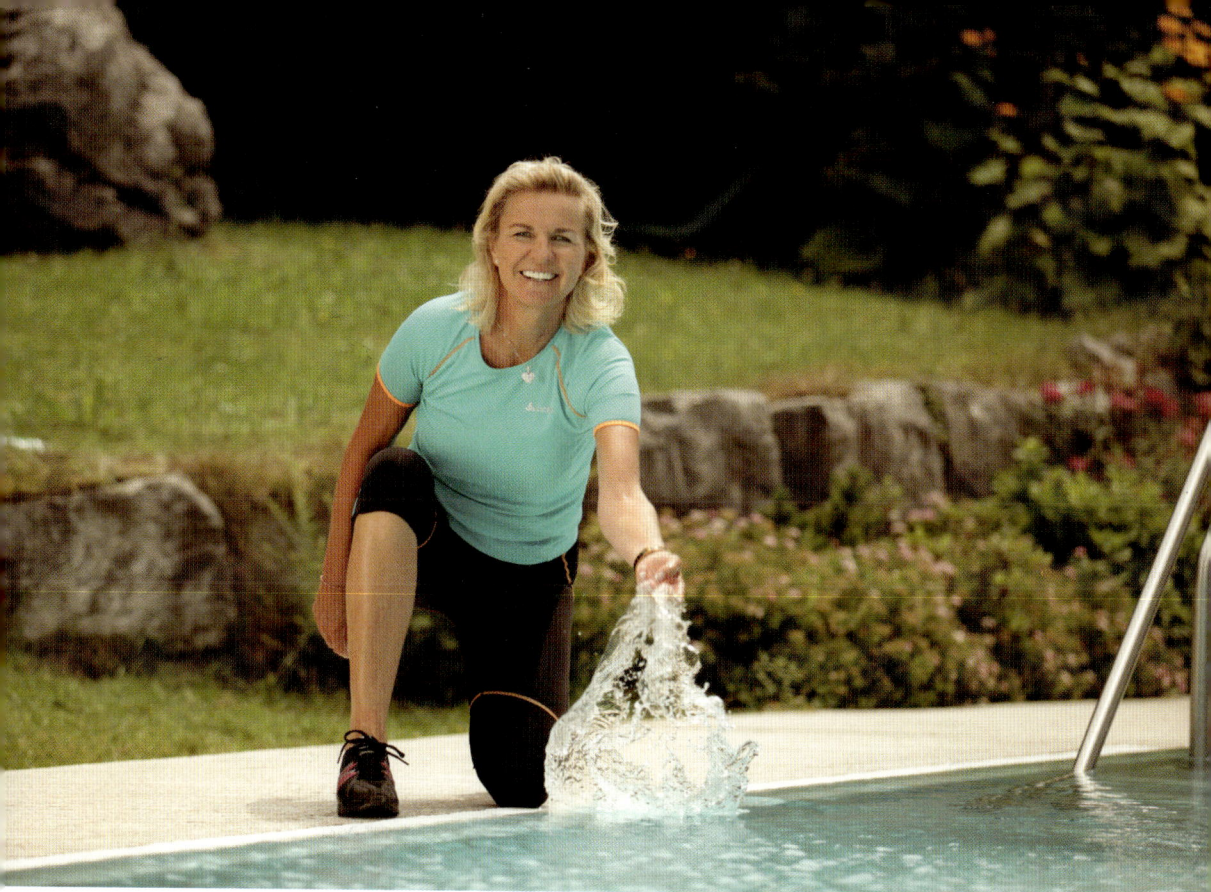

mit ihnen ab. Sie bestimmen natürlich, wann und wo und wie oft lecker gegessen und getrunken wird! Oft treffen sie andere innere Schweinehunde und wollen sich mit ihnen austauschen.

»Und? Was machst du so, um deinen Besitzer am Bewegen zu hindern?«

»Du, ich hab da letztens mal was ausprobiert, und es hat super funktioniert! Ich habe gesagt, es regnet, und da ist er im Bett liegen geblieben!«

»Ach, das ist doch nichts Neues! Das mache ich mit meinem Menschen schon seit 30 Jahren!«

An Pommesbuden und Bratwurstständen, in Bäckereien und natürlich in Fast-Food-Läden stehen immer welche rum. Solange ihre Besitzer sich nicht an ihnen stören, sind sie doch ein super Team! Besonders in Straßencafés kann man sie in Ruhe betrachten. Sie müssen eigentlich nur gucken, was der Besitzer für seinen inneren Schweinehund so bestellt hat! Hinter Eisbomben und Sahnetorten sitzt fast immer ein prima Exemplar, wedelt mit dem Schwanz und freut sich des Lebens!

Aber die meisten von uns Schweinehundbesitzern seufzen oft: Ach, ich kann mich einfach nicht aufraffen! Ich sollte mich bewegen, ich sollte mich gesund ernähren, ich weiß, ich sterbe schon vor schlechtem Gewissen, aber er lässt mich nicht! Irgendwie hat er immer das letzte Wort, und im Grunde würde ich ihn gern erwürgen!

Nein, nicht erwürgen. Der innere Schweinehund gehört zu uns, wir sollten nett zu ihm sein! Wir werden ihn nicht los, aber wir können ihn erziehen.

Es muss klick machen. Einfach nur klick

Ziel dieses Buches ist es, den Kerl aufzuspüren, beim Namen zu nennen und schließlich zu überlisten. Sie wissen nicht, wie Sie mit ihm reden sollen? Er hat den gleichen Namen wie Sie.

Probieren Sie mal heimlich vor dem Spiegel: »Schmitz, sitz!«

»Müller-Lüdenscheid, aus jetzt! Hör auf, meine Turnschuhe zu zerbeißen, und spuck die Hanteln wieder aus!«

Wir haben alle einen, und wir werden ihn auch nicht los.

Ich glaube, noch nicht mal Marathonläufer können ihren so ganz abschütteln. Bei denen ist er halt nur sehr klein und mickrig und trägt einen Maulkorb. Der Marathonschweinehund kriegt nur Wasser und Eiweißpulver und zittert an seinen knochigen Rippen und muss immer rennen, an der ganz kurzen Leine, egal, ob es regnet oder schneit. Wenn das Schweinehündchen zitternd röchelt: »Beim nächsten Marathon könnten wir einfach mal zu Hause bleiben! Da ist es immer so voll und ich werde niedergetrampelt und am Ende muss ich durch Erbrochenes waten!«, dann sperrt der Marathonläufer ihn in den Zwinger, knallt ihm die Tür vor der Schnauze zu und geht weg.

Bei uns ganz normalen Superweibern trottet der innere Schweinehund selbstverständlich zufrieden in der Wohnung rum, ohne Maulkorb. Der zottelige Geselle ist wohlgenährt und geht an den Kühlschrank, wann es ihm passt. Er darf aufs Sofa und ins Bett, klar, von Anfang an. Er sitzt im Auto vorne, fährt natürlich mit in den Urlaub (ein Kapitel für sich!), und vor allen Dingen darf er dauernd dazwischenreden. Was wir zu tun haben und vor allen Dingen was wir zu lassen haben, flüstert er uns immerfort ungefragt ins Ohr! Wir verbieten ihm einfach nicht das Maul. Weil wir so nett sind! Er darf ständig Essen fordern, vor dem Fernseher rumlungern, das Programm bestimmen, sich stundenlang am PC breitmachen, im Internet surfen, in unserem Lieblingssessel rumfläzen und sich obendrein über uns lustig machen. Wenn wir schlechte Laune haben, geht es dem Mistkerl erst richtig gut. Wenn wir uns kritisch im Spiegel betrachten, beißt er sich auf die Klauen vor Schadenfreude! Dann rollt er sich auf dem Teppich zusammen und grunzt zufrieden. Dabei schaut er uns aus unschuldigen Augen treudoof an und tut so, als könnte er kein Wässerchen trüben!

»Ja, so siehst du halt aus. Da kann man auch nichts machen. Und regelmäßig bewegen habe ich dir ja verboten. Also stopf dir noch was zu essen rein, das tröstet dich.«

Und wir? Wir hören auf ihn! Dabei ist er ein ausgekochtes Vieh, das eines genau weiß: Je mehr Macht wir ihm geben, desto dreister bestimmt er über unser Leben. Er wird immer dicker und schwerer und fauler und dominanter. Hat natürlich unsere Intelligenz, unseren Charme und unseren eisernen Willen von uns geerbt. Verfügt über alle Tricks der Verführungskunst und ist uns verbal oft überlegen.

Er wird sich über jedes unserer Speckpölsterchen diebisch freuen und uns anfeuern, uns noch mehr davon anzufuttern. Da kann er sich dann drin aalen.

»Der Gürtel ist eng? Weg damit. Gummizughose tut's auch. Leggins sind sogar wieder ganz modern!«

Er wickelt uns immer irgendwie ein. Dafür wartet er den passenden Moment ab. Er merkt es sofort, wenn wir deprimiert sind. Dann kommt er ganz beiläufig mit der Pralinenschachtel im Maul an oder legt uns mit seiner haarigen Pranke heimlich eine Tafel Schokolade auf den Schreibtisch.

»Komm, Liebes, gönn dir mal was. Das hast du dir jetzt verdient. Das Leben ist eh so trüb und grau. Und keiner hat dich lieb. Nur ich.«

Klar ist das Leben trüb und grau, wenn man sich nicht bewegt. Da können ja gar keine fröhlichen Lebensgeister in uns erwachen und keine Glücksgefühle entstehen.

Und die hat er auch nicht so gern.

Da hat er seine Mittel. Da kann er richtig laut werden.

»Was habe ich gesagt?! Sitzen bleiben!«, bellt er uns an, wenn wir nur in Erwägung ziehen, mal einen Spaziergang zu machen oder gar die Laufschuhe zu schnüren.

»Wir hatten das Thema doch besprochen!«

Morgens um sechs oder sieben, die Welt ist noch in Ordnung. Der Mensch erwacht, sein Gewissen auch, und er murmelt: »Ich könnte mich jetzt eigentlich eine Stunde bewegen.«

»Nein!«, bellt der Schweinehund.

»Laufen vielleicht«, überlegt der Mensch noch schlaftrunken. »Oder irgendwas mit Gymnastik. Pilates soll ganz toll sein. Oder Yoga.«

»Ich habe gesagt, sein lassen!«

Je nach Dialekt und Herkunft seines Menschen, klingt das sogar noch bedrohlicher.

»Isch will dat nit! Leech disch hin sachisch!«

»Aber ich will doch … ich wollte doch nur …«

»Jesicht in dat Kissen und Schnauze!«

»Vielleicht ein Viertelstündchen? Ganz locker joggen? Oder ein paar Kniebeugen?«

»Sachma, bissu schwerhörich? Ich SACH VERGISSES! DENKNICHMADRAN!«

Je mehr das nach Arbeit aussieht, umso wütender wird der Schweinehund. Dann knurrt er mit hochgezogenen Lefzen, dass die Schweinehundespucketröpfchen fliegen. Hilft das alles nichts und sein Mensch macht immer noch Anstalten, sich zu bewegen, wird er brutal und gewalttätig! Er springt auf die Bettdecke und hindert ihn allein schon durch seine Größe und sein Gewicht am Aufstehen. Er fesselt und knebelt sein Opfer und raunt dem wehrlosen Menschen ins Ohr:

»HAPPICH dir nich gesacht, dattu Schmerzen im Schleimbeutel has, du Dummkopf? MUSS ich dir erst noch welche zufügen, oda is jetz Ruhe im Kartong?«

Meistens enden solche Machtkämpfe damit, dass der Schweinehund gewinnt und sein Mensch sich das Kopfkissen über die Ohren zieht und noch eine Runde weiterpennt.

»Na also«, grunzt das Borstenvieh selbstgefällig. »Geht doch.« Schwerfällig rutscht er wieder auf die Bettumrandung und stößt einen tiefen Seufzer aus.

Der Mensch denkt sich: Morgen. Morgen fang ich damit an.

Leider hört der Mensch dabei nicht, wie der Schweinehund in die Pfoten klatscht und »Yeah!« brüllt. Gewonnen, gewonnen, ich hab gewonnen!

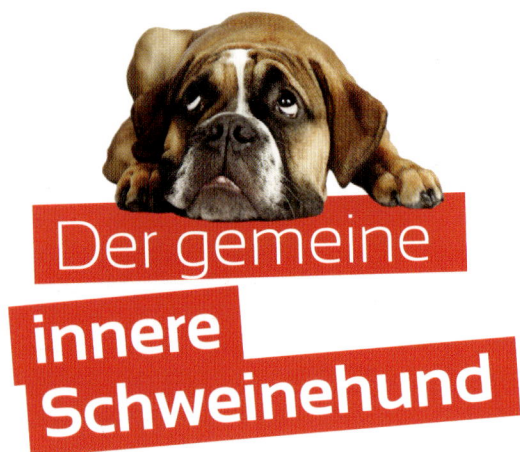

Der gemeine innere Schweinehund

Innere Schweinehunde sind die faulsten Tiere der Welt. Selbst die Eukalyptus fressenden Koalabären, die zugekifft in Australien in den Bäumen hängen, sind harmloser als der innere Schweinehund, der hierzulande als überzüchtetes und verwöhntes Haustier lebt. Warum? Australische Beuteltiere fallen keine Menschen an. Innere Schweinehunde sehr wohl.

Und wenn Sie jetzt behaupten, bei Ihnen hockt kein innerer Schweinehund auf dem Bett, Sie stehen einfach auf und sind froh und springen gut gelaunt unter die kalte Dusche und lieben Ihr Spiegelbild und Ihre Familie und Ihre Kollegen und gehen fröhlich pfeifend zur Tagesordnung über, dann frage ich Sie wie die Stimme in der Weichspülmittelwerbung: Haben Sie nie diesen inneren Dialog mit Ihrem Gewissen? Ich müsste mal wieder was für mich tun? Ich sollte mich mal wieder bewegen? Meine Hose kneift, mein Rock passt nicht mehr, ich fühle mich unbeweglich und müde, lustlos und zerschlagen? Ich komme mit den Fingern nicht mehr an mein gegenüberliegendes Ohr, geschweige denn bei gestreckten Knien mit den Händen auf die Erde?

Wenn Sie NIE solch unerfreuliche Diskussionen mit Ihrem inneren Schweinehund führen, gratuliere ich Ihnen. Dann können Sie sich mit Freude Ihrem schlanken, fitten, fröhlichen, starken und attraktiven Ich widmen. Schlüpfen Sie pfeifend in Ihr sexy Lieblingsoutfit, und rennen Sie auf schlanken, leichten Beinen glücklich zur Tür raus, Sie beneidenswertes Kraftpaket. Strahlen Sie Power und Lebensfreude aus, und ziehen Sie neidische Blicke auf sich! Und machen Sie sich nichts draus, wenn die Bauarbeiter hinter Ihnen herpfeifen! Sie sind der Frühling in Person! Ach, was trippelt denn da hinter Ihnen her? Ich hab's genau gesehen! Ein winziges, süßes, keckes Schweinehündchen, artig an der Leine! Sehen Sie, Sie haben eines. Aber Sie haben es im Griff. Und nicht umgekehrt. Das ist das ganze Geheimnis.

Viel Spaß bei der weiteren Lektüre dieses Buches. Wir werden gemeinsam Erziehungsarbeit leisten. Wenn es dann in Ihrem Kopf klick macht, springen Sie auf und ändern Ihr Leben.

Das Phlegma hat einen Namen

Sie merken schon: Dieses Buch wird den unsichtbaren Quälgeist sichtbar machen. Eines werden Sie auf jeden Fall haben: Spaß. Und wenn wir Glück haben, auch Lust, Ihren vielleicht schon angegrauten Alltag wieder mit aprilfrischer Farbe zu füllen. Es bedarf nur eines kleinen Trittes in den Hintern

Ihres Schweinehundes, dass der Knoten sich löst. Das Phlegma hat einen Namen: Ihren eigenen.

Schauen Sie in den Spiegel. Schauen Sie dem Kerl in die Augen. Eigentlich hat er ganz liebe, treue Augen. Klar sind innere Schweinehunde treu. Wie Hüftgold. Wie der an Ihnen hängt, sich geradezu an Sie klammert, Sie unterbrochen beobachtet, bewacht und mit fadenscheinigen Argumenten zudeckt: So viel ehrliches Interesse und so viel Anhänglichkeit zeigt dauerhaft kein Ehemann! Und das ist auch gut so. Den würden wir ja an die Wand schmeißen! Männer gehen gern mal ihrer Wege, mit Kumpels in die Kneipe und so, innere Schweinehunde machen das nie. Jedenfalls nicht ohne uns. Die lassen einfach nie von uns ab, wie ein lästiges Kleinkind, das sich trotzend an uns klammert.

Bestimmt haben Sie schon den einen oder anderen Befreiungsversuch unternommen. Einen »So, Schweinehund, jetzt ist aber Schluss!«-Rundumschlag in Form einer radikalen Blitzdiät? Oder den sündhaft teuren Kauf einer komplizierten Jahresmitgliedschaft im Fitnessclub? Oder das wild entschlossene Anschaffen eines sperrigen Heimtrainers, der jetzt im Keller vor sich hinrostet? Steht auch irgendwo eine Gymnastikmatte zusammengerollt in der Ecke? Und wachsen schon Zimmerpflanzen daraus hervor?

Ihr innerer Schweinehund weiß genau wie Sie, dass Bewegung nur dann Sinn macht und zum Erfolg führt, wenn sie regelmäßig – und zwar möglichst täglich – stattfindet, Ihren persönlichen Bedürfnissen und Möglichkeiten entspricht und praktisch in Ihren Alltag zu integrieren ist. Dazu brauchen Sie keine teuren Geräte, keine Mitgliedschaft im Fitnessclub und erst recht keine Blitzdiät. Sie brauchen nur einen stärkeren Willen als Ihr innerer Schweinehund.

Und den haben Sie! Sie wissen es nur nicht, weil der innere Schweinehund lauter bellt und einfach penetranter ist als Sie! Sie sind viel zu taktvoll, um ihm mal eins vor den Latz zu knallen. Das raffinierte Biest hat Sie voll auflaufen lassen!

Ja, so ein innerer Schweinehund hat seine Tricks. Er kennt unsere Schwachstellen – die da heißen: gute Vorsätze und noch bessere Ausreden – und piekst immer wieder genau da rein, um uns lahmzulegen.

Gehen Sie also auf Augenhöhe mit Ihrem inneren Schweinehund, und stellen Sie klar, wer wen an der Leine hat. Ziehen Sie das einen Monat lang durch. Einen Monat. Ohne Ausnahme. Auch nicht die kleinste. Seien Sie konsequent. Wenn Sie gewonnen haben, können Sie fliegen.

Du kannst nicht immer 17 sein

Das Gefühl der inneren Leichtigkeit ist rückholbar. Es ist wieder herzustellen. Vielleicht nicht mehr das Gefühl, 17 zu sein, aber das wollen wir auch nicht wirklich, oder? Wir verfügen über eine Menge Lebenserfahrung, die wir nicht missen wollen. Unser Körper ist die ehrliche Antwort auf unseren bisherigen Lebensstil. Wir werden den Bleistifttest vermutlich nicht mehr bestehen, und es wäre auch lächerlich, wenn solche

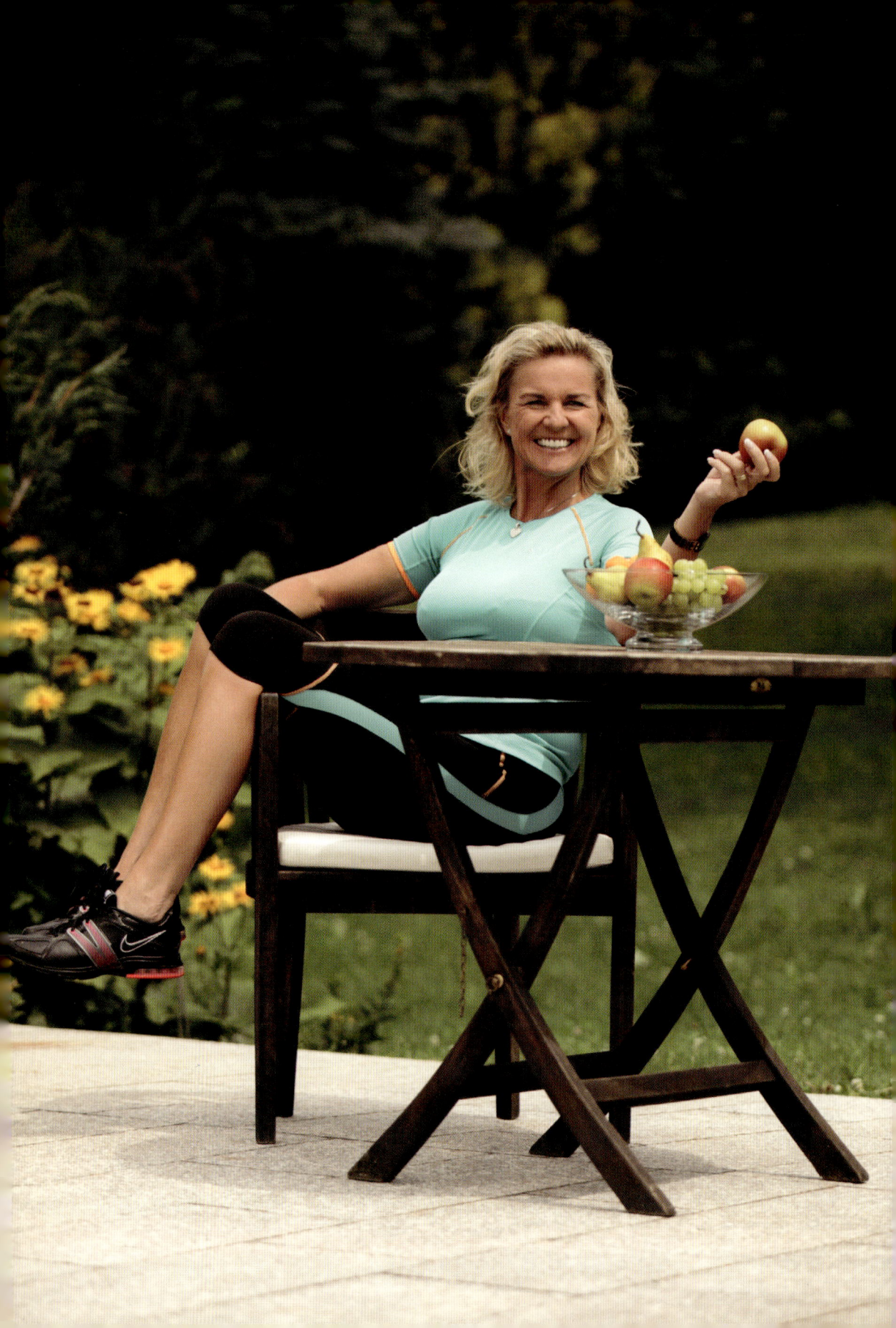

Messdaten uns noch wichtig wären. Erst wollte ich schreiben »Messlatten« – aber seien wir gnädig mit uns und unseren Männern. Die altern genauso und verdrängen es auf ihre Weise. Unsere Werte haben sich verlagert, und das ist ganz wörtlich zu verstehen. Die Erdanziehungskraft hat uns vom Schweben abgebracht. Es steht nicht mehr alles – weder bei »ihm« noch bei »ihr«. Wir haben einen Großteil unseres Lebens im Sitzen verbracht, und unser innerer Schweinehund hat neben uns gesessen, scheinbar desinteressiert an seinen Pfoten geknabbert und uns genau beobachtet. Hauptsache, Herrchen oder Frauchen wird nicht ungemütlich und fängt an, sich schweißtreibend zu bewegen, hat er sich gedacht. Wenn er dann noch was zu naschen kriegt, der treue Gefähr-

te, ist er restlos glücklich. Hier ein Stück Kuchen, dort etwas Schokolade, gern auch Chips oder Käsehäppchen und ein gutes Glas Wein. Und dabei stundenlang fernsehen, telefonieren oder im Netz surfen. Was will der Schweinehund mehr. Er und seine Artgenossen sind im siebten Schweinehundehimmel.

Nur, leider sind wir selbst vom siebten Himmel weit entfernt. Uns fehlt etwas Entscheidendes. Bewegung. Die Droge, die nichts kostet und die süchtig macht! Wer sich regelmäßig bewegt, will es wieder und wieder tun! Es ist die zuverlässigste Droge, denn sie kann Glückshormone selbst herstellen. Theoretisch wissen wir das. Bewegung macht gute Laune, Bewegung macht euphorisch, Bewegung macht schlank, Bewegung tut dem ganzen

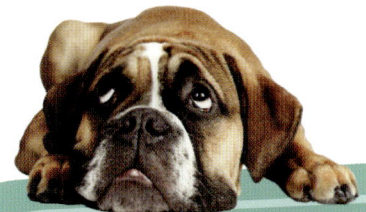

Schweinehundtipp

Der Schweinehund wurde bekanntlich mit uns geboren. Er hing an unserer Nabelschnur und war niedlich. Wir haben ihn zum Monster gezüchtet. Wenn er heute dicker und schwerer ist als wir, dann gibt es nur einen Trick:

Die Nabelschnur endlich durchschneiden! Das ist ein ganz natürlicher Ablöseprozess. Sie haben jetzt einen eigenen Willen, und den vertreten Sie Ihrem Schweinehund gegenüber ohne Scheu und falsche Scham.

Er wird zwar erst empörte Schreie von sich geben wie jedes Lebewesen, das nun allein schnaufen muss, aber schenken Sie ihm einfach keine Beachtung. Letztlich wird er aufhören, sich an Sie zu klammern.

Körper gut, angefangen von der Verdauung bis zur besseren Durchblutung, von der sinkenden Anfälligkeit für Krankheiten, Zipperlein und Launen, von der schlanken Linie bis zur Lust am Sex … Hallo? Schweinehund? Hörst du mir noch zu? Ach, jetzt schämt er sich schon wieder und wird rot. Musst du doch nicht, Dummerchen!

Das wundervolle Gefühl des Ausgepowertseins, der Leichtigkeit und der Zufriedenheit nach dem Sport ist nämlich vergleichbar mit dem Gefühl nach dem Orgasmus.

»Lalala«, macht der Schweinehund und hält sich die Ohren zu. »Ich hör nichts!«

Der treue Freund rollt sich desinteressiert zusammen, gähnt und winkt ab. »Kennen wir alles schon. Nix Neues. Nachdem du dich nicht aufraffen kannst: Vergiss es einfach.«

Dabei würden wir doch so gern noch was erleben! Uns besser fühlen, straffer, jünger, kraftvoller, wieder Spaß haben! Lust am Leben spüren! Unseren Akku aufladen! Energien freisetzen! Frei sein! Losrennen! Er lässt uns nicht. Jedenfalls nicht dauerhaft. Höchstens ab und zu mal. Und das nützt nichts!

Wir könnten ihn umbringen!

Nein, da hätten wir womöglich noch den Tierschutzverein an der Backe. Nicht doch.

Innere Schweinehunde sind weltweit organisiert. Gucken Sie nur mal nach Amerika rüber! Was die da für eine Riesenlobby haben! Die nehmen sich sofort einen Anwalt und verklagen ihren Menschen auf Schadensersatz in Millionenhöhe.

Austricksen müssen Sie ihn. Und zwar jeder seinen eigenen. Ganz diskret. Gar nicht lange drüber reden, einfach machen. Die anderen werden es Ihnen dann schon ansehen und Sie von selbst darauf ansprechen.

Malen Sie sich aus, was sie sagen werden:

»He, du strahlst aber! Bist du verliebt?«

»Wow, wie siehst du sexy aus! Seit wann trägst du Kleider?«

»Hast du im Lotto gewonnen? Irgendwas ist anders an dir!«

»Hast du abgenommen? Du siehst fantastisch aus!«

»Sie werden ja immer jünger!«

»Habe ich diese Jeans nicht vor zehn Jahren zum letzten Mal an dir gesehen?«

»Wie, du hast keine Zeit zum Kaffeetrinken? Wo treibt sich die gnädige Frau denn immer so rum?«

Und das Beste: »Bitte verrate mir dein Geheimrezept. Ich zahle dafür!«

Dann werden Sie lächelnd sagen: »Ich bewege mich jeden Tag. Sonst nichts!«

Mit diesem Buch möchte ich Sie einladen, wieder Freude und Lust an täglicher Bewegung zu haben. Ich gebe zu, das klingt ein bisschen nach »Wort zum Sonntag«.

Aber ich kann ja schlecht sagen: Ich möchte Sie mit diesem Buch in den Hintern treten und Sie zwingen, denselben täglich eine Stunde zu bewegen.

»Spinnst du?«, bollert der innere Schweinehund los. »Täglich?« Er hebt den Kopf und kläfft hysterisch: »Wie soll das denn gehen? Da kann ich ja gleich versuchen, übers Wasser zu laufen!«

O.k., ich versuche es noch einmal weniger biblisch. Eher pädagogisch wertvoll.

Man kann sich das Bedürfnis nach täglicher Bewegung antrainieren.

Dann ist es keine Qual mehr, sondern ein Vergnügen. Man will es haben, sonst fehlt einem was.

»Stimmt nicht!«

Man kann den Schweinehund bei den Schlappohren hochziehen und ihm eins in die Schnauze hauen!

»Das ist Tierquälerei!«

Nein, echt. Der innere Schweinehund wird sogar selbst Spaß daran haben.

»Träum weiter.«

Na gut, nicht sofort. Aber nach ein paar Wochen schon.

»Du lügst.«

Nein, wirklich. Ich hab's ja ausprobiert. Es klappt! Seit 15 Jahren bewegen wir uns täglich eine Stunde, mein Schweinehund und ich. Es macht uns Spaß!

Denken Sie nicht an den beschwerlichen Anfang, sondern an das langfristige (!) Ergebnis. Das Ergebnis täglicher Bewegung ist genau das, wovon wir träumen: das Gefühl der Leichtigkeit. Das Bersten vor Energie. Die Lebenslust. Der Tatendrang. Die gute Laune. Und der zufriedene Blick in den Spiegel.

»Was haben sie dir denn in den Tee getan?«, heult der Schweinehund schon wieder los.

Egal, wie alt Sie sind: Ich bin 55 und habe durch die Schwangerschaften viermal 30 Kilo zu- und wieder abgenommen. Ich habe allen möglichen Blödsinn ausprobiert und alle Stufen der Verzweiflung durchlebt. Bis ich meinen inneren Schweinehund sichtbar machte, ihm einen Namen gab und mit ihm zu sprechen anfing. Da hat es plötzlich geklappt. Ich sagte: »Lind, sitz. Ab jetzt geht es nach meinen Regeln.«

»Und das hat er sich gefallen lassen?«

Er hatte gar keine andere Wahl!

Es hat nämlich klick gemacht.

Täglich bewegen? Da kann ich ja gleich übers Wasser gehen!

Glaub ihr nichts, flehen die treuen Hundeaugen. »Die ist blöd. Du hast wohl eine Wahl! Mach das Buch zu.«

»Und wenn doch was Wahres dran ist?«

»Ist es nicht! Bitte auf dem Sofa sitzen bleiben, am besten Beine hoch und noch was zu naschen in Reichweite.«

»Aber wenn es wirklich so glücklich macht …?«

»Macht es nicht. Du zerreißt dich ja eh schon mit all deinen Aufgaben und Pflichten. Faul sein macht glücklich. Glaub mir.«

Und wenn Sie sich doch aufraffen wollen, wird er dreister. »Versuch es ruhig! Dann kommt mein Freund Muskelkater, steckt dich in den Sack und haut so lange drauf, bis du jeden einzelnen Knochen spürst!«

Gott, das sind ja Berge von Unüberwindlichkeiten! Eher geht ein Kamel durchs Nadelöhr oder ein ungläubiger Apostel übers Wasser!

»Genau! Missionare wurden schon immer in den Kochtopf gesteckt!«

Ja, der innere Schweinehund ist ein Meister der rhetorischen Überlegenheit. Ganz prima hat er uns damit in der Zange. Je dicker und träger und selbstzufriedener er wird, desto mehr nimmt er sich uns gegenüber heraus.

»O.k., Freund der Berge«, seufzen wir ergeben. »Du hast recht. Bleiben wir auf dem Sofa sitzen. «

»Na also. Geht doch.«

Der Moment, in dem es klick macht

Vor vielen Jahren war ich mal gemeinsam mit dem »Laufpapst« Dr. Ulrich Strunz auf einer Vortragsreise. Er veranstaltete seine Laufseminare und ich meine Lesungen und Schreibkurse. Aus Interesse und Sympathie hörte ich regelmäßig bei ihm rein.

Sein Publikum bestand aus mehr oder weniger verfetteten Managern, die mit ihrem Leben unzufrieden waren und sich nicht aufraffen konnten, es zu ändern. Sie zahlten viel Geld dafür, dass einer ihnen sagte, sie sollten ihren Arsch heben. Ich amüsierte mich prächtig.

Ulrich Strunz erzählte in seiner mitreißenden Art, dass er selbst, bis er 43 Jahre alt war, mit dem Porsche zum Bäcker gefahren sei und dass es dann in seinem Kopf plötzlich klick gemacht habe. Er begann sich zu bewegen. Täglich. Nun, 20 Jahre später, war er Gewinner des Ironman in seiner Altersklasse. Das sind unvorstellbare 3,86 Kilometer Schwimmen im offenen Meer, 180 Kilometer Radfahren und anschließend ohne Pause 42 Kilometer Marathon. Mein Schweinehund hielt sich wimmernd die Augen und Ohren zu.

Dieser Mann war ein Phänomen für mich, ein Wunder, ein Prophet. Ich wusste, dass uns Welten trennten und immer trennen würden. Niemals würde ich ähnlichen sportlichen Ehrgeiz entwickeln; jede Art von Wettbewerb treibt mich in ein Mauseloch, weil ich ein miserabler Verlierer bin, und mehr als eine Stunde Bewegung am Tag ist bei mir zeitlich definitiv nicht drin.

Dennoch hat er meinem Leben eine ganz entscheidende Wendung gegeben.

Zwei Dinge sind mir im Gedächtnis hängen geblieben und haben sich dort verankert:

Erstens: Das angefaulzte Fett sitzt nicht nur an den Hüften, Bäuchen und Gelenken, es sitzt auch in der Halsschlagader und blockiert dort die Sauerstoffzufuhr für die Gehirnzellen. Es verhindert das Fließen wacher, kreativer und positiver Gedanken.

Zweitens: Pro Seminar, an dem etwa 100 Menschen teilnehmen, macht es nur bei einem einzigen Teilnehmer wirklich klick. Und für diesen Teilnehmer lohne es sich, seine Seminare abzuhalten, sagte Strunz.

Ich sah mich im Raum zwischen den Seminarteilnehmern um und blickte in ihre Gesichter. Skeptische, Ungläubige, kurzfristig Begeisterte, aber niemand, dessen Augen leuchteten. Plötzlich wusste ich, dass ich dieser eine Mensch sein würde.

Es hat bei mir klick gemacht. Ich war 40 Jahre alt und fuhr zwar nicht mit dem Porsche zum Bäcker, war aber an einem Punkt angelangt, an dem ich mein Leben ändern wollte. Ich wusste nur noch nicht, wie. Ich wusste eigentlich auch gar nicht, was mir fehlte. Jetzt weiß ich es: das innere Glücksgefühl, das mit Geld nicht zu kaufen ist.

Durch Dr. Ulrich Strunz habe ich an jenem Tag mit dem Laufen angefangen und nie mehr damit aufgehört.

Er war einer der Menschen, die mein Leben nachhaltig positiv beeinflusst haben.

Ein riesiger Dank an dieser Stelle. Später werde ich noch Barbara Becker nennen. Sie ist das zweite Bein, auf dem mein stabiler Körper energiegeladen im Leben steht und so manche Krisen überstanden hat.

Natürlich ist es ein Geschenk des Himmels, gesund zu sein. Keine Frage.

Aber den Rest muss man sich erarbeiten. Man KANN! Man DARF!

Man muss nur einen Schalter umstellen. Sich selbst neu programmieren wie eine Festplatte. Bei mir spielen Fantasie und Vorstellungskraft eine große Rolle. Nehmen Sie Ihren inneren Schweinehund am Halsband, und kommen Sie in meine Sprechstunde. Egal, wie mittelprächtig Sie in Form sind, egal, wie schwer erziehbar Ihr kleiner Liebling ist – zu jedem inneren Schweinehund gehört ein bewegungsfreudiges Wesen, das sich nach Freiheit sehnt. Man muss es nur liebevoll freiklopfen. Freundlich, aber bestimmt.

Ich verspreche Ihnen keine Bikinifigur in 30 Tagen. Allerdings ist diese mir auch nicht mehr so wichtig. Wichtig sind mir meine Selbstachtung und dass ich mich wohlfühle in meinem Körper. Dass ich mich selbst so wertschätze, wie ich es von anderen erwarte. Mit zunehmendem Alter hat das auch immer mehr mit Würde zu tun.

Vielleicht kann ich mit diesem Buch dazu beitragen, dass es noch bei jemandem nachhaltig klick macht?

Dann hätte sich die Arbeit daran schon gelohnt.

Prominente Mogelpackungen

Wenn wir so durch die bunten Magazine blättern, treffen wir auf gertenschlanke Promidamen, wohin das Auge blickt. Bei manchen könnte man grün und blau werden vor Neid! Auf welchem roten Teppich sie auch stehen und welche Prachtroben sie auch tragen, die sind alle so fragil, dass ihre Schlüsselbeine hervorstehen! Zufällig springen auch immer ein paar prominente junge Mütter im Bikini rum und tun so, als merkten sie nicht, dass sie fotografiert werden. Dabei plantschen sie mit ihrem Nachwuchs herum oder umhalsen ihren momentanen Liebsten, an dessen Lenden sie sich grazil schmiegen. Sogar von hinten sind sie problemzonenfrei, völlig ohne Orangenhaut! Wenn ich Michelle Hunziker sehe, über der Gott sein gesamtes Füllhorn an Talenten ausgeschüttet hat, dann weiß ich, was Neid ist. Blanker, giftgrüner Neid.

Aber auch andere prominente Mütter wie Heidi Klum haben sechs Wochen nach der Entbindung wieder Modelmaße, wo wir normalen Muttis mindestens ein Jahr noch in den Umstandsgummizughosen rumgelaufen sind! Dann gibt es natürlich viele prominente Mütter, die lassen gebären. Die machen das gar nicht mehr selbst. Schade für sie! Um was bringen die sich? Nur, um nicht aus der Form zu geraten?

Also, ich bin gründlich aus der Form geraten. Und nachhaltig. Ich habe alles für meine

Kinder gegeben. Und sie geben mir heute alles zurück.

Als ich damals aus dem Krankenhaus kam und stolz meinen frisch geborenen Moppel im Kinderwagen herumschob, fragte man mich ernsthaft mit besorgtem Blick auf meinen Bauch: »Wann ist es denn endlich so weit?«

Na, was dachten DIE, wer hier im Kinderwagen lag? Mein innerer Schweinehund?!

Nein, der Schweinehund, der während der gesamten Schwangerschaft dreist behauptet hatte, ich dürfte jetzt für zwei essen und sollte mich möglichst wenig bewegen, trottete übergewichtig hinter dem Kinderwagen her

und lachte fies. Ich hätte ihn mit einer Großpackung Pampers erschlagen können! Wir normalen Mütter dürfen auch mal ein bisschen ausgeleiert sein, das ist keine Schande. Nur irgendwann sollten wir es halt wieder in den Griff kriegen. Mütter, die Jahre später immer noch ihre Problemzonen auf die Schwangerschaft schieben, sollten einfach zugeben, dass sie gern essen und sich nicht gern bewegen. Ihr Schweinehund sollte aufhören zu flunkern.

Nur ganz wenige prominente Frauen stehen öffentlich zu ihren Rundungen, und dann heißen sie auch gleich »Vollweib« oder treten als »Moppel-Ich« bei *Wetten, dass ..?* auf. Aber

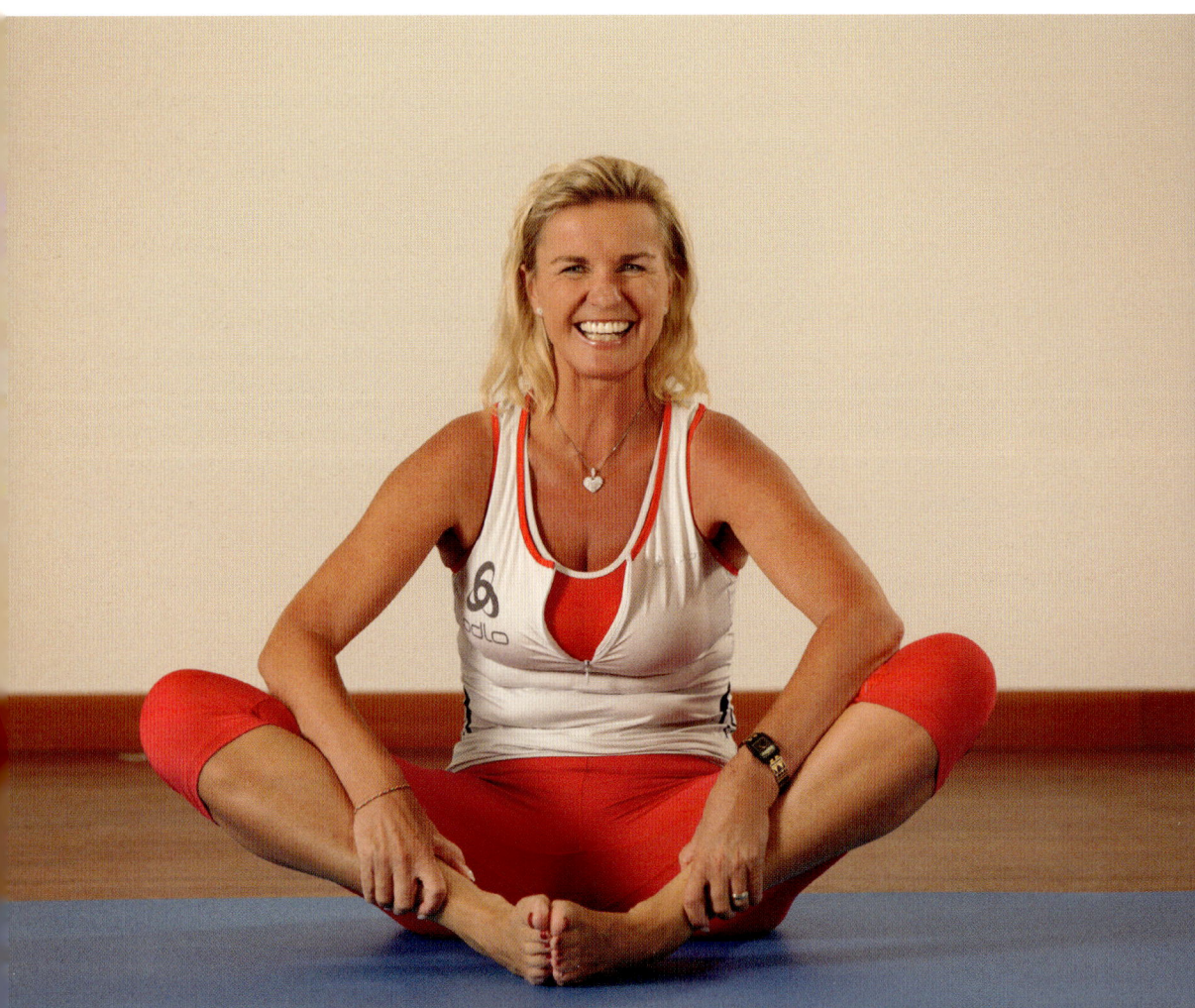

siehe da: Selbst diese letzten Ikonen der öffentlich zugelassenen Weiblichkeit haben uns verlassen! Sie sind inzwischen superdünn, und auch ihre Schlüsselbeine treten hervor! Kann man sich denn auf nichts mehr verlassen?

Doch. Auf den Erfolg der täglichen Bewegung.

»Aber die Promiweiber haben zusätzlich noch gehungert«, geifert der Schweinehund, der zwar nicht lesen, aber doch Bilder gucken kann.

Mit Sicherheit. Und wir wollen und sollten vielleicht gar nicht so dünn werden wie diese Ex-Vollweib-Moppel. Wir wollen uns ja treu bleiben. Nur besser wollen wir uns fühlen.

Auch so sehnig und gelenkig wie die wunderbare Fitnessikone Barbara Becker können wir nicht alle sein. Vielleicht haben wir nicht alle ihre geschmeidigen Tigergene, sondern eher die eines Pinguins, eines Ponys oder einer Ente? Und bitte, das sind vielseitige, soziale Wesen, rund, kurzbeinig und lebensfroh. Auch die haben ein Recht auf das Streben nach Glück! Also. Nicht superdünn, nicht verhungert, nicht knochig, sondern weiblich, stabil, standfest, lebenstüchtig. Alltagstauglich. Krisenfest. Beständig. Auf Dauer hält das länger. Hungern bringt nichts. Außer schlechte Laune, Mundgeruch und kalte Füße. Wir wissen, wie bescheuert der Jo-Jo-Effekt ist. Wie gesundheitsschädlich und peinlich obendrein. Mal sehen, wann das nächste prominente Vollweib bei der *Bunten* auf der Waage wieder in der anderen Spalte zu sehen ist.

Ein vernünftiges Gewicht erreichen und für immer halten, ohne sich zu stressen, ohne ständig Kalorien zu zählen und ohne sich selbst zum Sklaven seiner Waage zu machen, das ist das erstrebenswerte Ziel. Nicht gehen lassen

wie Hefe, aber auch nicht hysterisch um sich selbst schwirren wie eine Wespe. Nur cool sein. Nur die Ruhe bewahren. Regelmäßig bewegen ist das ganze Geheimnis. Jeden Tag. Das geht. Das ist drin. Das ist es wert. Sie werden sehen.

Unser vollgestopfter übergewichtiger Terminkalender

Nein! Niemals! Unser Terminkalender ist voll!« Ah, da meldet er sich wieder, unser vorlauter Halbstarker.

Wenn Sie den Tatsachen realistisch ins Auge zu sehen bereit sind und wenn Sie sich genug wertschätzen, den persönlichen Optimalzustand Ihres Körpers wiederherzustellen und damit Ihre gute Laune, Lebensfreude, Kraft und Energie aus dem Keller der Erinnerungen zu holen, dann fangen jetzt Sie sofort an, und diskutieren Sie nicht mehr mit dem inneren Schweinehund.

»Nein! Heul! Jaul! Das ist es mir nicht wert!«

Wetten doch? Wetten, dass es möglich ist?

Hallo? Sie verlangen doch auch von anderen, dass man Sie wertschätzt. Warum also nicht von Ihnen selbst? Ja, ich weiß. Aber nicht JETZT. Irgendwann mal. SOFORT geht einfach nicht. Lauschen Sie mal. Da sitzt doch jemand auf Ihrer Bühne im Soufflierkasten.

»Heute nicht. Irgendwann fange ich an. Wenn Frühling wird. Oder Ferien. Oder wenn Oma tot ist. Dann hab ich Zeit. Bestimmt.«

Es fragt sich nur, wie viel Macht Sie dem Regisseur Ihres Lebenstheaters einräumen, denn Ihr Leben vergeht. Wie eine Eieruhr. Langsam, aber beständig baut Ihr Körper ab.

Es kommen neue terminliche Dringlichkeiten dazwischen. Alles andere wird immer wichtiger sein. Die Unlust auf Bewegung wird jeden Tag ein Stückchen größer. Wir könnten das Pendel aber wieder in die andere Richtung bewegen! Wir könnten langsam, aber sicher wieder Lust auf Bewegung bekommen! Wenn da der innere Schweinehund nicht wäre! Wer hat hier wen an der Leine? Wie groß und mächtig ist Ihrer eigentlich? Eher wie ein bulliger Bernhardiner oder wie ein kläffender Terrier? Oder ein kleiner süßer Zwergschnauzer, der es mit Charme versucht? Er knabbert an Ihrem Ohrläppchen und hechelt: »Komm bloß nicht auf die Idee, jetzt aufzustehen. Bitte, bitte, biddäääää! Es ist doch gerade so gemütlich! Morgen vielleicht!« Vielleicht argumentiert er auch schlau: »Lies wenigstens das Buch noch zu Ende.« Und damit bin ich sogar einverstanden.

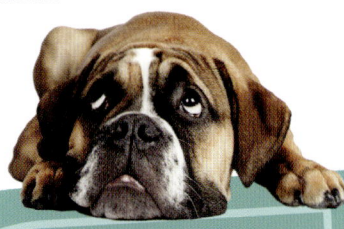

Schweinehundtipp

Wenn es wirklich einmal nicht klappt mit der täglichen Bewegungseinheit, nicht gleich aufgeben, einfach den Wecker morgen eine Stunde früher stellen.

Der charmante Lügner in Ihrem Ohr

Ändere dein nettes Leben doch nicht! Du gefällst mir so, wie du bist. Ich mag deine Gemütlichkeit.«

»Aber …« Sie versuchen schon aufzustehen, er schnappt nach Ihren Waden.

»Wir beide haben es doch so nett auf dem Sofa! Schone deine Gelenke.«

»Aber ich kann mich auch gelenkschonend bewegen! Die Übungen in diesem Buch sehen aus, als hätte sie jemand, der was davon versteht, mit Sinn und Verstand für solche Sportmuffel wie mich zusammengestellt.«

»Allein macht das gar keinen Spaß«, versucht es der innere Schweinehund. »Warte mal auf Freundin x oder Freundin y, wenn die Zeit hat, dann kann man sich ja im Fitnessstudio anmelden. Ihr wolltet doch immer schon mal was in der Hinsicht zusammen unternehmen. Seit wie vielen Jahren eigentlich?«

Mit geheucheltem Interesse schaut er Sie fragend an. In Wirklichkeit weiß er, dass er sich im kollegialen Sinne auf den Schweinehund Ihrer Freundin verlassen kann. Mit dem steckt er nämlich unter einer Decke.

Ihre Freundin kann plötzlich doch nicht, sagt kurzfristig ab? Er seufzt erleichtert auf.

»Ach, na ja. Vielleicht ein andermal.«

Ich sage Ihnen: Wenn Sie sich erst mit einer Freundin verabreden, um sich selbst aufzuraffen, dann verabreden Sie sich auch gleich mit deren Schweinehund! Das potenziert nur den Gegenwind!

Wenn Sie wirklich anfangen wollen, Ihr Leben zu ändern, dann konzentrieren Sie sich erst mal auf sich.

Mit dem inneren Schweinehund vor dem Spiegel

Der gemeine Schweinehund kann so gemein sein!

Wenn wir kritisch in den Spiegel schauen, sitzt er daneben, grinst unverschämt und heuchelt Betroffenheit.

»Au weh. Diese Problemzone hattest du gestern noch nicht.«

»Nein?« Wir fahren entsetzt herum.

»Und dieses Fettpölsterchen? Na, wo kommt das denn auf einmal her!«

Wir kneifen uns entsetzt in die Hüften. Ja, echt! Das ist über Nacht an uns drangewachsen!

»Dreh dich bloß nicht um«, raunt er mit gespieltem Mitgefühl, »dann siehst du dich nämlich von hinten. Da malt sich der Schlüpfer ab, au weh! Oder ist das gar Orangenhaut?!«

Und plötzlich sagt er, der charmante Lügner, uns ungeschminkt die Wahrheit!

Wir drehen uns beschämt weg, uns befallen jäh Frust und Panik.

Er kichert hämisch, täuscht aber Betroffenheit und Hilfsbereitschaft vor.

»Ja, die Fettleibigkeit liegt bei euch in der Familie, da kannst du gar nichts machen. Du hast schwere Knochen. Und Drüsen sowieso.«

Er fährt das volle Programm auf. Alles, was er je aufgeschnappt hat.

»Das figurbetonte Kleid vom letzten Sommer kannst du auch wieder ganz hinten in den Schrank hängen. Vergiss es einfach.«

»Meinst du echt?« Wir schütteln das Kleid schon vom Bügel in den Plastiksack für die Altkleidersammlung. »Dabei sah es so toll aus, und teuer war es auch!«

»Sei jetzt traurig und frustriert«, bellt er heiser. »Blöde Erdanziehungskraft! Frauen sind einfach von der Natur benachteiligt! Warum ist das Leben so ungerecht!« Er tut so, als litte er ehrlich mit uns. »Männer haben es da viel einfacher ...«, versucht er uns auf seine Seite zu ziehen.

Wir starren fassungslos in den Spiegel.

»Na?«, setzt er noch eins drauf, »was wabbelt denn da an deinen Unterarmen, wenn du winkst?«

»Ich weiß auch nicht ...« Wir kneifen die Augen zusammen und starren entsetzt auf unseren lockeren Armspeck, winken unserem traurigen Spiegelbild zu ...

»Was kann man dagegen tun?«

»Nichts, Liebes. Nichts.« Er sitzt zufrieden auf seinem Hintern und tut ahnungslos.

»Am besten, du greifst jetzt zum Trost in die Pralinenschachtel«, tröstet er fadenscheinig. »Oder gönnst dir eine große Portion Eis. Hat ja eh alles keinen Zweck. Und dann setz dich vor den Fernseher, und vergiss einfach, was dich bedrückt. Denk einfach nicht mehr darüber nach. Morgen ist auch noch ein Tag.«

So läuft ein echter innerer Schweinehunddialog ab, stimmt's?

Gerne vor dem Spiegel und noch lieber auf der Waage. Der Kerl ist so indiskret und gemein!

»Außerdem«, legt er noch einmal nach, »von ein- oder zweimal in der Woche Sport treiben ändert sich gar nichts. Wenn, dann müsstest du jeden Tag … und das ohne Ausnahme … und erste Erfolge stellen sich sowieso erst nach Wochen ein … Warum lässt du es nicht einfach GANZ?«

Wir lassen es. Ganz. Holen uns das Trösterchen in Form von Schokolade, Wein und Chips und hauen unsere Problemzonen frustriert aufs Sofa. Wenn wir Pech haben, bekommen wir noch eine echte Fressattacke. Ist ja eh alles wurscht. Der Schweinehund kuschelt sich dazu und reicht uns scheinheilig ein Taschentuch, wenn wir 'ne Runde heulen.

Und? Sind wir dann zufrieden? Nicht wirklich, oder? Wir würden den Schweinehund am liebsten bei den Ohren packen und gegen die Wand klatschen. Warum hat er immer recht?

Weil er schlau ist. Logisch. Er gehört ja zu uns. Er wird uns treu bleiben bis ins Grab. Da wird er ein letztes Mal zufrieden aufseufzen und dann für immer die Augen schließen. Und die Schnauze auch.

Bis dahin aber müssen wir uns mit ihm arrangieren.

Das Leben ist voll ungerecht

Ich habe einen besseren Vorschlag: Drehen wir den Spieß um! Er muss es gar nicht merken! Wir müssen IHN an die Leine nehmen und IHM den Text vorgeben, nicht umgekehrt! Wir müssen ihn nur daran gewöhnen, dass eine Stunde Bewegung

a) jetzt einfach zum Tagesprogramm gehört,

b) am besten morgens gleich nach dem Aufstehen, und

c) überhaupt nicht mehr diskutiert wird.

Die ganze Diskussion bringt ja nichts und dreht sich nur im Kreis.

Ja, es gibt das Gravitationsgesetz, und ja, verdammt, wir altern, und wir verlieren sowohl unsere Traumfigur wie auch – damit einhergehend – unsere gute Laune. Manche Promifrauen springen nur über Gräbelein und fressen kein einzig Blättelein. Mäh mäh. Kann aber sein, dass sie mit der Zeit etwas zickig werden. Das können wir uns nicht leisten. Manch eine Promifrau hat der liebe Gott mit natürlicher Schönheit gesegnet, bei mancher hat der liebe Gott in Weiß ein bisschen mitgeholfen. Das können wir uns nicht leisten. Wieder andere Promifrauen trainieren vier Stunden täglich mit ihrem Personal Trainer. Auch das können wir uns nicht leisten.

Wir ganz normalen Superweiber haben von Natur aus nicht die besten Karten, sondern haben gelernt, für unsere Ziele zu kämpfen. Weder die Gene noch die Schönheitschirurgen, noch die privaten Fitnesstrainer stehen uns einfach so kostenlos zur Verfügung. Wir haben nicht dauernd Grund zu strahlen, und selbst unsere Mundwinkel sind Opfer der Erdanziehungskraft geworden. Der innere Schweinehund klammert sich in Form von Fettpölsterchen und bleierner Unlust an uns und zieht uns runter. Die Lebensfreude hat sich schleichend davongemacht.

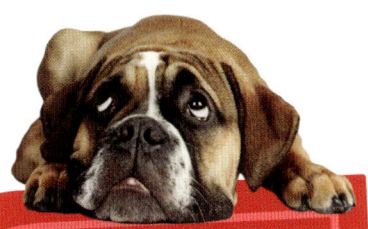

Kinder sind noch glücklich? Übers Wasser gehen!

Schweine-hundtipp

Die kindliche Bewegungsfreude ging irgendwann mal den Bach runter. Wir haben einfach nicht mehr das Bedürfnis, über Pfützen zu springen, auf Mäuerchen zu balancieren oder ein Rad zu schlagen. Wenn Sie Kinder haben, machen Sie sich mit ihnen zusammen auf in den Wald oder in den Park. Rennen Sie um die Wette, toben Sie, spielen Sie Verstecken, schaukeln und wippen Sie! Der ultimative Familienerlebnis-Kick braucht keinen teuren Vergnügungspark, in dem man hauptsächlich Schlange steht, sondern Fantasie! Kombinieren Sie Ihre Plauderstündchen mit lieben Menschen grundsätzlich mit einem strammen Spazier-gang. Die Gespräche sind viel angeregter und kreativer, als wenn man dabei auf dem Sofa sitzt. Selbst bei Regen oder Matschwetter kann ein energischer Marsch den Tag und die Stimmung retten.

Wo ist sie denn hin, unsere Lebensfreude? Hatten wir die nicht im Abo gebucht? Wann genau ist sie uns abhandengekommen, und wie können wir sie wieder hinter dem Ofen hervorlocken? Es heißt ja immer, dass Kinder sie noch haben, diese überbordende Begeisterung für den Augenblick. Das Bedürfnis zu springen, zu hüpfen und zu laufen. Zu lachen und zu toben. Bäume auszureißen, über Zäune zu springen und in Pfützen hineinzuplatschen. In Werbespots tun sie das gern, die herzigen Wonneproppen, mit dem richtigen Orangensaft oder Milchriegel im Bauch. Es wird uns vorgegaukelt, dass Lebensfreude und gute Laune käuflich zu erwerben sind, und die Werbespotmütter lächeln selbstzufrieden und können sich endlich mal in die Hängematte legen und ein cremiges Vanillewölkchen löffeln. Haben Sie genau aufgepasst? Diese Werbespotmutter hat bereits kein Bedürfnis mehr danach, auf einem Bein zu hüpfen und in den Matsch zu springen. Die will nur in Ruhe chillen. Wie wir alle. So ist es doch. Machen wir uns nichts vor. Chillen ist ja auch absolut o.k.! Abhängen ist eine wundervolle Belohnung nach einem stressigen Tag. Man kann auch morgens um neun schon genüsslich abhängen, im Bürostuhl am Schreibtisch oder am

49

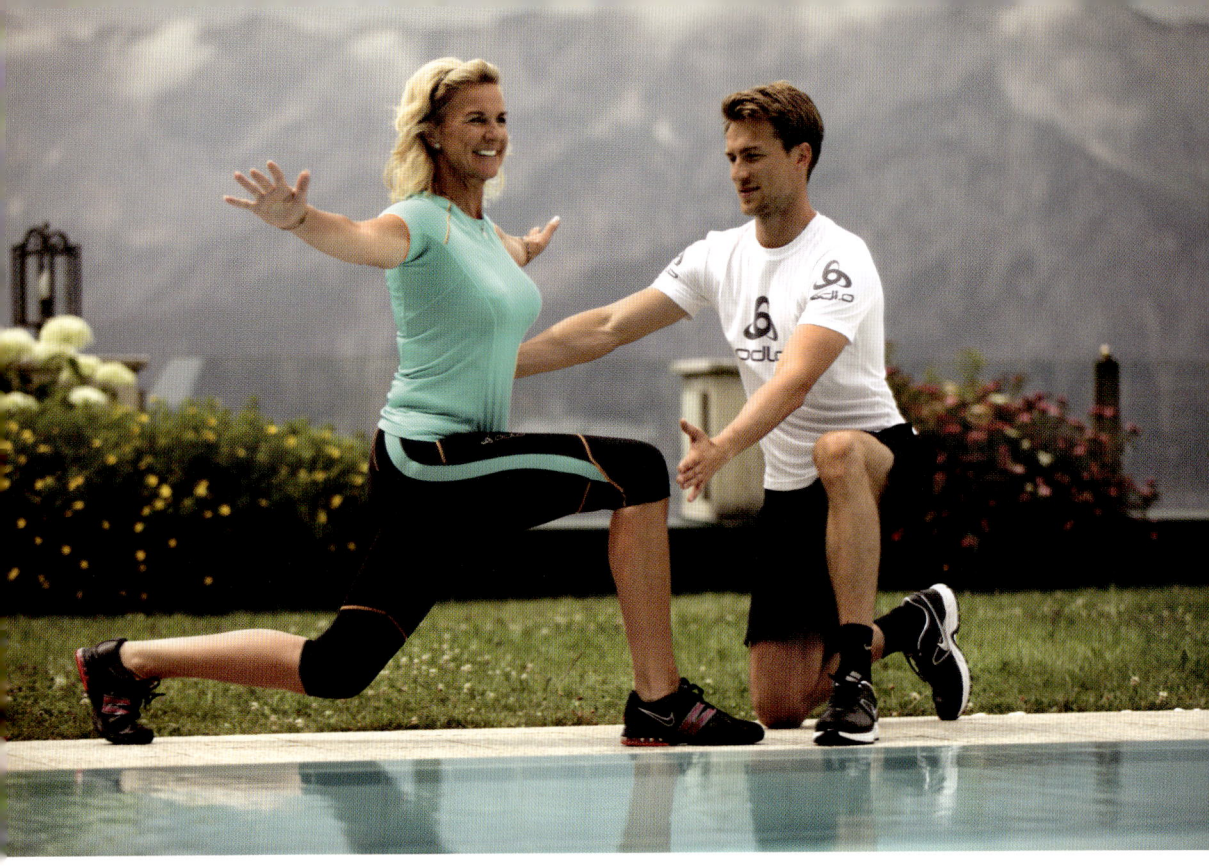

Wochenende in der Hängematte. Wenn wir uns vorher schon eine Stunde bewegt haben! Das ist das ganze Geheimnis!

Erinnern Sie sich an dieses prickelnde Gefühl, wenn die Haut gut durchblutet ist und jeder Muskel leise Danke ruft? Als Kind hatten wir das alle.

Das ist wie essen, wenn man richtig Hunger hat. Oder ein kühles Wasser trinken, wenn man richtig Durst hat. Herrlich! Das ist viel wunderbarer als essen, wenn man schon satt ist, oder trinken, weil halt ein Glas da rumsteht! Oder sitzen, weil man halt immer sitzt.

Erinnern Sie sich daran, wie schön es ist, sich nach einem langen Spaziergang entspannt hinzusetzen? Wie der ganze Körper kribbelt und das Wohlgefühl der verdienten Entspannung sich in sämtliche Gliedmaßen ausbreitet? Die innere Wärme durch alle Adern fließt? Man muss sich eben nur vorher bewegen, sonst stellt sich dieses Wohlgefühl nicht ein. Wie oft gönnen wir uns dieses Gefühl? Einmal im Monat, wenn die Sonne scheint? Oder jeden Tag wie die Kinder?

Das Leben ist kein Werbespot

Ach, was red ich. Kinder. Leider gibt es heute schon genug Kinder, die kein bisschen gerne hüpfen und springen, die lieber muffelig vor dem Computer oder Fernseher hocken und sich durch nichts an die frische Luft locken lassen. Deren Finger dabei automatisch in die

Chips- oder Gummibärchentüte gleiten und wie ferngesteuert das schädliche überflüssige Zeug ins Mündchen stopfen. Kein Genuss durch Stillen des Hungers, sondern Überfütterung durch Langeweile ist das! Und damit die katastrophale Grundsteinlegung für schier unüberwindbare Trägheit und Lustlosigkeit im weiteren Leben. Da züchten wir prima Jungschweinehunde heran, die das spätere Leben unseres Nachwuchses nachhaltig bestimmen werden.

Sind diese Kinder glücklich? Obwohl die Werbung es uns vorgaukelt: nein. Woher sollen die denn ihre Glückshormone nehmen! Aus der Gummibärchentüte? Aus der Pizzaschachtel? Aus dem Computer? Aus dem Fernseher? Aus dem Handy?

Vergleichen Sie mal das Leben der heutigen überfütterten Wohlstandskids, die vor dem Computer oder Fernseher geparkt sind, mit Ihrer eigenen Kindheit.

»Stubenarrest« ist für die keine Strafe mehr. Im Gegenteil. Die Aufforderung, im Zimmer zu bleiben und nicht an die frische Luft zu gehen, kommt ihnen gerade recht.

Stubenarrest hieß früher »langweilen«. Heute lässt es sich in den »Stuben« der Kids bestens aushalten, mit iPod, mit der täglichen Lieblingsserie im Fernsehen, mit dem Handydisplay und dem Computerspiel. Ablenkung, virtuelle Welt, alles mit dem kleinen Kinderfinger zu steuern. Die Helden auf dem Bildschirm springen und bewegen sich, sie klettern und rennen, die Kinder selbst aber nicht. Fataler Irrtum, betrügerische Scheinwelt! Fast jedes Kind hat schon reichlich Ablenkungselektronik im Kinderzimmer und zeigt uns einen Vogel, wenn wir vorschlagen, es möge doch mal wieder Seilchen hüpfen oder Stein-chen springen oder mal so richtig im Matsch rumtoben oder aus Trümmern eine Höhle bauen.

»Bin ich ein Nachkriegskind?«, schreien sie uns an. »Nein! Ich bin ein Wohlstandsbengel! Und jetzt raus hier!« Schauen Sie sich diese Kinder mal genau an. Die werden förmlich von ihrem inneren Schweinehund auf den Sessel gedrückt. Das pubertäre Borstenvieh hockt ihnen auf der Schulter, behäbig und machtbewusst, und programmiert ihre Festplatte mit folgenden Informationen: »Bewegung ist langweilig! Computerspielen, Fernsehen und Handyfummeln ist geil! Du bist ein glückliches und zufriedenes Kind!«

Das ist gelogen. Sie sind NICHT glücklich und zufrieden. Sie sind in Wirklichkeit schrecklich mies drauf. Ihre schlechte Laune und Unzufriedenheit ergießt sich in einem klebrigen Ölteppich von Faulheit und Fordern. Sie bersten weder vor Tatendrang, noch strahlen sie vor Energie, noch gehen sie ihre Pflichten tatkräftig an.

An unsichtbaren Fußfesseln und Handschellen an ihre elektronischen Geräte gekettet, deren Sklaven sie längst sind, wird ihnen dieses oben beschriebene Glücksgefühl bereits als Kind verwehrt. Wir Eltern können uns den Mund fusselig reden von wegen »Geh doch mal an die frische Luft«. Die Leichtigkeit, die Kraft, die Bewegungsfreude, das körperliche Austoben und das wunderbare Gefühl der gesunden Müdigkeit danach lernen sie erst gar nicht kennen. Weil wir ihnen kein gutes Vorbild sind? Weil auch wir zu träge sind und Wichtigeres zu tun haben, als uns zu bewegen? Weil wir selbst – oh Schande! – den ganzen Tag vor dem Computer, am iPhone und abends vor dem Fernseher hocken?

Ist das nicht jammerschade? Wo die Kinder doch von Natur aus Beine haben! Und Sprunggelenke! Und Muskeln und Sehnen! Mit einem perfekten Bewegungsapparat haben wir sie geboren! Damals haben wir noch gestaunt und unter Tränen der Dankbarkeit ihre Fingerchen und Zehen gezählt: Alles dran! ALLES!

Kennt noch jemand Gummitwist?

Unsere Kindheit war hart, aber gerecht.

Wir erinnern uns noch an Seilhüpfen, Gummitwist, unsere Runden auf Rollschuhen, das unermüdliche Auf und Ab mit dem Fahrrad, das stundenlange Straßentennis oder Federball oder Fußball im Garagenhof. Bewegung an frischer Luft war das, was unsere Kindheit prägte und was uns ausfüllte. Wir haben mit unseren Freunden noch von Angesicht zu Angesicht geredet, gelacht und gestritten. Und nicht per Facebook oder Twitter. Wir hatten gerötete Wangen und strahlende Augen und Herzklopfen und waren außer Atem. Wir spürten noch den Duft der Jahreszeiten, wenn der Frühling nahte oder der Asphalt vom Regen dampfte, wenn der Herbst würzig roch oder Schnee in der Luft lag. Wir hatten gesunden Appetit. Wir erinnern uns noch vage an das Gefühl der zufriedenen Müdigkeit, wenn es hieß: »Reinkommen, wenn die Laternen angehen!« und wir uns die Schuhe auszogen und die Hände wuschen und mit unglaublicher Freude in ein Käsebrot bissen.

Heute findet man in den Kinderzimmern unter dem Bett angebissene Käsebrote oder Pizzareste, die selbst schon anfangen zu krabbeln. Wenigstens die haben noch Bewegungsdrang.

Immer früher lässt sich der moderne Homo faulenz in der Demokratie der Stubenhocker heute vom inneren Diktator Schweinehund beherrschen. Und der gibt klare Propaganda vor, die uns automatisch über die Lippen kommt:

»Keine Lust!«

»Heute nicht, vielleicht morgen!«

»Bei dem Wetter doch nicht!«

»Keine Zeit!«

Oder – in der Sprache der Kids: »Boah, eh, nerv mich nicht!«, verbunden mit einem lässigen Fußkick, der einem die Tür vor der Nase zuschlägt. Da stehen wir dann als pädagogisch geschulte Verlierer, und der Schweinehund, der fiese Mistkerl, grunzt vor Schadenfreude. Er kratzt sich den borstigen Bauch und lacht uns aus: »Versuch erst gar nicht, dein Kind zu erziehen! Das mache schon ich!«

Unser Körper das einzige Kapital, das uns keiner wegnehmen kann

Tja, und wenn wir ehrlich sind, hat uns der Fiesling ja längst selbst im Griff. Vielleicht sind wir inzwischen so diszipliniert, dass wir unser Zimmer aufräumen und nasse Handtücher vom Boden aufheben. Wir machen unser Bett und putzen uns die Zähne. Wir duschen täglich und machen uns die Haare nett. Aber wie sieht es mit unserem Körper aus, dem einzigen Kapital, das uns kein anderer wegnehmen kann? Für das wir ganz allein verantwortlich sind? Das unser wichtigster Besitz ist? Lassen wir den vielleicht verwahrlosen? Wenn wir uns nicht täglich bewegen, vernachlässigen wir ihn! Wir begünstigen Übergewicht und Krankheiten. Mit unserem Auto oder unserer Einbauküche würden wir nicht so umgehen. Mit unserem Garten oder unseren Balkonblumen auch nicht. Der nicht bewegte Körper rostet ganz langsam, aber sicher vor sich hin und lässt jede Menge Unkraut quellen. Wenn es nach unserem inneren Schweinehund geht, werden wir in dieser Hinsicht zum Messie.

Außer wir fangen sofort an, uns täglich zu bewegen.

Dazu braucht es nichts, und ich wiederhole: NICHTS! als Entschlusskraft und Durchhaltevermögen. Jeden Tag wieder dieses »Jetzt«.

Nicht »nachher« oder »gleich« oder »wenn ich dieses oder jenes erledigt habe«.

Setzen wir einen bestimmten Zeitpunkt fest. GERADE frühmorgens ist die tägliche Bewegungseinheit genial! Der Kaffee schmeckt hinterher noch viel besser!

Die Bewegung bringt den Kreislauf in Schwung. GERADE wenn man noch taumelt vor Müdigkeit, wird jede Faser, jede Sehne, jede Gehirnzelle durch Bewegung wach, die Lust auf den Tag kommt, nächtliche Sorgen und schlechte Träume vergehen, und der Tag ist gerettet! Wir gehen ihn unter ganz anderen Vorzeichen an.

»Aber ich bin ein Morgenmuffel.«

»Ja, und das ändert sich mit jedem Morgen Bewegung.«

Natürlich kostet es am Anfang Überwindung. Aber ich weiß aus eigener Erfahrung, dass das frühe Aufstehen schnell zur Selbstverständlichkeit wird, wenn man sich einmal klargemacht hat, wie hoch die Belohnung dafür letztlich ist. Klick!

Die Sache ist es wert! Aufspringen, Turnschuhe an, los. Oder Gymnastikmatte ausrollen, Fenster auf, los. In einer Stunde werden wir uns großartig fühlen!

»Mäkel, Mäkel. Morgenstund hat Schleim im Mund!«

»Gut. Zähneputzen ist vorher angesagt. Wer nüchtern losläuft, baut sofort Fett ab und Muskeln auf. Der frühe Vogel fängt den Wurm.«

»Der frühe Vogel kann mich mal!«

»Na, dann bleib ein mauliger Muffel! Aber hör auf mit dem Rumgejammere, dass du zu dick bist und dich eigentlich mal wieder bewegen musst und dass dir alles wehtut und dass du schlechte Laune hast.«

»Ich will mich ja bewegen, aber nicht JETZT! Und nicht morgens! Und nicht allein!«

So geht das dahin. Jahraus, jahrein. Täglich, stündlich. Ende. Aus. Cut. Klappe. Klick.

Ich wiederhole an dieser Stelle noch mal: Mit dem Kauf eines teuren Fitnessgerätes oder der Mitgliedschaft in einem Fitnesscenter »aus erzieherischen Gründen« tricksen Sie nur sich selbst aus. Das können Sie alles selbstverständlich tun, aber für den Anfang genügen Laufschuhe für gutes Wetter und eine praktische Fitness-DVD für schlechtes. Stein auf Stein. Sie können ja später noch anbauen, wenn Sie

Keine Zeit zum Glücklichsein?

ein richtiger Bewegungsprofi geworden sind. Dann können Sie sich immer noch Mountainbikes und Rudermaschinen und Kraftgeräte und Medizinbälle und Rollschuhe und Sturzhelme anschaffen – was immer Sie reizt. Natürlich kann man alles ausprobieren, um herauszufinden, was am meisten Spaß macht, aber zum Aufraffen reicht Ihr Wille. Also bitte, lieber Schweinehund. Nicht dein Wille geschehe, sondern meiner.

Sie werden stolz auf sich sein. Das anhaltende Glücksgefühl, die innere Zufriedenheit werden sich schnell einstellen. Und wenn Sie durchhalten, wird auch Ihr Körper wieder straff, schön und schlank.

N atürlich stellt sich die berechtigte Frage, wie man als berufstätige Frau und viel beschäftigte Familienmanagerin die Zeit finden soll, sich täglich zu bewegen.

Das ist die beliebteste Frage, die der Schweinehund auf Lager hat. Er weiß ja, auf welchem Ohr wir hellhörig sind.

»Täglich. Ausgerechnet morgens. Und dann noch eine Stunde. Spinnt die?«

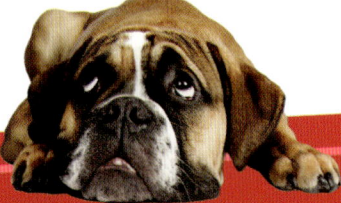

Schweinehundtipp

Jetzt oder nie! Das ist ja wie Pflasterabziehen! Einfach beherzt anfangen! Das ganze Zögern, Zaudern und Diskutieren mit dem inneren Schweinehund ist genauso energieraubend wie das Verschieben eines notwendigen Zahnarzttermins oder das Ignorieren der Steuererklärung. Schieben Sie einen

Sandhaufen lieber körnchenweise vor sich her, oder räumen Sie ihn nicht besser weg? Der Kraftaufwand ist der Gleiche! Aber der Lohn der Überwindung ist riesengroß! Träumen Sie sich ans Ziel. Langfristig werden Sie mit einer tollen Figur belohnt. Kurzfristig mit Stolz, guter Laune und Selbstachtung! Stellen

Sie sich vor, Sie liegen in einer Stunde mit einem erfrischenden Glas Wasser auf der Couch und spüren Ihren ganzen Körper pulsieren vor Energie. Ihre Wangen glühen, Ihr Herz pocht, Ihre Haut kribbelt, und lauter kleine Glücksgefühle kriechen Ihnen durch die Adern. Das Ziel ist doch wirklich zum Greifen nah!

Ja, das hört sich erst mal so unmöglich an wie ein Heiratsantrag von George Clooney. Träum weiter.

Und schon machen wir erste Zugeständnisse … »Na ja, vielleicht nicht JEDEN …«

»Also jeden zweiten oder besser jeden dritten? Vielleicht reicht einmal in der Woche?«

Und wenn dann der besagte Tag gekommen ist, kommt etwas dazwischen, und man verschiebt es auf nächste Woche.

Nein, mein Lieber! Jeden Tag. Du willst es später gar nicht mehr anders. Du isst ja auch jeden Tag. Mehrmals sogar. Und du schläfst jeden Tag. Und du arbeitest jeden Tag. Und du kümmerst dich jeden Tag um deine Kinder. Hoffentlich mehr als eine Stunde.

»Weiß die Frau, wovon sie redet?«

Der Schweinehund hebt den Kopf. Panisch glimmt das Gelbe in seinen Augen. All seine Schweineborsten stehen zu Berge.

»Hat die nichts zu tun?«, versucht er noch, unser Vertrauensverhältnis zu schwächen.

Doch. Superweiber haben eine Menge zu tun.

Und sie schaffen es auch, sich täglich eine Stunde Zeit für ihr eigenes Wohlbefinden freizuhalten. Sie entrümpeln ja auch regelmäßig ihren Kleiderschrank. Dinge, die uns zumüllen, die nicht mehr zu uns passen, die nicht mehr zeitgemäß sind, die uns einengen, all das stopfen wir in Säcke und trennen uns davon.

So schaffen wir es auch, Zeitdiebe in den Sack zu stopfen. Wir haben unser Leben lang nichts anderes getan, als uns perfekt zu organisieren.

Was ist denn der Gegenwert für diese eine Stunde am Tag?

Seien Sie mal ganz ehrlich. Wenn es einen schlanken, muskulösen, durchtrainierten Körper in der Apotheke zu kaufen gäbe … und damit das Gefühl, kräftig, frisch und unternehmungslustig in den Tag zu starten. Ohne Rückenschmerzen, Kopfschmerzen, Schlappheit und Müdigkeit. Und damit die Möglichkeit, alle Ihre Lieblingsklamotten jederzeit zu tragen. Wenn Ihre Ausstrahlung die Leute auf der Straße beeindrucken würde, sodass sich mancher nach Ihnen umdrehen würde.

Wenn Sie ständig Komplimente für Ihr gutes Aussehen bekommen würden.

Wie viel wären Sie bereit, dafür auszugeben?

Wer sitzt eigentlich morgens auf Ihrer Bettkante?

Trotz allem betont er noch mal, morgens gehe das mit dem Bewegen GAR nicht? Vielleicht im Laufe des Tages irgendwann, aber morgens auf keinen Fall?

O.k., spielen wir die Situation einmal durch.

Mittags sind wir bereits mitten im Tagesstress, hetzen von einem Termin zum nächsten.

Schieben die Sporteinheit vor uns her wie einen Berg Sand. Ich muss ja noch, ich muss ja noch. Der Berg wächst, das schlechte Gewissen gleich mit, der Stress nimmt zu, die Unlust auch.

Abends sind wir körperlich ausgelaugt, wollen uns endlich der Familie widmen, uns hinsetzen, die Beine hochlegen. Da fällt das Aufraffen noch viel schwerer. Dann wird es ja auch schon dunkel. Die Kinder brauchen uns, der Mann braucht uns, hach, wollen wir heute mal nicht so egoistisch sein.

Und wer schlägt dann eifrig vor, die Bewegungseinheit einfach auf morgen zu verschieben? Genau. Der innere Schweinehund.

Wer sitzt eigentlich jeden Morgen zuverlässig auf Ihrer Bettkante, wenn Sie aufwachen?

Vielleicht Ihr liebender Ehemann mit einer frisch aufgebrühten Tasse duftendem Kaffee? Der Ihnen sagt, wie wundervoll Sie aussehen, wenn Sie erwachen? Nein?

Dann vielleicht Ihr Kind, das die Ärmchen nach Ihnen ausstreckt und erst mal 'ne Runde kuscheln will? Auch nein?

Aaah! Dann sitzt vielleicht Ihr innerer Schweinehund auf Ihrer Bettkante und singt:

»Guten Morgen, liebe Sorgen, seid ihr auch schon alle da!«

Sie öffnen die Augen und sehen nur sein beleidigtes Gesicht.

»Guck bloß nicht aus dem Fenster! Es ist noch dunkel, und außerdem regnet es!«

Sie schließen wieder die Augen. Er brabbelt weiter: »Menno, wir haben gerade so schön geträumt! Dreh dich lieber noch mal um, und zieh dir die Decke über den Kopf, es ist sowieso nichts los, was dich freut. Denk an all die bescheuerten Leute, die du heute treffen musst. Und an all die freudlosen Dinge, die du erledigen musst. Das wird kein guter Tag.«

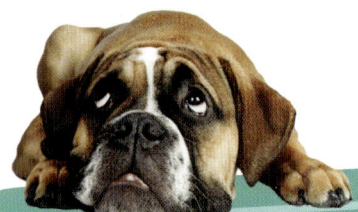

Schweinehundtipp

Morgenstund hat Gold im Mund! Nun ja, es kostet verdammt viel Überwindung, eine Stunde eher aus dem warmen, weichen Bett zu springen, wenn man doch gerade so schön an der Matratze horcht! Aber diese kurze Schrecksekunde ist es wert: Sie werden den GANZEN Tag dieses schöne Glücksgefühl genießen dürfen, es schon geschafft zu haben! Sie müssen das schlechte Gewissen nicht vor sich herschieben und ständig überlegen, wie Sie es heute noch schaffen sollen, Ihre Bewegungsstunde in den Tagesablauf einzubauen. Sie können sich hübsch machen und sich entspannen. Jegliche unerfreuliche Diskussion mit dem Schweinehund bleibt aus, denn der Kerl darf ja ungestraft in der Ecke liegen und Ihnen beim Relaxen zusehen. Kleiner Preis und großer Wert!

Und das wird er auch nicht, wenn Sie ihn mit dieser Einstellung beginnen.

Das ist der Moment, in dem man die Bettdecke wegschmeißen und loslegen muss! Treten Sie dem Schweinehund in die Schnauze! Sie wollen Ihr Leben ändern! Sie wollen es verbessern!

Wenn Sie sich dann bewegen, um Frust und Selbstzweifel loszuwerden, wenn Sie währenddessen in Ruhe Ihre Gedanken ordnen, Ihren Tag planen und die belastenden Gefühle abstreifen, die Sie vielleicht im Traum oder schlimmstenfalls beim schlaflosen Grübeln hatten, wenn Sie im wahrsten Sinne des Wortes erst mal Ihr Rückgrat stärken, dann können Sie den Tag mit einem ganz anderen Selbstbewusstsein angehen.

Wie? Sie wollen ja, aber er lässt Sie nicht?

Sie sind noch nicht mal wach, und er bellt schon seine Anweisungen in Ihr Ohr?

Tja, leider, der sitzt zuverlässig da, der gemeine Kerl. Jeden Morgen beim Aufwachen hockt er schnaufend auf dem Bettvorleger und guckt uns aus triefenden Augen an.

»Du wirst doch wohl nicht auf die Idee kommen, dich zu bewegen? Ausgerechnet heute, so früh? Du hast überhaupt keine Fitnessklamotten!«

Ha! Damit geht es schon mal los. Seine Liste kann er beliebig erweitern, ihm fällt immer was ein. Der hat sich die ganze Nacht Stichworte aufgeschrieben, falls er den Faden verlieren sollte.

Wenn wir nur wagen, ihm zu widersprechen, springt er vom Bettvorleger auf unser Bett. Da sitzt er mit seinem Gewicht auf unserer Bettdecke. Er drückt uns mit roher Gewalt wieder ins Kissen zurück. Das Gemeine ist: Je untrainierter wir sind, desto dicker und

schwerer ist auch der innere Schweinehund. Der legt uns regelrecht in Ketten, wenn wir ihn nicht in Ketten legen.

»Nein! Du bewegst dich nicht! Nicht HEUTE! Und nicht so früh!«

Wir haben nun mal am Abend zuvor beim Einschlafen einen Entschluss gefasst. Wir atmen tief durch und spannen die Bauchmuskeln an.

So. Jetzt aber. Dir zeig ich's, du Kerl.

»Im Bett ist es so kuschelig warm! Du könntest noch eine ganze Stunde weiterpennen!«

Was? Wir schlagen die Bettdecke zurück? Schwingen die Beine aus dem Bett? Wir suchen im Dunkeln nach den Sportklamotten? Da lacht er aber!

Das lässt er sich nicht so einfach bieten! Jetzt knurrt er mit hochgezogenen Lefzen.

»Spinnst du? Ich bin hier der Boss! Und ich habe Nein gesagt!«

Aber wir hatten es doch beschlossen! Wir WOLLEN!

Er merkt, dass er mit der sanften Tour mehr erreicht.

Wenn man völlig verwirrt auf der Bettkante sitzt und noch mit sich kämpft, ob man sich nicht doch aufraffen soll, schmiert er einem Honig ums Maul und schmeichelt mit gespielter Nächstenliebe:

»Komm schon, Liebes. Du könntest ebenso gut jetzt in Ruhe frühstücken und dabei Zeitung lesen. Gönn dir mal ein Stündchen für dich, bevor der Alltagsstress dich wieder einholt! Geh in die Küche und schmier dir ein leckeres Brötchen! Lies Zeitung. Lass es langsam angehen. So gefällst du mir.«

Ach ja, denken wir. Es hat ja alles keinen Zweck. Vielleicht morgen.

Morgen. Das Zauberwort. Vielleicht. Das andere Zauberwort.

Zufrieden trottet er davon, wenn er sich durchgesetzt hat. Er ringelt sich im Badezimmer auf dem Duschvorleger zusammen, seufzt einmal tief und äugt uns dann scheinheilig unter seinen Schlappohren an, als könnte er kein Wässerchen trüben. Er guckt noch nicht mal diskret weg, wenn wir aus der Dusche steigen! Und wir ärgern uns beim Anblick unseres Spiegelbildes. Hätten wir uns doch nur ein Stündchen bewegt. Wären wir doch dem Sonnenaufgang entgegengelaufen. Oder hätten im Wohnzimmer Pilates gemacht. Und wären dafür am Abend zuvor eine Stunde früher zu Bett gegangen. Hätten wir das letzte Glas Wein nicht mehr getrunken und die letzte Salzstange nicht mehr gegessen.

Wir würden uns viel besser fühlen. Und wenn es nur das schlechte Gewissen wäre, das wir weggeturnt hätten. Und die schlechte Laune.

»Hast du aber ni-hicht«, wiehert es triumphierend von der Badematte. »Ätsch, bätsch, gewon-nen!« Das Muffeltier zeigt uns 'ne lange Nase und kugelt sich vor Glück.

Und wir schämen und ärgern uns. Statt stolz und fröhlich und beschwingt zu sein.

Wissen Sie, wie schön allein das Gefühl des Stolzes ist? Hurra, ich habe es heute geschafft. Ich habe mich – und ihn! – überwunden! Ich habe gewonnen!

Nein? Er gönnt es Ihnen nicht. Sie sollen nicht stolz auf sich sein. Sie sollen sich ärgern.

Tja. Jeden Morgen wieder das gleiche Machtspiel. Und täglich grüßt der Schweinehund.

Vom Tritt in den Hintern zum Klick im Kopf

Also, wir haben jetzt verstanden, dass wir uns jeden Morgen eine Stunde bewegen sollen. Und wenn es morgens absolut nicht geht, dann zu einer anderen festgelegten Zeit. Obwohl ich eine Morgenverfechterin bin, die auch schon mal um fünf Uhr früh in die Turnschuhe steigt, wenn es denn sein muss, gebe ich zu, dass das nicht immer möglich ist. Meine Bewegungseinheit findet im Sommer zwischen sieben und acht Uhr statt, da begleite ich die Kinder auf dem Schulweg und renne dann weiter. In den Ferien schlafen wir alle aus und beginnen mit der Bewegung um neun. In der dunklen Jahreszeit fange ich erst an, wenn die Kinder aus dem Haus sind, so gegen acht. Ich weiß, dass nicht jede Frau zeitlich so flexibel ist, und ich möchte hier auch keine Vorschriften machen. Aber Vorschläge. Ein kleiner Tritt in den Hintern verhilft oft zum entscheidenden Klick im Kopf.

Bewegen ist nicht gleich bewegen. Wenn ich die plaudernden Hausfrauen mit ihren Walkingstöcken sehe, weiß ich oft nicht, ob ich lachen oder weinen soll. Schade um ihre schöne Zeit! Ich glaube, die lassen sich von ihrem inneren Schweinehund regelrecht verarschen. Er flüstert ihnen ein, dass sie etwas für ihre Figur und ihre Gesundheit tun, wenn sie so gemütlich dahinspazieren, und lacht sich dabei ins Fäustchen.

Man muss sich schon richtig bewegen. Nach professioneller Anleitung. Fett verbrennend und Muskeln aufbauend. Sodass es auch was bringt: einen straffen Körper, den wir wieder mögen. Schlanke, lange Beine, einen gesunden Rücken, einen flachen Bauch, kräftige Arme und stabile Halsmuskeln. Eine selbstbewusste, gerade Haltung. Genügend Puste, um dem Bus nachzurennen, um die Treppen raufzukommen. Leichtigkeit, Muskelkraft, einen funktionierenden Motor in einem bewegungstüchtigen, bewegungsfreudigen Körper. Das natürliche Leuchten im Gesicht, das zufriedene Menschen haben. Das Strahlen, das wir an unsere Kinder, Partner, Kollegen, Mitmenschen weitergeben. So, reicht das?

»Nein! Hör nicht auf sie! Das funktioniert nicht!«, winselt der Schweinehund und hält sich entsetzt die Pfoten auf die Augen. »So ein Schwachsinn: Traumfigur in 30 Tagen! Glaubst du noch an den Weihnachtsmann?!«

Klar geht das nicht von heute auf morgen. Wir sehen leider in 30 Tagen nicht aus wie Heidi Klum und in 30 Jahren nicht wie Michelle Hunziker. Aber den Schweinehund können Sie in 30 Tagen überlisten. Und dann WOLLEN Sie sich jeden Tag bewegen. Und dann TUN Sie es auch. Und dann sehen Sie aus wie eine optimale Ausgabe von sich selbst. Ist das nicht viel besser?

»Nein.«

Oh doch! 30 Tage. Die investieren wir. Weil wir es uns wert sind.

Der Pendel kippt. Zu Ihrem Vorteil

Tag für Tag, jeden Tag ein bisschen – ein bisschen mehr Sie und ein bisschen weniger er. Halten Sie durch. Er wird schwächer, und Sie werden stärker. Irgendwann ist dann alles im Gleichgewicht, und Sie können mit ihm gut Freund sein.

Der kleine, possierliche, wohlerzogene Schweinehund, der artig ganz ohne Leine bei Fuß geht. Für den Sie sich nicht schämen müssen, sondern um den Sie beneidet werden.

Das ist so wie mit erwachsenen Kindern. Aus kratzbürstigen, aufgeplusterten, laut dazwischenquakenden Entlein, die uns immerfort widersprechen und schon aus Prinzip anderer Meinung sind als wir, werden irgendwann elegant dahingleitende weiße Schwäne. Wenn die erst mal die Pubertät hinter sich ha-

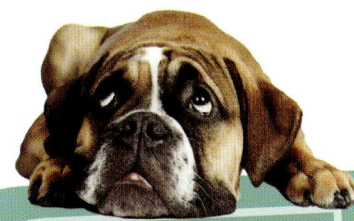

Schweine-hundtipp

Ich finde das Wort »Problemzone« fies. Es degradiert Teile des Körpers und setzt sie im Wert herab. Man kann sich seinen kleinen Schwachstellen mit Liebe widmen, durch zusätzliches Krafttraining. Ich persönlich gönne meinen schwachen Ärmchen neuerdings ein paar Schüttelfrosteinheiten mit dem Flexi-Bar.

ben, gehen wir stolz mit ihnen über die Straße. Die Leute gratulieren uns zu unseren wohlgeratenen Kindern.

Hallo? Innerer Schweinehund?! Auch mit dir werde ich in einem Monat stolz über die Straße gehen, weil wir dann Freunde geworden sind!

Na, wo ist er denn? Ach da, er liegt bäuchlings auf dem Boden und trommelt mit den Fäusten auf den Teppich.

»Niemals werden wir dann noch Freunde sein!« Die Tränen des Trotzes fliegen nur so herum. »Und ich werde auch nie erwachsen!«

»Oh doch.« Wir nehmen ihn bei den Ohren und schauen ihm streng ins Gesicht. »Wenn ich das Ruder übernommen habe. Und das passiert nicht morgen, nicht vielleicht, nicht irgendwann, sondern JETZT.«

Er spürt, dass Sie es ernst meinen. Ihm fällt im Moment keine Antwort ein.

»So ist es brav. Du folgst mir und nicht umgekehrt. Wir legen jetzt los und bleiben dabei. Ich schiebe jetzt die DVD ein.«

Der Schweinehund hat sich schon die Übungsbilder hinten in diesem Buch angeguckt (lesen kann er ja nicht).

»Och Menno! Das sieht voll anstrengend aus.«

Er sinkt in sich zusammen und lässt sich platt auf den Bauch fallen. Er streckt alle viere von sich und stellt sich tot. Sofort fühlen wir uns mit runtergezogen.

»Ja, das gebe ich zu. Es ist kein Spaziergang. Komm, alter Junge, wir reißen uns jetzt zusammen.« Wir rollen schon die Matte aus und machen uns an die erste Übung. Die ist ja noch leicht, sogar angenehm! Auch die zweite und dritte. Es sind Dehnübungen, die den ganzen Körper aufwärmen. Die Wirbelsäule

wird gelockert, der Kreislauf sanft in Schwung gebracht.

»Alles Pillepalle! Die bringen gar nichts! Lächerlich«, stichelt er. »Da kannst du dich gleich im Bett rumwälzen.«

Doch jetzt geht ihm die Puste aus. Es wird schon etwas anstrengender.

Hoch den Po und hoch das Bein. Oh je.

Muskelhund und Schweinekater

O.k., Sie haben angefangen. Sie haben Ernst gemacht. Ihr innerer Muffel ist total verblüfft. Bis jetzt hat er immer uns ausgetrickst, und nun soll es umgekehrt sein?!

Der Schweinehund nimmt das anfangs nicht ohne Rache hin.

»Ich hole meinen besten Freund, den Muskelkater, und der steckt dich in den Sack und haut dich grün und blau!«, heult er trotzig. Und: Vorsicht. Dagegen haben wir KEIN Argument!

Da hat der Schweinehund tatsächlich einen Verbündeten, gegen den wir machtlos sind. Denn ehrlich, das wissen wir alle aus leidvoller Erfahrung: So ein ausgewachsener Muskelkater tut richtig weh. Wenn der erst mal aus seinem Loch hervorkriecht, dann kracht es in den Knochen. Und zwar tage- und nächtelang. Man fühlt sich am nächsten Morgen beim Aufwachen wirklich wie in den Sack gesteckt und durchgehauen.

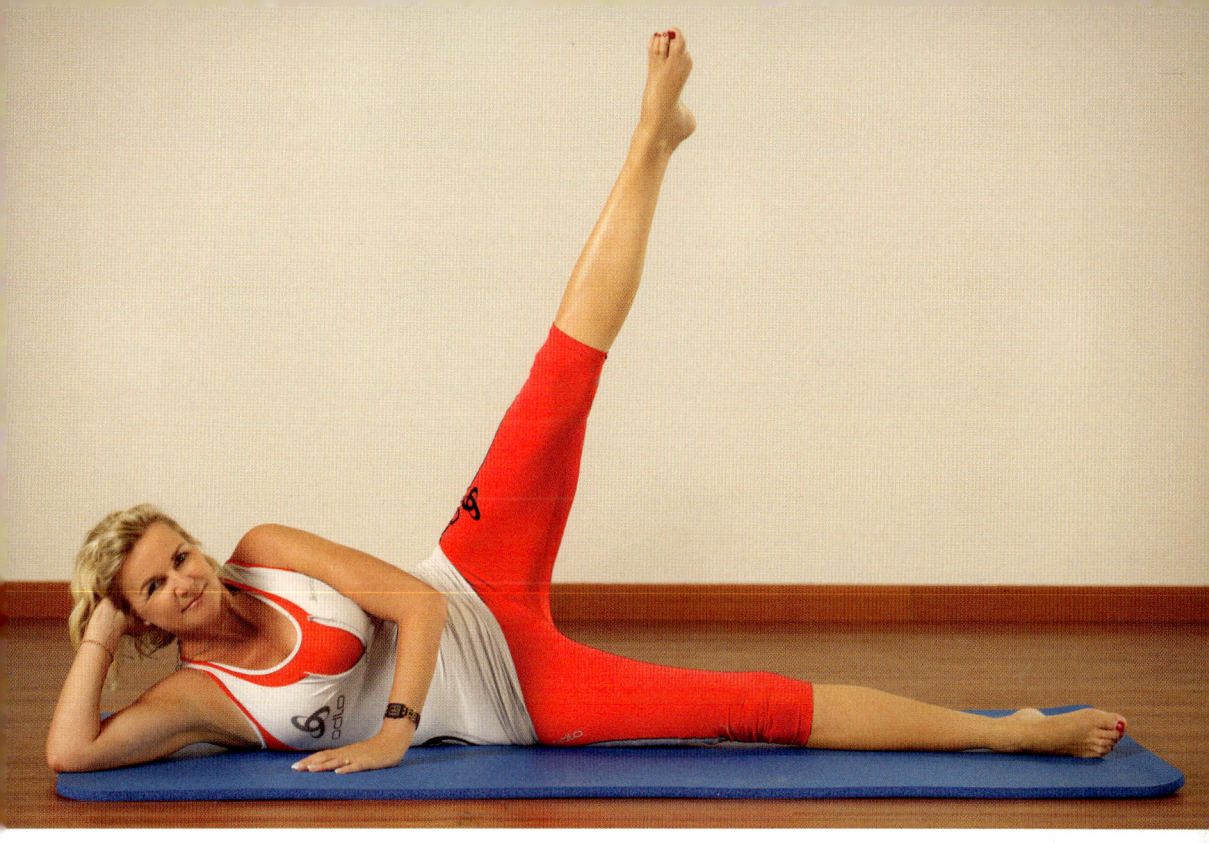

Fragen wir doch mal Professor Grzimek: Was ist das eigentlich für ein Tier? Wo kommt das her, und warum tut es weh?

Der gemeine Muskelkater lebt im Gegensatz zum gemeinen Schweinehund grundsätzlich im Verborgenen. Er ist auch nicht so langlebig. Sein Leben ist kurz, aber intensiv. Er ist ein wildes Raubtier, das wahllos Menschen anfällt, die sich entschlossen haben, Sport zu treiben, kein überzüchteter Hausgenosse, der seit Jahrzehnten bei einem Menschen lebt und es sich dort auf dessen Kosten gemütlich gemacht hat.

Der gemeine Muskelkater kommt überhaupt erst aus dem Hinterhalt gesprungen, wenn wir den gemeinen und im Grunde völlig harmlosen Schweinehund überlistet haben! Der Muskelkater redet nicht lange und verhandelt nicht, der schlägt zu. Aber volle Wäsche. Ab Seite 126 schreibt Florian aus fachlicher Sicht darüber, warum Muskelkater wehtut.

Die Rache des besiegten Schweinehundes – wenn Sie von null auf hundert zu trainieren anfangen, bleibt sie nicht aus!

Deshalb sollten wir es langsam angehen lassen. Das heißt nicht so reinpowern, dass wir danach tagelang handlungsunfähig sind, aber auch nicht ZU langsam, denn sonst hat der Schweinehund gewonnen. Und das ist seine erklärte Absicht!

Hören Sie nicht sofort wieder mit dem Bewegen auf, wenn es ein bisschen zwickt. Der gemeine Muskelkater verzieht sich nämlich bald und wartet in seiner Höhle ab, bis wir uns wieder bewegen, um beim nächsten Mal erst recht zuzuschlagen. Also Augen zu und durch! Das ist ein bisschen wie Wehen. Der Schmerz ist für etwas gut! Deshalb: Tapfer sein, dranbleiben.

Meine Erfahrung mit diesem hinterhältigen Muskelkater hat gezeigt, dass tägliche Abwechslung gut ist.

Fühlte ich mich nach einem intensiven neuen Pilates- oder Krafttraining anfangs wie verprügelt, bin ich am nächsten Tag lieber langsam und moderat laufen gegangen. Zwickten die Pomuskeln und Kniesehnen nach einem Berglauf, führte ich tags darauf ein ausführliches Dehnprogramm aus. War ich Trottel auf dem Kreuzfahrtschiff 60-mal rechtsherum im Kreis gelaufen, gönnte ich der Hüfte am nächsten Tag einen Richtungswechsel. Heute sage ich immer erklärend zu den Passagieren, die an der Reling stehen und mich wie ein seltenes Tier bestaunen: »Ich muss ja die ganze Strecke auch wieder zurück, sonst finde ich meine Kabine nicht mehr!« Und ob Sie es glauben oder nicht: Manche brauchen echt lange, bis sie den Witz begriffen haben. Die spöttischen Bemerkungen der Umwelt sind ja sowieso ein Kapitel für sich.

Es ist immer wieder erstaunlich, wie viele umstehende Zeitgenossen sich bemüßigt fühlen, so ein stoisch daherhoppelndes Weib mit Kommentaren zu versorgen. Egal, wo ich laufe, ob auf dem Schiff oder an Land.

Ein »Bravo!« ist noch das Beste. Oft kommt ein blödes »Hopp, hopp, hopp!«, meistens von bierbäuchigen Typen mit Socken in den Sandalen, die dann noch anfeuernd in die Hände klatschen.

Schön ist es natürlich, wenn jemand sagt: »Ausgerechnet jene, die es nicht nötig haben, joggen immer!« Geht einem das nicht runter wie Öl? Ist das nicht die schönste Belohnung für anfänglichen Muskelkater?

Der Schweinehund lauert natürlich, während wir vor Schmerzen stöhnen. Er steht mit verschränkten Vorderpfoten an der Wand, verzieht höhnisch das Maul und stellt uns vor die Wahl. »Du könntest es auch einfach bleiben lassen!«

Der hat was von einem Folterknecht. Klar könnten wir uns jetzt wimmernd vor ihm in den Staub werfen: »Du hattest recht! Ich werde mich nie mehr bewegen und fortan nur noch mit dir auf dem Sofa sitzen!« Aber Sie können auch, ganz Heldin, sagen:

»Nein. Ich werde mich ab jetzt bewegen. Jeden Tag eine Stunde.«

Er wird alle Geschütze auffahren:

»Schweiß und Schmerzen. Keuchen und Schwitzen. Kannst du alles haben! Demütigung, Frust und Erschöpfung. Bleierne Gliedmaßen und überreizte Gelenke. Grenzenlose Langeweile. Selbstquälerei, überflüssige Zeitverschwendung! Spott und Hohn deiner Angehörigen.«

Hören wir auf ihn, hat er morgen neue Argumente, übermorgen bedroht er uns schon körperlich, und nächste Woche hat er endgültig gewonnen.

Hätten wir ihn doch strenger erzogen, dann wäre uns viel erspart geblieben!

Das Leben ist ein ruhiger Fluss? Denkste!

Wenn wir kein ganz junger Hüpfer mehr sind, wissen wir eines sicher: Das Leben ist KEIN langer, ruhiger Fluss. Es ist eher ein unberechenbarer Wildbach mit Untiefen und Strudeln, die uns plötzlich runterreißen und ins Schleudern bringen.

Wir gleiten nicht immer auf stillen Wassern friedlich geradeaus. Das wäre ja auch langweilig! Unser Körper ist das Kajak, in dem wir hocken, um diesen Hindernisparcours zu bewältigen. Wir haben – und das wird Sie verblüffen – allerdings nur EINEN zur Verfügung. Nur einen Körper. Für unser ganzes Leben. Seine Wartung und Instandhaltung, seine Pflege obliegt allein uns selbst.

Man könnte auch sagen, unser Leben ist ein exklusives Oldtimerrennen.

Wir hätten unser Lebensfahrzeug schon gern wetterfest, wasserdicht, stabil und funktionstüchtig, wendig und leicht. Oder soll es lieber ein schwerer, unbeweglicher Karren sein, der uns runterzieht und der aus dem letzten Loch pfeift? Der völlig überladen ist?

Unsere Rallye ist eine lange Reise mit unbekanntem Ziel. Wir sitzen selbst am Steuer. Haben wir Servolenkung? Könnten wir haben, wenn wir wollten! Und sechs Gänge! Sogar Automatik. Es gibt kein Navigationssystem, das uns genau anzeigt, wann wir da sind und wie lange es noch dauert. Es gibt nur unsere moderne Erkenntnis, die Vernunft. Theoretisch steht uns das allerbeste Fahrzeug zur Verfügung, doch nehmen wir es auch in Anspruch?

Wir haben einiges an Kilometern zurückgelegt, der Tank war auch schon mal leer, wir mussten öfter nach dem Weg fragen, und die Reise war ausgesprochen abenteuerlich. Wir hätten nicht geglaubt, was für Umwege wir machen würden, aber wir hatten auch großartige Erlebnisse. Wir hatten wechselnde Beifahrer, hinten aus dem Kindersitz wurden wir ordentlich drangsaliert, und Hindernisse und Verkehrspolizisten stellten sich uns reichlich in den Weg. Alles in allem haben wir gelernt: Unsere Fahrt ist eine Überraschung. Mal ist die Strecke übersichtlich, gut asphaltiert, die

Sonne scheint, und die Landschaft grünt. Es geht auf vierspuriger, leerer Fahrbahn geradeaus, und wir können, ohne Gas zu geben, dahingleiten. Mal müssen wir über steinige, staubige, unbefestigte Wege im ersten Gang steil bergauf tuckern, der Saft geht unserem Fahrzeug aus, wir müssen heikle Aufgaben lösen und sehen den Wald vor lauter Bäumen nicht. Auch so kann das Leben zeitweise sein: Nebel verschleiert die Aussicht, es weht uns eisiger Wind entgegen, und wir schlingern auf vereister Piste im Dunkeln vor uns hin. Panik beschleicht uns, und wir sind froh, wenn wir nicht an die Leitplanke knallen oder im Graben landen, denn wir wollen ja heil ankommen. Auch wenn wir nicht die Sieger dieser Rallye sein werden: Wir haben die Verantwortung für unsere kleinen und großen Beifahrer.

Ganz ehrlich. Wollen wir das alles in einem verrosteten, quietschenden, völlig überladenen Trabi bewältigen, bei dem die Benzinuhr auf »fast leer« steht und das Öllämpchen blinkt, oder säßen wir doch lieber in einem schnurrenden Mercedes, der vollgetankt ist und bei dem noch alles funktioniert? Egal, wie alt unser Fahrzeug ist: Wenn wir es mit Liebe und Sorgfalt gewartet und Zeit in die Pflege investiert haben, können wir die Rallye unbeschadet und mit erhobenem Kopf fahren.

Gemeint ist ein durchtrainierter, gesunder Körper.

Ja, richtig. Der Vergleich hinkt NICHT. Wir haben die Wahl. Wir können jederzeit damit anfangen, uns täglich sinnvoll zu bewegen und unseren Körper wieder in Bestform zu bringen. Der Mann in der Werkstatt namens Arzt würde dann nicht kopfschüttelnd dastehen und sagen, dass wir dringend den Treibstoff ändern und das Öl wechseln müssen.

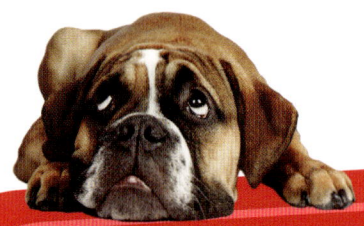

Das wird passieren, wenn Sie Ihren Schweinehund erziehen (a) bzw. so weitermachen wie bisher (b)

1 a) Sie betreten einen Raum und strahlen so viel Energie und Power aus, dass man Sie fragt, ob Sie frisch verliebt sind oder im Lotto gewonnen haben.
1 b) Sie betreten einen Raum und kein Schwein guckt.

2 a) Sie greifen morgens nach Ihren Lieblingsjeans, strahlen in den Spiegel und eilen frohgemut aus dem Haus. Draußen genießen Sie die anerkennenden Blicke der Passanten.
2 b) Sie greifen morgens nach Ihren Jeans, ziehen sie wieder aus und nehmen die ausgeleierte Gummizugvariante. Sie werfen einen beschämten Blick in den Spiegel, gehen mit gesenktem Blick aus dem Haus und gucken niemandem in die Augen.

3 a) Sie haben große Lust auf Bewegung und planen schon mal die Mountainbiketour am Wochenende. Ihre Freunde haben Ihnen gerade Fotos von der letzten Bergwanderung geschickt. Darauf sehen Sie einfach glücklich aus.
3 b) Sie haben null Bock auf Bewegung und fühlen sich wie ein nasser Sack. Am Wochenende werden Sie fernsehen. Das Leben ist langweilig.

4 a) Sie shoppen mit Ihrer besten Freundin. Alles, was Sie anprobieren, steht Ihnen ausgezeichnet. Die Verkäuferin strahlt: »Na, bei der Figur!« Ihre Freundin freut sich mit Ihnen. Lachend gehen Sie ein Glas Prosecco schlürfen.
4 b) Sie shoppen mit Ihrer besten Freundin. Nichts will Ihnen so recht passen, alles sieht aus wie Wurst in Pelle. Ihre Freundin legt tröstend den Arm um Sie und lädt Sie zu Kaffee und Kuchen ein. Sie fragen sich, warum diese blöde Kuh Ihre Freundin ist!

5 a) Sie wachen auf und haben einen Kater! Gestern auf der Party haben Sie geflirtet wie ein Kuckuck! Sie stehen auf, gehen eine Stunde laufen, und der Kopf ist wieder frei.
5 b) Sie wachen auf und haben einen Kater. Gestern auf der Party mussten Sie sich alles schön trinken. Sie quälen sich ins Bad, werfen Tabletten ein und schleppen sich zur Arbeit. Den ganzen Tag rülpsen Sie wie ein Specht.

Mehrfachbelastung
gestern, heute, morgen

Wir modernen Frauen haben keine Zeit für tägliche Bewegung, denn wir müssen erstens, zweitens, fünftens bis zehntens.

Wenn wir Frauen heute das Wort Mehrfachbelastung für uns beanspruchen, sollten wir darüber nachdenken, dass die Frauen früher auf andere Weise mehrfach belastet waren. Sie haben noch richtig schwer körperlich gearbeitet. Die brauchten keine zusätzliche Stunde Bewegung. Heute sind die meisten berufstätigen Frauen an den Schreibtischstuhl gefesselt.

Und natürlich zusätzlich an den Haushalt. Und ans Auto, weil wir ja auch noch ein Fahrservice sind. All diese Argumente sind mir sehr vertraut, lieber Schweinehund. Aber darf ich dich mit deinen unterentwickelten Artgenossen aus der Vergangenheit bekannt machen? Das waren meist klapprige, herrenlose herumstreunende Artverwandte von dir, mein Lieber. Die hatten überhaupt nichts zu melden! Meinst du, die hätten gesagt: »Ach, setz dich jetzt lieber aufs Sofa und mach den Fernseher an!«?

In meinem Alter waren die Frauen früher völlig überarbeitet, ausgelaugt, hatten sich nicht gesund und wertvoll ernähren können, und ihre Körper waren Wracks. Erst recht, wenn sie, wie damals üblich, ein Dutzend Kinder geboren hatten. Danach setzten sie sich buchstäblich »aufs Altenteil« – was auch immer das war, es hört sich nicht gemütlich an! Die bewegten sich deshalb nicht mehr, weil sie es nicht mehr konnten. Weil sie sich ihr ganzes Leben lang bewegt hatten. Wenn die sich ausruhten, dann nur, weil ihr Tank buchstäblich leer war!

Heute ist das Leben noch lange nicht vorbei, wenn man als Frau die 50 oder 60 überschritten hat. Für viele fängt das Leben dann erst richtig an! Auf jeden Fall stecken wir noch mittendrin. Wir sind berufstätig, haben Kinder, unsere Männer hätten uns gern noch attraktiv, die Eltern brauchen uns mehr als wir sie, wir engagieren uns sozial und haben sowohl die heilige Pflicht wie auch den Luxus, uns um uns selbst kümmern zu dürfen, um dem allen gerecht zu werden. Da stellt sich die Frage:

Woher nehme ich die Power, die Energie für diese ganzen Herausforderungen?

Wie bleibe ich bei Kräften, bei Lust und Laune, wie bleibe ich gesund? Wie finde ich wieder erholsamen Schlaf ohne stundenlange Grübelfallen? Wie umgehe ich die Klippen der Wechseljahresbeschwerden, über die alle immer jammern? Am schlimmsten im Leben einer Frau ist ja angeblich der Tag, an dem sie auf der Straße nicht mehr wahrgenommen wird. Weil sie nichts mehr ausstrahlt. Abgesehen von den wirklich schweren Fällen echter Depressionen, die wir nur mit unserem Arzt oder Apotheker erörtern sollten, ist die Antwort einfach.

Wir kriegen es hin. Wenn wir uns jeden Tag bewegen. Und das Richtige tanken. Das Bedürfnis nach gesunder Ernährung kommt nämlich automatisch, wenn man sich jeden Tag bewegt. Wir müssen dann nicht mehr peinlich genau auf Kalorien achten oder uns irgendwelche Diäten auferlegen. Eine Frau, die sich morgens eine Stunde Bewegung gönnt, hat einfach nicht das Bedürfnis, eine Sahnetorte oder ein halbes Schwein zu vertilgen. Auch Heißhungerattacken auf die Zuckerfallen, die den Insulinspiegel durcheinanderbringen, bleiben aus. Nach dem Sport hat man nämlich erst mal keinen Hunger, sondern nur Durst auf viel frisches Wasser. Später stellt sich der Appetit auf frisches Obst oder Salat ein. Das ist somatische Intelligenz. Zwei Fliegen mit einer Klappe! Einfacher geht es wirklich nicht. Und der frühere Drang, immer den Teller leer zu essen, ist auch weg. Man hört automatisch auf, wenn man satt ist. Die Sinnesreize funktionieren wieder. Man greift nicht mehr zu überflüssiger Nahrung, um sich etwas vermeintlich Gutes zu tun.

Man hat sich ja schon durch die Bewegung Wohlbefinden verschafft. Der Körper ist zufrieden, satt, glücklich. Die Glücksgefühle tanzen Walzer. Man kann konzentriert an seine Arbeit gehen oder sich mit Lust den schönen Dingen des Lebens widmen.

Bewegung plus gesunde Ernährung im Sparpaket

War früher die Waage mein schlimmster Feind, besitze ich heute schon lange keine mehr. Für jemanden wie mich, die täglich für ihre Schulkinder und deren mitgebrachte Freunde, die lieb gewonnenen »Kuckuckskinder«, ziemliche Mengen kocht, wäre jede Art von Kalorienzählen viel zu zeitaufwendig und umständlich. Natürlich gibt es in einem modernen Haushalt mit Jugendlichen häufig Nudeln und Pizza und alles, was schnell geht. Es gibt jeden Tag einen frischen, knackigen Salat dazu. Unser Körper meldet uns genau, was und wie viel er braucht. Seit 15 Jahren halte ich mein Gewicht, weil ich mich täglich eine Stunde lang bewege. Seit 15 Jahren passen mir dieselben Jeans. Heißhungerattacken oder plötzlicher Appetit auf etwas Süßes oder Fettiges stellen sich nicht ein, und ich kann sofort aufhören zu essen, wenn ich satt bin. Früher war da immer dieses Verlangen, alles aufzuessen. Sogar den Babybrei der Kinder. Ich bin doch kein Abfalleimer! Nur der überzüchtete Schweinehund will immer weiteressen, über das Sättigungsgefühl hinaus, weil er unausgeglichen und gestresst ist. Wir kennen das alle.

Auch ich hatte solche Phasen, in denen ich immer nur ans Essen denken musste, und war damit unglücklich. Heute denke ich nur ans Essen, wenn der Magen knurrt. Und dann esse ich. Genau so viel, wie ich brauche. Nicht mehr und nicht weniger. Ich lege die Gabel oder den Löffel hin, wenn ich satt bin, ohne mich zu kasteien oder Verzicht zu üben. Wenn ich heute in Gesellschaft meiner Familie oder mit Freunden genussvoll speise, schadet es mir nicht. Was würden wohl meine Kinder sagen, wenn ich ständig am Magerjoghurt nippen, ein Salatblatt in Diätsauce hin und her schieben, in schwankender emotionaler Verfassung sein, jammernd vor dem Spiegel stehen, mich hierhin und dorthin kneifen und unablässig an mir selbst herumnörgeln würde? Sie würden sich bedanken! Eine solche Mutter ist eine Belastung für die Jugend. Die Kinder sind wichtig, sie sollen blühen!

Sie brauchen eine stabile Mutter, die bei guter Laune ist! Älterwerden kann auch bedeuten, stärker und attraktiver zu werden. Wenn man sich täglich bewegt. Richtig bewegt. Das ist alles. Es ist ein dauerhaft zuverlässiger Weg, am Anfang schwer, aber immer leichter. Man muss nur dranbleiben und sich vom inneren Schweinehund nicht wieder davon abbringen lassen. Und auch nicht von seinem gemeingefährlichen Freund, dem Muskelkater. Kommen Sie, Sie sind doch schon mit ganz anderen Gegnern fertig geworden!

Die Knochen, die Drüsen, die Gene: Mein Opa war auch schon dick

Eine weitere beliebte Ausrede des gemeinen Schweinehundes ist: »Ja, bei der oder dem funktioniert das vielleicht, aber bei mir nicht.«

Meine genetische Voraussetzung ist mit Sicherheit nicht besser als Ihre.

Ich habe nicht laut »hier« geschrien, als der Herrgott die Tüte mit den guten Genen ausschüttete, die für Geschmeidigkeit, Gelenkigkeit und einen schlanken Körper sorgen. Da, wo Barbara Becker und Heidi Klum ganz vorne standen, habe ich irgendwo am Ende der Schlange vor mich hingedöst und wieder mal nichts mitgekriegt. Ich war ein dickes Kind. Mit 13 hatte ich nicht nur eine Zahnspange,

Zöpfe und eine Brille, sondern auch Größe 42. Ich war das, was man in der Schülersprache heute als »Opfer« bezeichnet.

Ich war immer unsportlich und würde mich auch heute nicht als sportlich bezeichnen.

Irgendwo habe ich mal gelesen, dass es schon was heißt, noch nie im Leben eine Siegerurkunde bei den Bundesjugendspielen erhalten zu haben. Na bitte. Mir ist es gelungen. Ich habe nie im Leben so ein begehrtes Dokument in den Händen gehalten, ich habe mich im Sportunterricht immer gedrückt und stand am Rand, ich wurde in keine Gruppe gewählt und bin niemals in einen Sportverein gegangen. Sport hatte für mich was mit Schwitzen, Keuchen, Quälen und Leistungsmessung zu tun. Mit Zuschauern, die einen anschreien. Mit Konkurrenten und Gegnern, die es zu besiegen gilt. Mit Wettbewerb, bei dem nur einer gewinnen kann, und zwar auf keinen Fall ich. Mit Blamage und öffentlicher Demütigung. Mit Verletzen, Fallen, Sichwehtun, mit Gipsbein und Prellungen, Verbänden, Pflastern und Schmerzen. Ich bewundere alle wirklichen Sportler mit Biss und Ehrgeiz, die den Mut haben, sich all dem auszusetzen. Uns trennen Welten!

Im Turnunterricht in der Schule, wo ich mich nicht drücken konnte, hing ich wie ein nasser Sack an sämtlichen Foltergeräten, die sich unsere Lehrerin für uns ausgedacht hatte, und lernte schon früh, über mich selbst zu lachen. Die anderen taten es sowieso, also lachte ich mit. Ob ich mich mit Wucht gegen einen Bock warf, über den ich eigentlich hätte springen sollen, oder mich von vier Helfern um einen Stufenbarren wickeln ließ, ob man mich an eine Sprossenleiter klemmte, von der ich

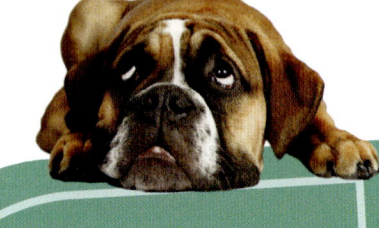

irgendwann runterplumpste, oder ob ich beim Zirkeltraining bereits bei der zweiten Übung eine Ohnmacht ersehnte, es kam immer auf das Gleiche raus. Ich hasste Bewegung, ich fand sie überflüssig, langweilig, quälend und entwürdigend. Ein einziges Mal hörte ich meine Klasse gellend schreien, als ich mit dem Basketball auf einen Korb zurannte, und mein Körper schüttete tonnenweise Adrenalin aus, weil ich glaubte, sie feuerten mich an, aber es waren Entsetzensschreie: Ich rannte auf den eigenen Korb zu. Und warf auch noch. Zum Glück traf ich nicht. Aus meinem Körper war nichts rauszuholen, ich hatte keine Kondition und auch nicht den geringsten Ehrgeiz, je etwas zu erreichen. Eine Siegerurkunde bei den Bundesjugendspielen war so weit entfernt wie heute der Literaturnobelpreis, und was sollte es, ich träumte noch nicht mal davon. Ich wollte doch einfach nur mein bescheidenes Leben in Würde leben. Mit 13 trug ich brav und fügsam die Kleider meiner Tanten. Meine Mutter meinte, sie würden meinen Hintern besser kaschieren, und für Jeans sei ich zu dick. Meine Klassenkameraden nannten mich »Fettfleck«.

Ich war immer ein (fauler) Sack. Zumindest was körperliche Bewegung anbelangte.

Bis ich diesen Schalter im Kopf umlegte und beschloss, mich täglich eine Stunde zu bewegen. Dieses Klick hat mein Leben verändert. Ich will mich nur gut fühlen, mich selbst mögen, glücklich und zufrieden sein. Das Gefühl haben, im Rahmen meiner Möglichkeiten das Beste aus mir gemacht zu haben. In den Spiegel schauen können.

Es gibt so viele Menschen, die ständig an ihrem Ist-Zustand herumnörgeln, die nie zufrieden sind! Die einer Dauerkonsumgier un-

Schweine-hundtipp

O.k., das Leben ist nicht gerecht. Der Blick in den Spiegel zeigt uns gnadenlos: Wir sind nicht Heidi, Claudia oder Michelle. Wir haben dafür bei ganz anderen Gottesgaben »hier« geschrien. Vielleicht bei »Herzlichkeit«, »Großzügigkeit«, »Warmherzigkeit« oder »Humor«. Wir wirken auf andere oft überraschend attraktiv durch unsere Stimme, unser Lachen oder unsere Fähigkeit, zuhören zu können. Wir sind genauso liebenswert wie liebesfähig, wenn wir uns nicht auf äußerliche Oberflächlichkeiten beschränken und ständig an uns herumnörgeln. Ich-fixierte Frauen sind der Albtraum für jeden Mann und jedes Kind. Dennoch sollten wir uns nicht gehen lassen. Unser Körper ist ein einmaliges Geschenk, das wir mit Sorgfalt hegen und pflegen dürfen. Aber wir können uns auch nicht neu erfinden. Also, in Form bleiben und sein Bestes geben ist das eine, eine natürliche Selbstakzeptanz das andere. Die perfekte Mischung für unsere weibliche Würde.

terliegen! Die glauben, durch den Kauf eines größeren Autos oder die Anschaffung eines neuen Fernsehers oder das Umziehen in ein größeres Haus glücklicher werden zu können! Die immerfort nach käuflichen Glücksbringern suchen, ohne zu begreifen, dass das Glücksgefühl in einem selbst schlummert und ganz einfach herzustellen ist! Jeder ist sein eigener Druide mit dem Zaubertrank.

Ich will jeden Tag mit diesem Glücksgefühl leben. Nur so still für mich.

Nichts gewinnen. Niemandem etwas beweisen. Keine Medaille um den Hals hängen haben und keinen Pokal auf den Schrank stellen.

Ich treibe keinen Sport.

Ich selbst BEWEGE mich nur. Das ist ein Unterschied. Der einzige Gegner, den ich besiegen muss, ist mein innerer Schweinehund. Und das reicht schon.

Kriegst du deine Tage, oder bist du in den Wechseljahren?

Ich kenne das grässliche Gefühl, unzufrieden mit sich selbst zu sein, müde und träge und faul und muffelig. Ein nasser Sack zu sein. Den Arsch nicht hochzukriegen. Man gerät in einen Teufelskreis: Weil man nicht in Form ist, hat man keine Lust und bewegt sich nicht. Man kann sich nicht aufraffen, weil man sich selbst zum Gegner hat.

Man wird immer fauler und lustloser. Die Beine werden beim Treppensteigen schwer, man keucht und schleppt sich durch den Alltag. Die Arbeit geht einem mühsam von der Hand. Der Geist arbeitet träge. Der gute alte Humor ist längst abhandengekommen. Man mag sich nicht mehr, findet sich nicht mehr attraktiv, wird immer schlechter gelaunt, lässt seine Unzufriedenheit an anderen aus, und die reagieren natürlich patzig.

Dies alles habe ich in meinen bewegungslosen Zeiten immer wieder erlebt und durchlitten. Dann hieß es aus dem näheren Umfeld: »Hast du deine Tage?« Oder: »Bist du in den Wechseljahren?«

Damit werden Frauen gerne abgestempelt. Was für eine Frechheit!

Das kommt für mich nicht mehr infrage. Einmal raus aus dem Teufelskreis, den Schweinehund am Fell gepackt, und das miese Karma löst sich in Luft auf. Launen und Stimmungsschwankungen haben keine Chance mehr, ebenso wenig wie Anfälligkeiten für Erkältungen, Verdauungsschwierigkeiten und was uns sonst noch alles Unbehagen bereitet. Und ehrlich: Es ist auch kein tolles Gefühl, wenn die Klamotten kneifen!

All diese bösen Geister sind verschwunden! Ich bewege mich, weil es mir guttut und weil ich inzwischen das Bedürfnis dazu habe. Es macht mir Spaß! Treppenstufen sind kein Problem mehr, Berge reizen mich, längere Wege wollen zu Fuß beschritten sein. Das Auto bleibt oft wochenlang stehen. Alles, was unter 20 Kilometern ist, wird mit dem Fahrrad erledigt. Außer wenn es stürmt und schneit. Ich bin Ihnen wahrscheinlich unheimlich, aber kein Yeti. Heute flüstert der innere Schweinehund nur noch ab und zu: »Muss das sein?«

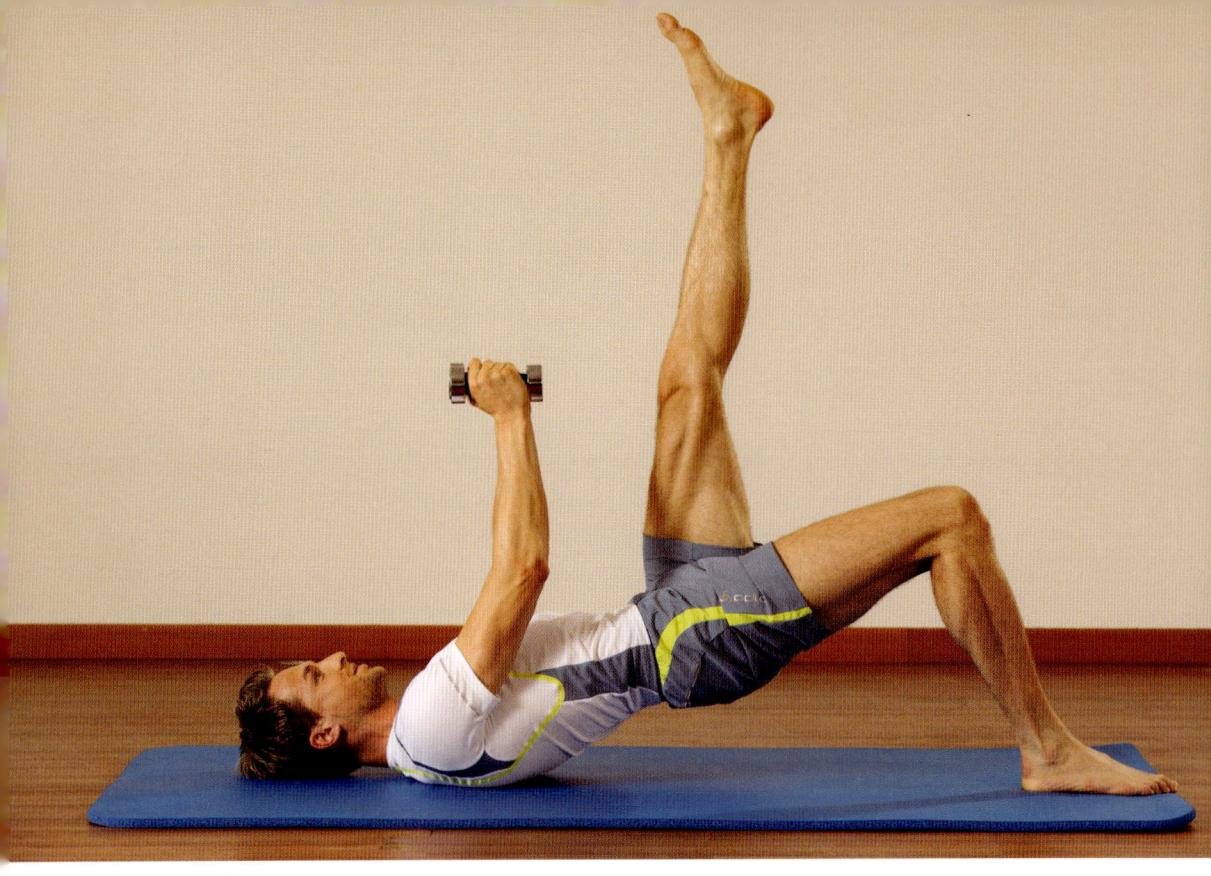

Und dann lache ich ihn aus: »Allerdings! Du hast keine Chance!«

Nach 15 Jahren habe ich mir erstmals ein Mountainbike gekauft. Weil ich mir selbst inzwischen glaube, dass ich es ernst meine. Das Mountainbike rostet nicht in der Garage vor sich hin, sondern ist mein morgendlicher Weggefährte. Es ist eine Freude, mit muskulösen Waden einen Berg hinaufzustrampeln, keine Qual! Die Brennöfchen stecken in meinem Körper! Seit sechs Jahren laufe ich täglich die 250 Stufen über den Mönchsberg in Salzburg hinauf. Das ist Bestandteil einer wunderschönen, aussichtsreichen Joggingrunde, die man beliebig erweitern kann. Herrliche Energieplätze mit Blick auf die Festung und die Stadt Salzburg sind schon am frühen Morgen eine positive Kraftquelle, und wenn ich keine dringenden Termine habe, dehne ich die Strecke beliebig aus. Dabei lasse ich den Geist schweifen und sammle so laufend Ideen für meine neuen Romane.

Als ich kürzlich mit einer Freundin aus der alten Heimat meine übliche Strecke gemächlich plaudernd spazieren ging, um ihr die herrliche Aussicht zu zeigen, musste sie mehrmals stehen bleiben. Die 250 Stufen hätte sie fast nicht geschafft. Oben angekommen, wurde ihr schwarz vor Augen, ihr stand der Schweiß auf der Stirn, und sie musste sich setzen. Da wurde mir klar, dass es mir heute genauso ergehen würde, wenn ich nicht angefangen hätte, mich täglich zu bewegen.

Sie war einfach nicht fit! Ihr Oldtimer pfiff aus dem letzten Loch, obwohl wir uns gerade in der Phase eines ruhigen Flusses befanden. Wir gingen nur spazieren!

Wie schade für sie.

Die Stunde null:
jetzt oder nie

Natürlich gibt es bei Nichtsportlern und Bewegungsmuffeln irgendwann einen Punkt im Leben, an dem man mit der Erziehungsarbeit an seinem Schweinehund beginnt. Ein auslösender Moment. Die Stunde null. Wenn man es wirklich schafft, mit dem inneren Schweinehund mal unter vier Augen zu reden, und sagt: »So, Freund. Ab jetzt bestimme ICH über mein Leben. Ich bin wichtig. Ich investiere wertvolle Zeit in mein wertvolles Kapital. Weil ich weiß, dass ich mich dann besser fühle und letztlich mehr leisten kann. Insofern ist die Zeit nicht vergeudet sondern klug investiert. Also: ›Keine Zeit‹ gilt nicht! Auch wenn du das nicht kapierst: Sitz und halt's Maul. Egal, was du jetzt sagst: Ich tu's. Lach mich ruhig aus. Ich tu's trotzdem.«

Bei mir war es die berühmte »Mitte des Lebens«. Als das Blatt sich wendete.

Angefangen hat das alles so um meinen 40. Geburtstag herum. Ganz klar die klassische Midlife-Crisis. Ich hatte mein letztes Kind geboren, und bei der abschließenden Untersuchung sagte der Arzt zu mir: »Sie haben jetzt die Wahl. Kuh oder Ziege.«

Na toll, dachte ich. Ich will beides nicht werden.

Doch dieser Satz brachte mich zum Nachdenken. Privat und beruflich lief es nicht so toll, jedenfalls ging immer eines auf Kosten des anderen. Die Schere zwischen dem Ist- und dem Soll-Zustand in meinem Leben klaffte immer weiter auseinander.

Ich wollte weder eine fette Kuh werden noch eine meckernde Ziege. Ich wollte bei voller Gesundheit und Lebensfreude meine zweite Lebenshälfte genießen und meinen Kindern wie meinen beruflichen Aufgaben gerecht werden, aber ich spürte, dass das nicht von allein funktionieren würde. Stimmungsschwankungen und Selbstzweifel beutelten ordentlich an mir herum wie der Herbstwind an einem sonst stabilen Baum. Ich war zwar objektiv recht weit oben, kämpfte emotional aber mit eiskaltem Gegenwind.

Esoteriker würden sagen, ich war nicht mehr in meiner Mitte. Das wirklich Wertvolle, Wahre – die Familie, die Lebensfreude, das kleine Glück des Augenblicks – war unter der zeitweise rauschhaften Karriere und dem gleichzeitigen Kindersegen zu kurz gekommen. Der Preis dafür war grenzenloser Stress. Letztlich war ich an meiner selbst gestellten Aufgabe, »alles unter einen Hut zu bekommen«, gescheitert. Obwohl mir genau diese Frage in jedem Interview gestellt wurde: »Wie schaffen Sie das eigentlich alles?« Eine ganz frauentypische Formulierung übrigens. Männer fragt man nie: »Sagen Sie, Herr Oberkommerzienrat, wie kriegen Sie eigentlich Ihren Beruf, Ihre Kinder, Ihren Haushalt und auch noch Ihre gute Figur unter einen Hut?« Genauso wenig, wie man sie fragt, ob sie ihre Tage haben oder in die Wechseljahre kommen.

Das wäre doch lächerlich, Männer so etwas zu fragen, oder nicht? Sie würden sich gar nicht bemüßigt fühlen, darüber nachzudenken! Sie würden höchstens sagen: »Meine Frau hält mir den Rücken frei.«

Haben Sie schon mal eine Frau sagen hören: »Mein Mann hält mir den Rücken frei«?

Und wenn ja, dann war sie uns irgendwie suspekt. Mir geht es immer so, wenn ich unsere Familienministerin Frau von der Leyen sehe. Irgendwas geht doch da nicht mit rechten Dingen zu. Sieben Kinder, so eine Figur, so eine Karriere? Hallo? Steht der Mann zu Hause am Herd und fragt die Kinder Lateinvokabeln ab? Was für eine Doppelbelastung! Der Arme!

Frauen nämlich werden genau nach diesen Maßstäben bewertet. Doppelbelastung. Für alle da sein, eine tolle Karriere hinlegen und noch toll aussehen. Geld verdienen und gleichzeitig spielend die Familie managen. Damals sagte die Comicfigur Schweinchen Dick ständig im Fernsehen: Und immer schön fröhlich bleiben! Na toll! So einfach war es aber nicht!

Ich bekam es eben nicht hin. Weder die hausfraulichen Pflichten noch das Selbstmanagement meiner beruflichen Früchte. Ich machte mich abhängig von Beratern, geriet in einen Strudel der Oberflächlichkeit, verlor den Überblick, kam von meiner Linie ab. Dabei wollte ich eigentlich nur immer schön fröhlich bleiben! Ich stellte mit Schrecken fest, dass ich das Ruder nicht mehr selbst in der Hand hatte. Die Frau, über die ich da in der Zeitung las, war mir total fremd. Der klassische, typische, klare Bruch in der Mitte des Lebens. Der ja auch letztlich für irgendwas gut ist. Sie wissen sicher, was ich meine. Krise als Chance. Nachher weiß man das.

Gezwungen zum Neuanfang, entschlossen, einen für mich falschen Weg zu verlassen, auch gegen alle Widerstände von außen, befreite ich mich von einigem überflüssigen Ballast, der mich hemmte und nicht mehr blühen ließ. Genau zu dieser Zeit begegnete ich Dr.

Strunz, dem Laufpapst, und es machte klick in meinem Kopf. Ich begann damit, jeden Tag eine Stunde zu laufen. Diese eine Stunde neuen Freiraums war der Anfang eines neuen Lebens. Ich hatte davon gehört, dass es den Kopf freimachen soll, dass man zu sich findet und dass es den Körper und damit den Geist stärkt. Ich wollte mich wieder spüren, am täglichen Leben teilnehmen mit all seinen Freuden und Sinnen und mit meinen Kindern noch unzählige Abenteuer erleben. Ich hatte begriffen, dass weder Geld noch Erfolg, noch Ruhm glücklich macht, sondern dass das Glück in einem selbst entsteht. Dieses Glück wollte ich an meine Kinder weitergeben. Sie hatten doch schließlich ein Recht auf eine fröhliche, ausgeglichene und gesunde Mutter.

Es war auch der unbändige Drang nach Freiheit, der alles Bremsende ausschaltete. Ich brauchte Klarheit im Kopf. Diese Stunde Alleinsein war lebenswichtig.

So lief ich jeden Morgen raus, egal, bei welchem Wetter. Notgedrungen wollte und musste ich meinem Leben eine neue Richtung geben.

Natürlich spottete der innere Schweinehund, als ich die Laufschuhe zum ersten Mal schnürte: »Willst du deiner Jugend hinterherrennen?«

»Quatsch«, antwortete ich. »Ich will mich wieder spüren, wieder zu mir selbst finden.«

»Mach dich nicht lächerlich. Du bist überhaupt nicht in Form. Du wirst Seitenstechen kriegen und zusammenbrechen.«

»Ich will es aber versuchen! Da muss doch was dran sein, wenn alle so begeistert davon sind!«

»Das hältst du nie durch. In deinem Alter fällt man auch gerne mal tot um beim Joggen.

Es KANN überhaupt nicht gesund sein. Und deine Probleme löst es auch nicht. Lass es. Es hat keinen Zweck.«

Aber ich hörte nicht auf ihn. Ich hörte auf meine innere Stimme. Die sagte: Heute ist der Tag, an dem du dein Leben wieder selbst in die Hand nimmst. Heute ist der erste Tag vom Rest deines Lebens. Und so lief ich los.

Nicht schwer aber immer leichter

Ich erinnere mich noch ganz genau an meine ersten vier Kilometer, in Köln, ganz langsam, fast vorsichtig, wie auf Eiern, einmal um den Adenauer Weiher. Ich wollte es einfach schaffen, nicht gehen zu müssen, sondern langsam zu traben. Vier Kilometer erschienen mir unleistbar viel, ich hatte panische Angst vor Seitenstechen, aber es ging wunderbar! Eine knappe halbe Stunde. Nur die Natur und ich. Die innere Ruhe. Die klaren Gedanken. Dieses Gefühl: Das bin ich mir jetzt wert. Nichts ist wichtiger oder dringender nötig, als dass ich mir selbst jetzt Zeit widme. Dass ich nachdenke.

Dazu brauchte ich keine Freundin zum Quatschen, sondern nur mich selbst. Noch nicht mal Musikberieselung im Ohr. Das Lauschen auf die Geräusche der Natur, das Rascheln der Blätter im Wind, das Plätschern der Wellen, das Vogelgezwitscher reichten mir völlig aus. Ich gab mich der Bewegung hin, ich ging darin auf, musste mich mit nichts davon ablenken.

Nicht: Ich muss, sondern: Ich darf. Nicht: Ich muss es mir mit irgendwas versüßen, sondern: Ich darf es jetzt genießen.

Der Weg ist das Ziel

Das Ziel ist, mich ab jetzt jeden Tag zu bewegen. DAS ist bereits das Ziel! Das Ziel ist, mir jeden Tag zu beweisen, dass ich mich davon nicht abbringen lasse.

Das Ziel ist, jeden Tag mein zufriedenes Glücksgefühl selbst herzustellen.

Ich erinnere mich noch genau an das seltsame Hochgefühl nach meinem ersten einstündigen Lauf. Ganz langsam, locker, entspannt. Kein Leistungsdruck. Kein Messen mit anderen. Ich lief nicht auf Zeit, nicht auf Geschwindigkeit, auch nicht mit einem elektronischen Gerät. Ich musste niemandem etwas beweisen. Die Bewegung war als reine Auszeit für mein stressgeplagtes Nervensystem gedacht. Männer laufen ja gern mit Pulsmesser und Schrittzähler und solchen Sachen. Sie haben zum Beispiel Sensoren in den superteuren Laufschuhen, die Signale an ihren iPod geben, sobald sie vom Tempo abfallen. Dann spielt der iPod automatisch etwas Anfeuerndes, und sie lassen sich schon wieder fernsteuern. Sie trainieren dann auch gleich für einen Marathon. Sie brauchen ein Ziel, um durchzuhalten. Ich glaube, das liegt in der männlichen Natur. Frauen schaffen es, mit sich selbst ganz zufrieden zu sein, wenn man sie nur mal in Ruhe zu sich selbst finden lässt.

Der Schweinehund trottete verwirrt neben mir her, aber er hielt die Klappe. Nach einer halben Stunde stellte sich dieses viel besungene Glücksgefühl ein. Ich hatte die frische

Luft inhaliert, die Vögel singen hören, das Wasser glitzern sehen, mein Herz zum Pulsieren gebracht und meine Gedanken einfach schweifen lassen. Schön. Wie stolz ich danach war, dass ich nicht schlappgemacht hatte! Am liebsten hätte ich allen Leuten davon erzählt. Seht ihr? Ich bin gelaufen! Ihr ahnt ja gar nicht, was ihr verpasst habt! Ja, die Euphorie danach ist wie eine Glücksdroge.

Wer verzichtet denn freiwillig darauf?

Alle, die sich nicht bewegen!

Appetitzügler
Bewegung

Wenn ich heutzutage in fremden Städten jogge oder Pilates mache und danach im Hotel zum Frühstück komme, frage ich mich immer, wovon die Leute da drinnen im Frühstücksraum schon so hungrig sind. Vom Schlafen? Was spachteln die da, und woher kommt ihr Riesenappetit? Man möchte von Tisch zu Tisch gehen und fragen: »Heute schon bewegt?«

Mit Grauen erinnere ich mich an frühere Zeiten, als man sich den Wecker stellte, um das Frühstücksbüfett nicht zu verpassen! Heute stelle ich ihn mir, um stattdessen ausgiebig zu laufen.

Diese Mischung aus körperlichem Wohlgefühl und dem Stolz, es geschafft zu haben, ist mit Geld nicht zu bezahlen. Mehrere Stunden lang hält dieses Hochgefühl an. Als Gratiszugabe kommt dieses innere Sattsein dazu, nichts zu brauchen, nichts zu vermissen außer

Wasser und viel frisches Obst. Bewegung ist ein wunderbarer Appetitzügler der Natur! Das Glücksgefühl aus unserer Kindheit, das wir so gern zurückholen möchten, kann man sich also wirklich jeden Tag wieder neu selbst herstellen! Nicht Dinge, die wir käuflich erwerben, machen uns dauerhaft glücklich, sondern diese tägliche Arbeit an uns selbst. Der Werbeslogan »Weil ich es mir wert bin« gilt nicht nur für teure Schönheitsprodukte, sondern auch für diese eine Stunde Bewegung am Tag – die uns rein gar nichts kostet außer ein bisschen Überwindung.

Der Lohn ist groß und wird täglich größer! Der Körper fühlt sich nicht mehr plump und schwer an, sondern leicht und gespannt wie eine Feder. Man freut sich auf die Dinge des Alltags. Man spuckt in die Hände und geht sie gerne an. Wenn man morgens als Erstes seine Stunde Bewegung absolviert hat, kann einen für den Rest des Tages gar nichts mehr erschüttern. Die oft grundlose Traurigkeit hat keine Chance, uns immer wieder zu befallen! Diese eine Stunde birgt nicht die schreckliche Verpflichtung, es morgen wieder tun zu müssen, sondern ungeahnten Luxus, es wieder tun zu dürfen. Wir wollen es uns immer wieder gönnen. Wie eine Massage, wie einen Friseurbesuch, wie einen Tanzkurs. Wer dieses Gefühl der wohligen Durchtrainiertheit den ganzen Tag über spürt, wird es morgen wieder spüren wollen. Die Selbstachtung steigt, man hat (sich) etwas Besonderes geleistet. Eine Stunde Selbstpflege. Wunderbar. Der Schweinehund wird kleiner und kleiner. Er wird anfangs noch aufbegehren und es mit den alten Tricks versuchen, aber seine Stimme wird leiser werden. Am Ende gibt er auf.

Ausnahmen bestätigen die Regel? Nein, den Schweinehund!

Keine Ausnahme? Auch nicht sonntags? Auch nicht Muttertag oder Weihnachten? Wenn Ihr Schweinehund noch in der Anfangsphase Ihrer neuen Beziehung ist, fallen ihm tausend Ausnahmen ein. Er bettelt und nörgelt. »Oder am Tag der Deutschen Einheit!«, wimmert er, politisch werdend.

Nein?!

»Mariä Empfängnis? Allerheiligen? Fronleichnam?« Jetzt wird er religiös.

»Nein. Warum denn?«

»Aber an deinem Geburtstag gönnst du dir mal ein Päuschen.«

Die Antwort ist: Nein. Wir essen jeden Tag, also bewegen wir uns auch jeden Tag. Wir waschen uns jeden Tag, wir legen uns jeden Abend zum Schlafen ins Bett. Wir können 23 Stunden am Tag sitzen, stehen oder liegen. Da kann man sich wohl eine Stunde bewegen. Was, alter Knabe. Das sind unter fünf Prozent! Schon mal darüber nachgedacht? Ich klopfe ihm den Staub aus dem Fell. Er hustet. Im Rechnen ist er nicht so bewandert.

»Hallo?«, wimmert der Schweinehund. »Bin ich im Knast oder im Erziehungsheim oder was?«

Letzteres. Und das ist gut so.

»Keine Vergünstigungen? Kein Freigang?«

Ja, doch, Schweinehund! Freigang! Freilauf! Bewegung ist Freiheit! Eingesperrt hast du dich selbst, du Dummerchen.

»Aber EINE STUNDE!? Ein Viertelstündchen oder 20 Minuten tun's doch auch!«

Nein. Besonders nicht am Anfang. Es ist zu wenig für das Klicken im Kopf.

Ein Stunde ist eine gute Einheit.

Wenn man etwas erlernen will, es wirklich gründlich angehen will, dann nimmt man eine Stunde. Egal, ob Reitstunde, Tennisstunde, Fahrstunde, Klavierstunde oder Schulstunde. Jedes kleine Kind weiß und akzeptiert das. Ich persönlich bin überzeugt, dass wir mit einer Viertelstunde oder 20 Minuten keine deutliche Veränderung an unserem Körper und damit an unserem Wohlbefinden erreichen können. Vielleicht später mal, wenn wir geübt sind, wenn die Bewegung zu unserem Leben dazugehört wie das tägliche Anziehen, Waschen und Kämmen. Dann können wir sicher sein, dass das »Husch husch« wirklich eine Ausnahme bleibt.

Aber nicht in der Anfangsphase! Sagen wir, nicht in den ersten zehn Jahren.

Machen wir es doch richtig. Mit Achtung vor uns selbst. Mit Hingabe und mit Respekt vor unserem Körper. Der ist doch ein Wunderwerk. Pflegen wir ihn, und widmen wir ihm Zeit.

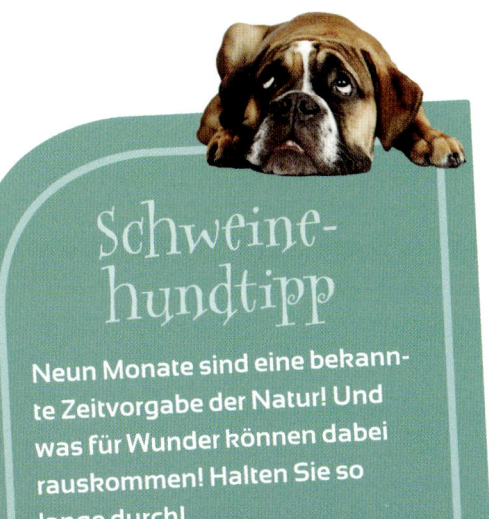

Schweine-hundtipp

Neun Monate sind eine bekannte Zeitvorgabe der Natur! Und was für Wunder können dabei rauskommen! Halten Sie so lange durch!

Ein bisschen Zeit muss sein!

Je mehr Zeit Sie investieren, umso mehr Spaß wird es Ihnen machen. Und dann: Denken Sie doch mal an guten Sex … Wir nehmen uns Zeit für die schönen und wichtigen Dinge des Lebens. Stellen wir uns vor, unser Mann/Geliebter/Freund würde auf die Uhr schauen und seufzend einräumen: »O.k., aber nur eine Viertelstunde. Ins Schwitzen will ich dabei auch nicht kommen.«

Wir würden ihm eine reinhauen! Und das sollten wir mit unserem Schweinehund auch tun!

Wenn der widerwillig brummt: »Ja, o.k., wenn's unbedingt sein muss, aber nur 20 Minuten, und bilde dir bloß nicht ein, dass wir das jetzt jeden Tag tun!«, dann hauen sie ihm eine rein!

Sie verdienen Respekt. Es ist in meinen Augen wichtig, dass man sich und seinem Anliegen »Ich will mein Leben verbessern« genügend Zeit einräumt. Am Anfang hat das auch wirklich mit Disziplin zu tun. Mit strenger Erziehung und eisernen Regeln.

Wie immer, wenn man im Leben etwas erreichen will. Eine kleine Ausnahme kann alles wieder zunichtemachen. Man sollte sich ein überschaubares Ziel setzen. Jeden Tag eine Stunde. Erst nur für ein paar Wochen. Und dann läuft der Karren, Sie werden sehen! Dann vergeht die Stunde wie im Flug. Ihre Lieblingsserie im Fernsehen dauert doch auch eine Stunde. Das Telefonat mit Ihrer Freundin. Der Shoppingbummel. Der Friseurbesuch. Eine Maniküre. Alles, was Sie gern machen, vergeht schnell.

Nach vier Wochen wird aus dem Muss ein Möchte. Es wird klick machen im Kopf.

Das ist der Trick. Den Schweinehund austricksen. Seine Festplatte umprogrammieren. Eines Tages bringt er uns schwanzwedelnd morgens die Turnschuhe ans Bett.

Und wehe, wir stehen dann nicht auf. Dann zieht er uns die Decke weg.

Und was ist mit Urlaub?

Schweinehundüberlistung ist ein ganz hartes Stück Arbeit. Seine Lieblingswaffe ist die berühmte Ausnahme. Wenn wir ihn zu Hause im Alltag schon diszipliniert haben, fällt er im Urlaub wieder aus der Rolle.

»Lass die Sportsachen ruhig zu Hause«, schlägt er vor und zerrt sie mit den Zähnen aus dem Koffer.

Wir packen jedoch energisch die Laufschuhe ein und legen mit großer Geste noch zwei Garnituren Fitnessklamotten obendrauf.

Ihm schwant Schlimmes.

»Du hast da gar keine Waschmaschine für deine durchgeschwitzten Klamotten.«

Er versucht es wirklich mit allen Mitteln.

»Dann waschen wir sie mit der Hand. Nach 23 Stunden sind die wieder trocken.«

»Oh nein!«, jault er. »Du willst doch nicht jeden Tag …?«

»Doch. Machen wir zu Hause ja auch!«

»Aber doch nicht auf Reisen! Da GEHT das ja gar nicht, bewegen!«

»Warum denn nicht, Schweinehund? Wir hatten uns doch schon geeinigt, dass es uns guttut und wir viel besser drauf sind?!«

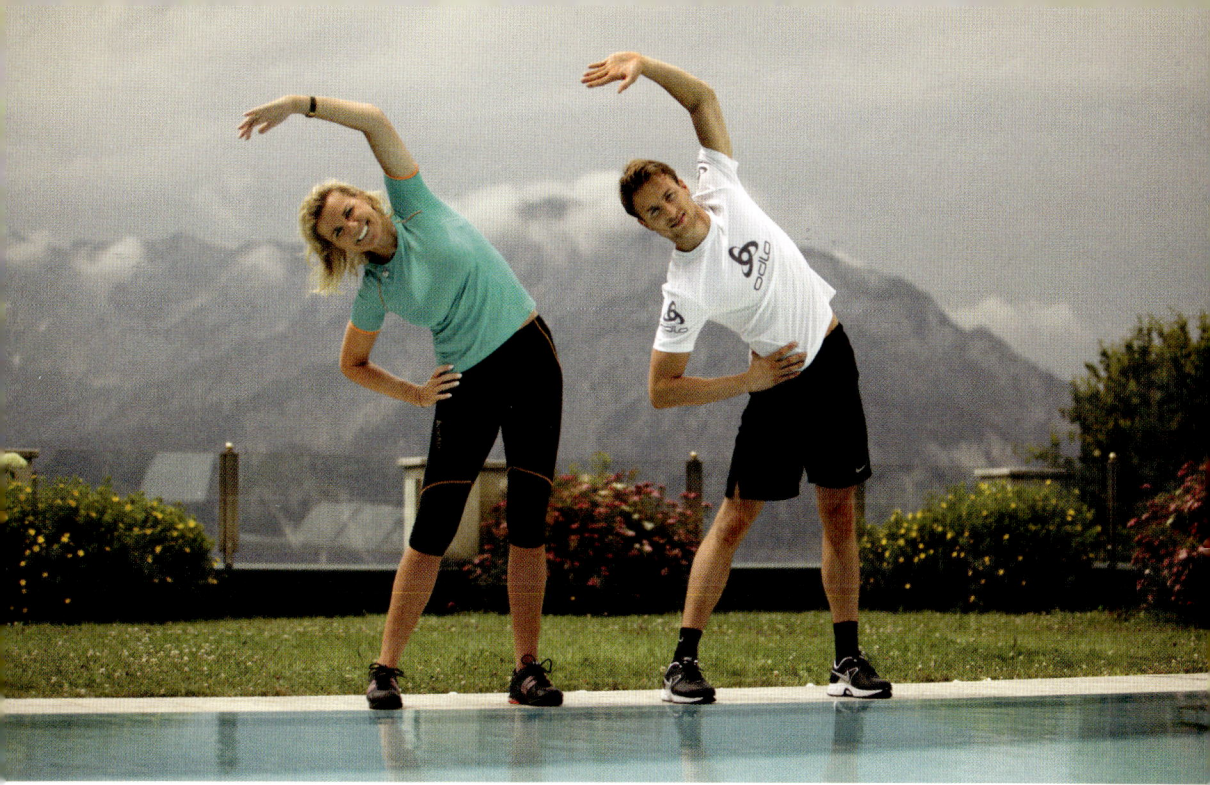

»Zu Hause meinetwegen, aber in der Fremde kennst du dich ja gar nicht AUS!«

»Gerade unterwegs ist es doch besonders kurzweilig und spannend! Neue Laufstrecken, Schweinehund! Land und Leute kennenlernen!«

»Du verläufst dich bestimmt! Und es ist auch sonst gefährlich als Frau in der Fremde.«

»Aber nein, Schweinehund! Wir lernen höchstens die Umgebung ein bisschen kennen. Eine kleine Runde laufen, nach einer langen Anreise, ist doch besser als sich ›auszuruhen‹. Wovon denn? Vom Sitzen im Auto, Zug oder Flugzeug? Wir werden uns auf jeden Fall auch im Urlaub bewegen. Gerade im Urlaub wollen wir doch den ganzen Tag guter Dinge sein, fröhlich, unternehmungslustig, energiegeladen und neugierig!«

»Nein«, heult er trotzig. »Wir wollen im Liegestuhl rumliegen!«

»Das können wir ja nach dem Bewegen immer noch tun! Den ganzen restlichen Tag! 23 Stunden lang können wir abhängen, chillen und am Drink saugen!«

Dem Schweinehund wird angst und bange.

Die zieht das jetzt voll durch, denkt er sich. Wohin soll das führen!

Schon im Flugzeug oder Auto fängt er wieder an zu nörgeln und liegt uns in den Ohren.

»Aber doch nicht gleich am ersten Tag! Lieber erst mal nett im Hotelzimmer rumliegen, die Minibar plündern, den Koffer auspacken und es langsam angehen lassen«, winselt er. »Wir können ja morgen mit dem Sport anfangen! Oder vielleicht irgendwann, wenn wir uns akklimatisiert haben!«

Alles Blödsinn. Das Wort »morgen« wird aus dem Wortschatz des Schweinehundes gestrichen. Ebenso das Wort »Ausnahme«. Und das Wort »vielleicht«. Wir akklimatisieren uns gerade durch Bewegung in der ungewohnten Luft.

Der Schweinehund mault und nörgelt noch ein bisschen rum, aber schließlich muss er uns recht geben. Wenn wir nach nur einer Stunde Bewegung den Beginn des Urlaubs ganz anders genießen und unsere Mitreisenden mit unserer guten Laune nerven, dann wedelt er heimlich mit dem Schwanz und streckt den anderen Schweinehunden die Zunge raus.

Es ist immer eine kurze Überwindung, letztlich aber ein Genuss, direkt nach der Ankunft in einer fremden Stadt oder in einem fremden Land die neue Umgebung laufend zu erkunden. Oder, wenn es wirklich über 30 Grad heiß ist, erst mal ins Gym zu gehen. Oder seine Matte irgendwo im Schatten auszubreiten.

Ja, ich packe jetzt als Erstes die Fitnessklamotten aus dem Koffer, lasse alles andere stehen und liegen und mache meine Bewegungseinheit. Diese ersten Eindrücke vom »Ankommen« sind Perlen im Schatzkästchen der Erinnerung.

Und was ist mit der Kreuzfahrt?

Ja, Schweinehund. Wir sind ja keine Galeerensträflinge, die angekettet sind.

Da mein Mann General Manager auf einem weltweit fahrenden amerikanischen Kreuzfahrtschiff ist, bin ich oft mit ihm unterwegs.

Meine Freundinnen schlagen die Hände über dem Kopf zusammen: »Wenn ich so viel auf Kreuzfahrt wäre wie du, wäre ich schon fett wie eine Tonne!«

Ja, es stimmt, die meisten Kreuzfahrtpassagiere schleppen sich von der Kabine ins Restaurant, von dort auf den Liegestuhl und wieder zurück, und das viermal am Tag. Ihre Laune wird davon nicht besser. Sie sind unzufrieden, selbst im größten Luxus. Mein Mann hat gerade mit diesen Zeitgenossen täglich das Vergnügen.

Manche stark übergewichtigen Amerikaner lassen sich gern in Rollstühlen am Büfett vorbeischieben, um sich dann beim General Manager darüber zu beschweren, dass zu wenig Kaviar oder Sahnetorte drauf war. Aber es sind leider nicht nur die Amis, die jedes Maß verloren haben. Neulich lernte ich einen stark übergewichtigen Mann aus meiner Heimatstadt Bielefeld kennen, der sicher zehn Jahre jünger war als ich und mit Sicherheit auch zehntausendmal reicher. Er fuhr normalerweise im Lamborghini zum Bäcker und machte diese Kreuzfahrt nur »wegen des guten Essens«. Er hatte bereits Diabetes im fortgeschrittenen Stadium, und sein offener Fuß heilte nicht mehr zu. Er humpelte, und seine Frau seufzte: »Wenn ich zu Hause mit dem Hund spazieren gehe, fährt er mit dem Auto nebenher!« Er sah einer Amputation hoffnungslos entgegen, futterte aber fünfmal am Tag und bewegte sich nur zwischen Liegestuhl, Bett und Speisesaal. Sein Schweinehund war so riesig wie ein Kampfhund und hatte ihn am Kettenhalsband.

Auf meine Frage, ob er in Kairo auch ins ägyptische Museum zum Grab des Tutanchamun gehe, antwortete er lakonisch: »Och nee, ist ja so viel Lauferei!« Er schaffte kein MUSE-UM mehr! Konnte sich noch nicht mal mehr das berühmteste Grab der Welt angucken. Mit Mitte 40. Er war so reich, dass er sich fast totgefressen hatte. War der glücklich? Mit Sicherheit nicht. Würde es das Medikament, das schlank, sehnig, sportlich und bewegungsfroh macht, in der Apotheke geben, hätte er alle Apotheken Deutschlands leer gekauft. So kann er sich einen Rollstuhl kaufen, den er zusammenklappen und in seinem Lamborghini verstauen kann. DAS tut weh.

Obwohl ich den Verlockungen eines Fünf-Sterne-Schiffes natürlich auch zusage, und das mit Genuss und ohne schlechtes Gewissen, nehme ich auch in dieser Gefahrenzone für innere Schweinehunde nicht zu. Mann, es ist doch so einfach! Klick!

Eine Stunde Bewegung jeden Morgen, und ich kann essen und trinken, was ich will.

Denn an Bord gibt es natürlich ein »Gym« und auf den meisten Schiffen auch eine Joggingmeile.

Wenn wir auf See sind, laufe ich schon mal meine 60 Runden im Kreis rum.

Sollen die Leute doch blöd gucken! Manche fühlen sich bemüßigt, meine Runden zu zählen. Sollen sie doch, wenn sie Spaß daran haben! Oder ich suche mir auf einem ruhigen Deck ein windgeschütztes Eckchen und mache eine Stunde Pilates. Morgens um sechs ist das noch kein Problem, nur manchmal spritzen die Matrosen gerade das Deck ab. Ha! Ausnahme! Früher hätte der Schweinehund heimlich jubiliert: Siehst du, heute geht es nicht. Komm, wir hauen uns noch ein Stündchen ins Bett!

Heute haue ich ihm eins über das Borstenfell und verziehe mich an einen trockenen Fleck. Es geht IMMER. Selbst später am Mor-

gen findet sich für die Matte immer irgendwo ein Quadratmeter, wo gerade kein filmender Passagier steht.

Auf der Joggingmeile stehen sie am allerliebsten, wenn es draußen was zu gucken gibt.

Ein Delfin wurde gesichtet? Sofort rotten sich 50 Passagiere mit ihren Videokameras auf der Joggingmeile zusammen. Ein Wal gar? Kein Durchkommen mehr! Die Sonne geht unter? Boah! Dutzende von Videokameras, Fotoapparaten und Cocktailgläsern versammeln sich auf der Joggingmeile! Da stehen sie und bewegen sich keinen Zentimeter. Und wegklingeln kann man sie ja auch nicht.

Wenn die Sonne aufgeht, sind hingegen höchstens fünf senile Bettflüchter unterwegs, die kann man umrunden. Morgenstund hat Gold im Mund.

Also: ›Geht nicht‹, gibt's nicht. Manchmal gehört Mut dazu. Aber wenn man weiß, wofür man das alles tut, ist es gar nicht mehr peinlich.

Ich habe schon auf dem Schachbrett, auf dem Shuffleboard und in der Bibliothek geturnt.

Die Amerikaner wundern sich übrigens über nichts und niemanden.

Zum Glück legt das Schiff meistens morgens in der Früh irgendwo im Hafen an, und man kann gemütlich vor sich hintrabend das unbekannte Land erkunden, bevor die Passagiere sich vom Frühstücksbüfett in die Ausflugsbusse drängeln.

Ich hatte schon wunderbare Lauferlebnisse, die etwas Mut kosteten, zum Beispiel morgens um vier in Tahiti, als ich wegen des Jetlags nicht mehr schlafen konnte und echt nicht wusste, ob es dort Menschenfresser gibt (der Schweinehund hatte davon angefangen),

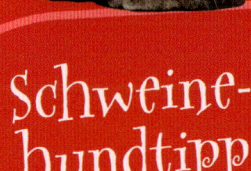

oder in Saigon, bei Sonnenaufgang am Mekong River. Die Strohhutgestalten, die dort mit geballten Fäusten in der Morgenröte am Ufer standen, wollten mich jedoch nicht schlagen, sondern machten Qigong oder Tai-Chi oder so was und lächelten mir freundlich zu.

Aber es gab tatsächlich ein paar Joggingerlebnisse, die waren Wasser auf die Mühlen des Schweinehundes. Er sagt ja immer, Laufen in der Fremde sei für Frauen gefährlich.

Wilde Hunde und Ägypter

Es gibt wahre Gegner, die einen am Laufen hindern wollen und bei denen ich auch schon gestrandet bin. Dagegen ist der innere Schweinehund ein zahmes Lamm.

Am Strand von Kuşadası in der Türkei hatte ich mein bisher schlimmstes Erlebnis.

Die Kinder hatten Osterferien. Das Schiff sollte erst am nächsten Morgen einlaufen, und wir hatten uns in einem riesigen Hotelkasten in der Nähe des Hafens und abseits des Touristentrubels für eine Nacht einquartiert.

Am Ankunftsabend war ich noch mit meiner Tochter zusammen gemütlich dem Sonnenuntergang entgegengetrabt, und fünf wolfsähnliche Viecher, wie man sie in dieser Gegend zuhauf trifft, lagen müde und träge im Sand. Es waren auch noch andere Menschen am Strand unterwegs, und die besitzerlosen Tiere beachteten uns nicht weiter.

Doch als ich am nächsten Morgen um sechs die gleiche Strecke noch einmal lief, war

Schweinehundtipp

Es ist ein weitverbreiteter Irrtum, der ausschließlich auf der Raffinesse des ausgekochten Schweinehundes basiert, dass man im Urlaub nicht laufen kann! Von wegen Ausnahme! Im Gegenteil! Gerade auf Reisen sind die täglichen Laufrunden das Sahnehäubchen des Entdeckens und der Urquell der guten Laune! Verlieren Sie erst gar keine Zeit und Energie mit Darübernachdenken, ob und wann und wohin. Es gibt doch diese praktischen Reisetaschen, die man auf den Koffer klemmen kann! Einfach grundsätzlich die Laufsachen dabeihaben und nach der Ankunft als Erstes eine Runde drehen. Immer der Nase nach! So entdeckt man die interessantesten Winkel und Ecken. Diese Freiheit steigert den Wert des Urlaubs oder nimmt den Stress aus der Dienstreise. Sie atmen ganz neue Luft, sammeln die ersten hautnahen Eindrücke und lernen Stadt, Land, Fluss laufend kennen. Diese Lauferlebnisse sind Perlen im Schatzkästlein der Erinnerung.

der Strand menschenleer. Die wilden Hunde waren ausgeschlafen und offensichtlich kampfbereit, und als sie mich auf sie zurennen sahen, richteten sie sich zähnefletschend auf und kamen mir bellend und knurrend entgegen. Ich hatte nichts, aber auch wirklich gar nichts zur Hand, mit dem ich sie hätte einschüchtern können, und meine nackten Beine in kurzen Laufhosen boten sich ihnen als Leckerbissen geradezu an. Ich wollte mich auf keinen Fall um mein Laufvergnügen bringen lassen, deshalb kehrte ich nicht um. Da sieht man mal, wie weit die Laufsucht führen kann.

Laut auf sie einredend, lief ich auf sie zu. Sie verfolgten mich zu fünft, mit hochgezogenen Lefzen, bellend und knurrend, ich spürte ihre feuchten Schnauzen bereits am Oberschenkel. Es gab keinen Fluchtweg, höchstens das Meer, und dieses Stück Strand lag kilometerweit vom nächsten Hotel entfernt. Ich schrie die Hunde einfach an, als wären es alle inneren Schweinehunde dieser Welt. »Ihr traut euch nicht, mich am Laufen zu hindern! Verpisst euch! Los, haut ab!« Ich wollte sie gar nicht erst auf die Idee bringen, dass ich ihnen unterlegen war, obwohl ich vor Angst zitterte!

Noch heute denke ich in schlaflosen Nächten an dieses schlimme Erlebnis zurück. Sicher hatte ich einen Schutzengel, aber es war wahrscheinlich richtig, einfach mit Bestimmtheit weiterzulaufen und sie spüren zu lassen, dass sie mich nicht einschüchtern konnten. Dabei sind mir vor Angst fast die Beine weggesackt. Natürlich ersparte ich mir den Rückweg, der unweigerlich wieder an ihnen vorbeigeführt hätte. Noch immer vor Schreck zitternd, arbeitete ich mich fluchend durch Dickicht und Geröll, wahrscheinlich auch durch Schlangennester oder Tretminen kilometerweit zu

einer Umgehungsstraße rauf, um schließlich wieder an meinem Ausgangspunkt anzukommen. Inzwischen malte ich mir aus, was hätte passieren können. Niemand hätte mich in den nächsten Stunden an diesem einsamen Stück Strand weitab der Touristenhotels gefunden. Das war eine Grenzerfahrung, die ich nicht noch einmal erleben möchte.

Danach habe ich mir den schmuddeligen Fitnessraum dieses lieblosen Massenhotels angeschaut: eine einzige verfilzte Matte, zwei, drei kaputte Fitnessgeräte, Dreck, Haare und tote Insekten auf dem Steinboden: Hier hätte mein Schweinehund fast gewonnen!

Aber ich habe in den letzten 15 Jahren noch keinen Tag ausgesetzt.

Und weder ein innerer noch ein herrenloser Schweinehund kann mich dazu zwingen.

Finstere Hafenspelunken in Marseille

Ein anderes Mal wagte ich mich abends in der Dämmerung im Hafen von Marseille an finsteren Lagerhallen und Containerstapeln hindurch, um noch einen entspannten Abendlauf zu machen. Es strotzte vor Dreck, rostigen Eisenteilen und Containern. Verwaiste Kräne standen herum, halb beladene Lastwagen, rostige Ketten.

Hier hätte man Krimis drehen können! Ratten huschten umher. Der Schweinehund zog mich bange am T Shirt: »Komm, lass uns umkehren! Dies ist keine schicke beleuchtete Promenade zum Flanieren wie sonst so oft in europäischen Häfen.« Aber ich war süchtig nach meiner Bewegungseinheit und wollte mich nicht davon abbringen lassen. »Wir suchen den Ausgang, und dann traben wir gemütlich durch die beleuchtete Fußgängerzone und gucken Schaufenster«, machte ich ihm Mut. Mehrere dunkelhäutige Gestalten lugten aus schwarzen Löchern und sahen mich da rumhoppeln, so völlig allein. Ich wirkte ebenso orientierungslos wie unbewaffnet. Es wäre für sie ein Leichtes gewesen, mich in eine dunkle Lagerhalle zu ziehen. Sie hätten mich sowohl lebendig als auch tot prima in einem der Container entsorgen können. Die Angst zog mir während des Laufens den Rücken hinauf bis in die Schläfen. Stehen bleiben und

umkehren hielt ich aber auch für eine blöde Idee. Ich rannte einfach, so schnell ich konnte, bis ich endlich den Ausgang gefunden hatte. Natürlich traute ich mich später nicht noch einmal auf dem gleichen Weg an ihnen vorbei. Was wahre Jogger als ausgesprochen uncool empfinden, hielt ich an diesem Abend für angebracht: Ich fuhr mit dem Taxi zum Schiff zurück. Zwar hatte ich kein Geld dabei, aber das war mir egal. Jemand musste mich auslösen. Als ich später beim Abendessen saß und meiner Familie von diesem Abenteuer erzählte, meinte mein damals 12-jähriger Sohn, mit vollen Backen zufrieden mampfend: »Mama, mach dir keine Hoffnungen. Dich vergewaltigt keiner mehr.« Ich wusste nicht, ob ich erleichtert lachen oder ihm eine reinhauen sollte.

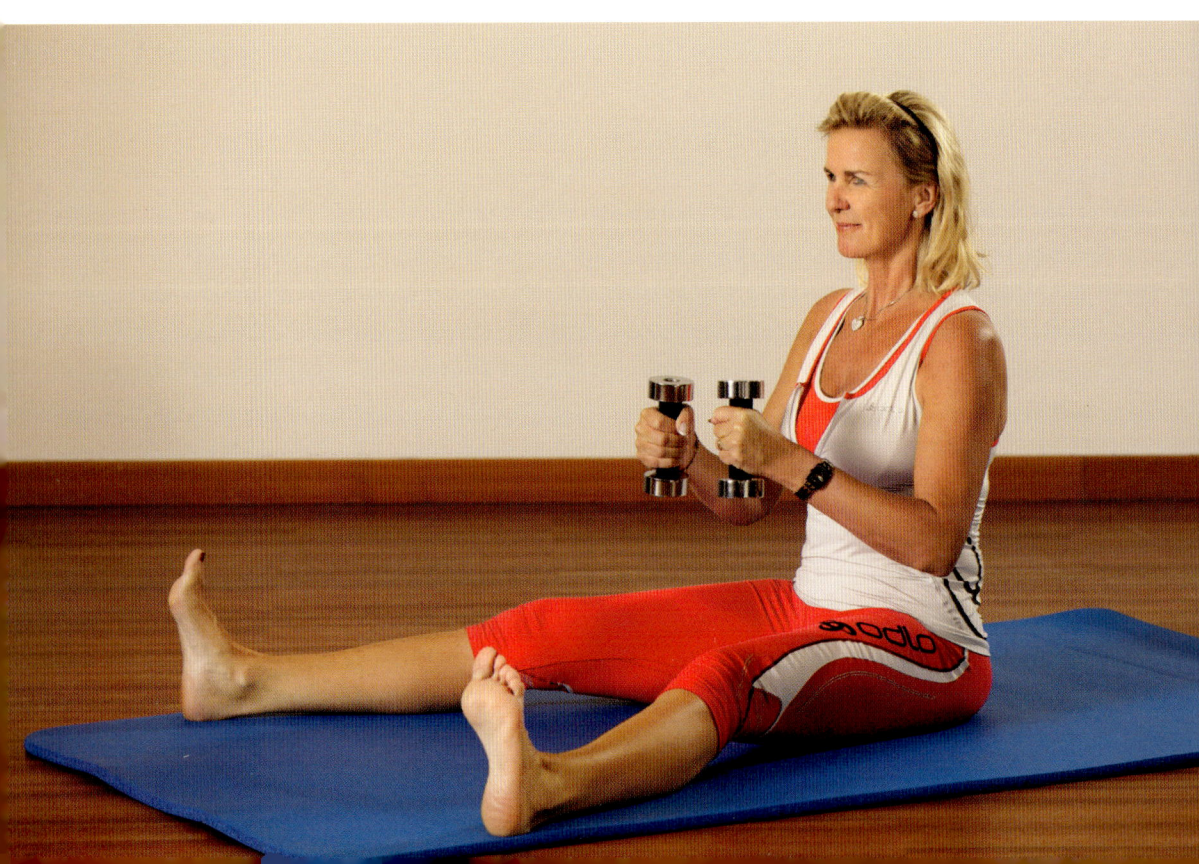

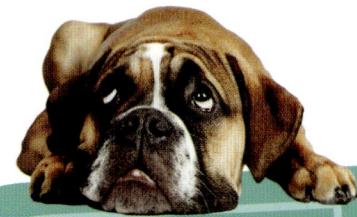

Australische Ordnungshüter

Im Hafen von Melbourne wurde ich einmal fast verhaftet.

Morgens um sechs wackelte ich noch halb verschlafen dort herum und suchte den Ausgang, und das noch auf der falschen Straßenseite, als mit Blaulicht der Sicherheitsdienst auf mich zuraste und mich vier uniformierte Männerarme in den Wagen zu zerren versuchten.

Dabei schrie der eine Uniformierte immer: »Ai dai, ai dai!«

Zuerst versuchte ich es mit höflichem Grüßen: »Ja, auch euch einen schönen guten Morgen! What a day!«

Sie beharrten aber auf »Ai dai!« und wollten mich partout im doppelten Sinne nicht laufen lassen.

Ich gab dann zu, dass es keine gute »ai dai« von mir gewesen sei, im Hafengelände zu joggen, ich würde so einen Unfug bestimmt nicht wieder tun!

Aber die Burschen verstanden mein Englisch nicht und ich ihres auch nicht.

Inzwischen bemühten die Männer vom Sicherheitsdienst ihr Funkgerät und schrien auch dort immer »ai dai« hinein.

Zu meiner großen Verwunderung fuhr nun ein Wagen vor, dem ein Sicherheitsoffizier des Schiffes entsprang, und dieser hielt den Männern meinen Pass unter die Nase!

»Ai dai« war nichts anderes als »ID« – »Bitte weisen Sie sich aus!«

Seitdem jogge ich auch schon mal mit dem Pass in der Hand.

Schweinehundtipp

Außer ein Paar guten (!) Laufschuhen und funktioneller Kleidung brauchen Sie wirklich nichts, um loszulaufen. Ich frage beim Schuhkauf nach guter Dämpfung, da ich meistens auf Asphalt laufe. Vor Wind und Regen schützen tolle leichte Jacken. Handschuhe nicht vergessen! Und für das absolute Wohlfühlgefühl gibt's natürlich den iPod.

Laufen ohne Kopftuch

Im Hafen von Safaga in Ägypten hat mir der Ausweis allerdings nichts genützt. Der schläfrige Bursche in Uniform, dem ich mit Kampfesblick entgegentrabte – »Wehe du lässt mich jetzt nicht weiterjoggen!« –, nahm mir meinen Pass einfach weg, sagte: »No stamp!« und verschwand damit in seinem Office. Ich lugte natürlich neugierig rein, bekam aber keine freundliche Einladung, ihm zu folgen. Drinnen saßen Tee trinkend weiß verhüllte Gestalten mit Turban, die mich bitterböse taxierten, und ich fühlte mich so ähnlich wie mit den Kampfhunden: Ihr kriegt mich nicht klein, und ihr werdet mich nicht am Laufen hindern! Einfach weiterlaufen und sie anschreien ging aber leider nicht. Da ich nicht gesteinigt werden wollte (ich hatte zwar meine wadenlange Hose und drei Sport-BHs übereinander an, aber das zählt für die Burschen nicht als guter Wille!), schlich ich einfach wieder auf mein Schiff zurück. Dort verdrückte ich mich ins Gym (früher fragte ich mich immer, was es wohl mit diesem »Jim« auf sich hat, dass alle immer in Turnhosen zu dem hinrennen?!) und trabte frustriert auf dem Laufband herum. Laufbänder sind für mich immer die allerletzte Notlösung. Wenn es frische Luft und Gegend gibt, die man erkunden kann, starre ich ungern in einen Fernseher und rieche dabei den Schweiß meines Nachbarn. Gerne ziehen Laufbandtraber nebenan ja auch noch ihre inneren Sekrete durch die Nase rauf oder machen sonst was Unappetitliches.

Nein, da genieße ich doch lieber meine grenzenlose Freiheit. Außer, man setzt mir Grenzen, wie die Tee trinkenden Turban-Zöllner in Ägypten.

Ich wäre doch gerne in der Morgenkühle durch Safaga gelaufen und hätte die Atmosphäre dort auf mich wirken lassen. Der Mond stand noch in einer schmalen Sichel über den Moscheen, und der Muezzin hatte so gegen halb fünf zum Heulen angefangen. Wenn der einen doch weckt, dachte ich, warum darf man sich dann nicht bewegen?

Ich kann es gar nicht oft genug erwähnen, dass das Laufen oder die morgendliche Bewe-

gungseinheit zu einem Suchtmittel wird, auf das man nicht mehr verzichten möchte, um keinen Preis der Welt.

Besonders wenn man abends in Gesellschaft gut und reichlich gegessen und getrunken hat, sollte die Bewegung am nächsten Morgen das Erste sein, mit dem man Kopf und Bauch wieder freibekommt. (Das gilt übrigens auch und gerade für den Kater, einen entfernten Verwandten des Muskelkaters!)

Der Zöllner brachte den Pass übrigens erst wieder, als das Schiff im Begriff war abzulegen und mein Mann mit der Botschaft telefoniert hatte. Hoppelnde Frauen ohne Kopftuch werden in Ägypten eben ungern gesehen.

In Jordanien habe ich dann einen alles verhüllenden Ganzkörperanzug mit Kapuze getragen. Obwohl der Schweinehund eine Ausnahme vorgeschlagen hatte. Dabei war der Morgenlauf in der Felsenstadt Petra ein Traum! Wann wird man denn ausschließlich von Kamelen überholt?

Perlen im Schatzkästchen der Erinnerung

Ich war und bin immer noch viel unterwegs, in fremden Städten, in Hotels, im Ausland.

Wie viele Momente vergisst man einfach? Sie verblassen irgendwo im Nebel der Vergangenheit. Jene, in denen man sich bewegt hat, nie!

Die meisten Joggingrunden waren ein voller Erfolg, unvergesslich, kleine Perlen im Schatzkästlein meiner Erinnerungen. Ob ich nun auf Lesereise in Waldbröhl im Sauerland dem Gegenwind getrotzt habe oder an der Bergstraße im Schwarzwald bergauf gekeucht bin, auf dem städtischen Friedhof in Wanne-Eickel die Grabsteine gezählt habe oder in Tangermünde an der Elbe im strömenden Regen mit Schirm gelaufen bin: Es war immer ein Erlebnis. Hinterher habe ich selbst die scheußlichste Gegend und das schrecklichste Wetter ins Herz geschlossen. O.k., die Leute haben mir auch oft einen Vogel gezeigt. Na und?

An den herrlichsten Stränden der Südsee bin ich genauso gelaufen wie an der B 68 in Paderborn, in aufregenden Städten wie Istanbul oder Bielefeld, über die Golden Gate Bridge in San Francisco und über den Bullerbach, bei 40 Grad im Central Park von New York und bei minus 15 Grad in Plotz an der Knatter. Ob in Köln oder Leipzig, in Avvenwedde oder Altenbeken, ob Dorf, Stadt, Einöde oder Schnellstraße, Wald oder Park, Landstraße oder Feldweg: GERADE in der Fremde ist das Laufen ein unglaublich interessantes und bereicherndes Erlebnis. Vor frei laufenden Hunden habe ich allerdings immer noch Angst. Viel mehr als vor inneren Schweinehunden.

Und wenn Laufen absolut nicht möglich ist – wie in der Wüste Gobi oder in der Innenstadt von Schanghai –, dann gibt es immer einen »Jim« in der Nähe. Und wenn auch manche Yogamatte speckig ist und manches Laufband abgenudelt: Es geht IMMER.

Auf Laufbändern habe ich schon ganze Romane gelesen. Dazu braucht man Haarspangen – damit sich die Seiten nicht zurückblättern.

Zur allergrößten Not tut es auch mal die Bettdecke im Hotelzimmer, auf der man seine Übungen durchziehen kann.

Noch mal: Die beliebten »Ausnahmen«, weil man unterwegs ist, nutzt der Schweinehund gleich aus. Er fällt in faule Zeiten zurück, freut sich, wenn nach dem Urlaub die Hose kneift, und holt am Ende wieder seinen Freund Muskelkater aus dem Sack. Und dann fangen wir von vorne an. Deshalb: dranbleiben, ohne Ausnahmen! Es gibt keinen Ort, an dem man sich NICHT eine Stunde täglich bewegen kann.

Wenn ich das geschafft habe, schaffen Sie das auch!

Rückbildungsgymnastik sofort beginnen

Wie ich schon erwähnt habe, ließ ich mir während der Schwangerschaft vom inneren Schweinehund einreden, Bewegung sei weitgehend überflüssig und ich könne jetzt für zwei essen.

»Leg doch mal die Beine hoch und gönn dir ein bisschen Ruhe, Liebes!«

Das Ergebnis waren 30 Kilogramm Übergewicht, ein ausgeleierter Körper und bleierne Schwere. Nach der Geburt sah ich noch genauso aus wie vorher.

Glücklicherweise fing ich einen Tag später mit der Rückbildungsgymnastik an.

»Was?«, schnaubt, der innere Schweinehund entrüstet. »Jetzt mach aber mal 'nen

Punkt! Selbst im Wochenbett werde ich nicht verschont?«

Nein, mein Lieber. Heute weiß ich das. Man kann gar nicht früh genug damit anfangen.

Bei mir war es die robuste Schwester Hildegard in St. Elisabeth in Köln, die mir, kaum dass ich mich wieder rühren konnte nach vollbrachter Tat, energisch die Achtzigerjahre-Rückbildungskassette in den Rekorder schob, mit dem ich gerade weinerlich Bach-Arien hörte. »Zerfließe mein Herze«. Ich dachte, das rege den Milchfluss an.

»Wenn Sie nicht für den Rest Ihres Lebens inkontinent sein wollen, dann reißen Sie sich jetzt zusammen!«, kommandierte sie und riss mir die Bettdecke weg.

An mir klebte der wenige Stunden alte Säugling, den ich zu stillen versuchte.

»Das hat Zeit«, schnauzte sie mich an und riss mir mein Kind weg. »Der verhungert nicht.«

Mein weinerliches Aufbegehren nützte nichts: »Los, ich gucke zu! Beckenboden anspannen und hoch das Bein!«

So grausam ich den alten Hebammenfeldwebel damals auch fand, so unendlich dankbar bin ich ihr heute. Die Rückbildungskassette hat vermutlich nicht nur meine Figur gerettet, sondern auch meine hormongebeutelten Stimmungsschwankungen vertrieben.

Mütter sollten im Wochenbett nicht heulen, sondern den Po anspannen und den Rest ihrer Bauchmuskeln zusammenklauben.

Vor Kurzem sah ich eine Hochschwangere in einem Hot-Iron-Kurs.

»Was machen SIE denn hier?«, fragte ich.

»Hot Iron. Und Sie?«

Da hat mein Schweinehund aber den Hut vor ihr gezogen! Klasse! Wie die wohl ihr Kind erziehen wird! Da wird nicht lange rumgezärtelt. Sicher nutzt sie den frühkindlichen Greifreflex und drückt ihrem Säugling gleich mal so eine Hot-Iron-Stange in die Hand.

Daran trägt sie es dann nach Hause.

Von Pontius zu Pilates

Als ich das erste Mal von Pilates hörte, war ich Mitte 40 und dachte, es handle sich dabei um eine merkwürdige Sekte. Modeerscheinungen jeder Art beschnuppere ich grundsätzlich argwöhnisch, und wenn ich mich endlich darauf einlasse, sind sie meistens schon wieder weg vom Fenster. So sah ich dem Hype um Pilates erst mal skeptisch entgegen, bestellte mir aber dennoch eine »Schnupper«-DVD, weil die Protagonistin so nett lächelte. Es handelte sich um Susan Atwell, die mit ein paar makellosen Gestalten in einem Kloster vorturnt. Besonders der Mann mit dem freien Oberkörper machte mir Angst. Er sah so überirdisch und erleuchtet aus! Er würde doch nicht gleich in den Himmel auffahren? Doch dann erlebte ich eine schöne Überraschung, die meine Lebensqualität für die nächsten Jahre deutlich verbesserte! Pilates ist eine sehr ästhetische Angelegenheit, Susan Atwell und ihr beseeltes Team haben mich in ihre höheren Sphären eingeführt und mich zu einer überzeugten Jüngerin gemacht. Die »Sekte« entpuppte sich als Erfindung eines Herrn Joseph Pilates, der vor etwa 100 Jahren in New York damit nicht nur seinen Körper fit hielt, sondern auch Profitänzer im Studio trainierte.

Ich breitete die Matte aus, ließ mich auf Pilates ein, turnte die DVD täglich, erst vorsichtig, dann mit immer größerer Begeisterung. Eine Offenbarung, diese weiche und doch so effektive Methode, seinen weiblichen Körper elegant »auf Vordermann« zu bringen.

Eigentlich müsste es ja »auf Vorderfrau« heißen, aber so feministisch wollen wir mal nicht sein. Sonst müssten wir konsequenterweise sagen: Ich bringe meine Muskelinnen auf Vorderfrau und trainiere gleich auch noch meine Pobäckinnen. Jedenfalls rücke ich meinen Problemzoninnen zu Leibchen.

Und erlösen uns von dem Übel

Durch das Pilates-Training bildeten sich Muskeln an den richtigen Stellen, ohne als prollige Kraftpakete daherzukommen. Die Übungen wechseln ab zwischen Dehnung und Kräftigung der Muskulatur, also die nächste erlöst einen immer vom Übel der vorigen. Nein, Übel ist das falsche Wort. Schmerz eigentlich auch. In einem *Spiegel*-Interview mit Barbara Becker las ich einmal das schöne Wort »Wohlweh«. Das klingt zwar ein bisschen nach Fußpuder für alte Männer, aber das trifft es noch am besten. Hach, was ist mir heute wieder wohlweh.

Allerdings muss man sich wirklich auf ein neues Vokabular einlassen. Männer und Schweinehunde nutzen das gleich zu sanftem

Spott. Bauchnabel zur Wirbelsäule, Rollen wie ein Ball, Marionette, Powerhouse.

»So ein Blödsinn!« stänkerte der meine. »Powerhouse! Da sitzen bestimmt eine Menge alternativer Tee trinkender Aussteigerinnen mit selbst gestrickten Socken drin rum!«

Ja, das dachte ich anfangs auch, war ich doch immer in die katholische Kirche gegangen und hatte dort mein Seelenheil gesucht. Somit war ein »Powerhouse« für mich erst mal neumodischer heidnischer Kram. Falsch gedacht. Wie so oft.

Das Powerhouse ist in Wirklichkeit die in der Körpermitte liegende Muskulatur rund um die Wirbelsäule, die sogenannte Stützmuskulatur. Sollte man ernst nehmen, den Apparat. Wenn man ein Haus sieht, das sich noch im Bau befindet, erkennt man diese »Stützmuskulatur« sehr gut – in Form von vielen Eisenstreben, die das Gebäude vor dem Einsturz bewahren sollen. Und so was hängt auch in unserem Körper herum: ein perfekter Muskelapparat, der dazu gedacht ist, das Kunstwerk Körper zu stützen. Ist er schlaff und aus der Form geraten? Ja, wie soll denn dann der Rest des Körpers funktionieren, geschweige denn der Geist, die Seele, die Gefühlswelt?

»Das Powerhouse«, belehrte ich meinen Schweinehund, »ist offensichtlich in uns selbst. Hol mal den Nabel ran.«

»Spinnst du? Wie soll ich den denn finden in dem Speck?«

»Nacken strecken, Schultern runter, Rücken gerade, ausatmen und Klappe halten!«

Klar heulte der Schweinehund: »Au! Das tut weh!«

Wenn man 30-mal in Seitenlage sein ausgestrecktes Bein langsam hebt und senkt, behauptet der Schweinehund anfangs: »Es fällt gleich ab! Dann bist du schuld!« Man möchte sein Bein abschrauben und in die Ecke stellen, so schwer fühlt es sich an! Dabei hängt nur der Schweinehund dran und macht sich schwer!

Schon bei 15, 16, spätestens bei 17 Wiederholungen fängt er an zu jammern: »Wie KANN so etwas Spaß machen?! Das ist Folter!«

Und ehrlich, am Anfang macht es keinen Spaß. Wie denn auch?

Es zieht und brennt, als hätte jemand am inneren Oberschenkel Feuer gelegt.

»Isch happ Rücken!«, jault der Schweinehund.

Ja, und mit Pilates kann man denselben wundervoll stärken! Jeder am Schreibtisch sitzende Mensch hat Rücken! Und jede Mutter, die von Anbeginn an Kinder und Einkäufe geschleppt und Kinderwagen zusammengeklappt und in den Kofferraum gewuchtet hat, auch! Die Stärkung der Powerhouse-Muskulatur entlastet vor allem den Rücken!

So bin ich nicht nur meine chronischen Rückenschmerzen losgeworden; sondern gehe auch ganz anders durch die Welt: viel aufrechter, gerader, selbstbewusster. Mithilfe von Pilates habe ich meine Stützmuskulatur wieder aktiviert, so einfach ist das! Nicht schwer, aber immer leichter: Dieses Motto sollte zum Mantra werden. Und der Schweinehund soll die Klappe halten.

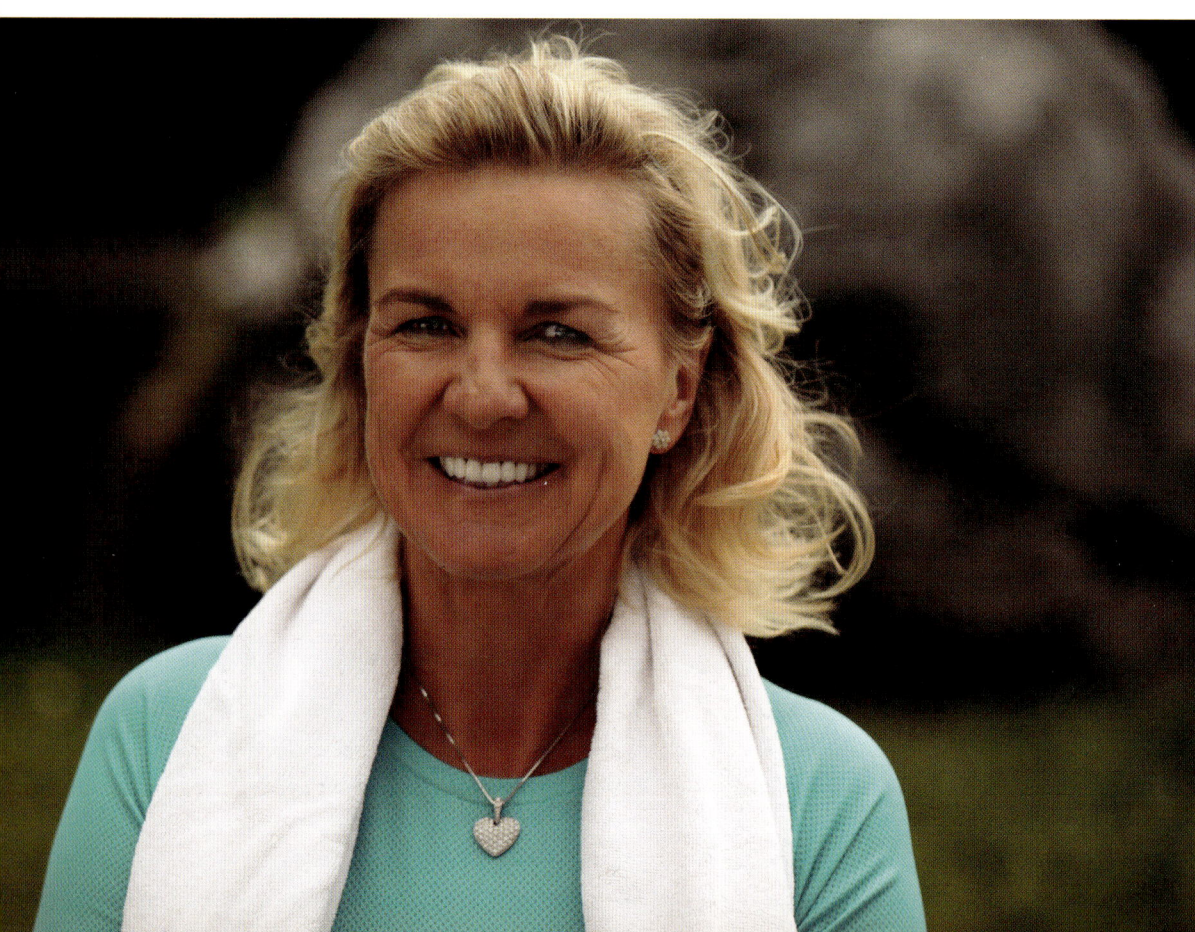

Üben, üben üben,

Natürlich es ist am Anfang schwer, all diese Dinge richtig zu machen. Und natürlich hilft es, sich ab und zu von einem professionellen Trainer kontrollieren zu lassen. Ich bin während meines Gesangsstudiums auch regelmäßig zu meiner Professorin gegangen, aber geübt habe ich allein zu Hause. Stundenlang. Was meinen Sie, wie ich da meinen Schweinehund zum Klavier scheuchen musste! Und dann saß er da mit Wattebäuschchen in den Ohren und heulte sich die Seele aus der Schnauze!

Es gehört Mut und Überwindung dazu, und am Anfang ist es wirklich harte Arbeit. Man fühlt sich unzulänglich und blamiert sich vor sich selbst.

Aber das regelmäßige Training wird mit jedem Mal leichter. Aus dem schweren, hinderlichen Fettgewebe wird mitarbeitendes Muskelgewebe. Irgendwann hebt sich das Bein wirklich so leicht, dass man dabei plaudern kann. Die Übungen sind einfach genial. Was für ein schönes Gefühl, seinen Körperkern zu sanieren. Wie eine alte, überladene Wohnung, aus der man das ganze rostige, sperrige Gerümpel rausschmeißt und die man dann mit auserlesenen Designermöbeln neu ausstattet: schlank und elegant und formvollendet.

Es ist, als hätte man die Chance, seinen eigenen Körper zu modellieren. In einem gesunden, starken Körper, in dem die tiefere Muskulatur als Stützapparat funktioniert, kann man seinen alltäglichen Herausforderungen viel stärker und gelassener entgegentreten. Was zuerst richtig anstrengend ist, wie das Stapfen durch Tiefschnee, wird im Laufe von ein paar Monaten so leicht wie das Gleiten durch Pulverschnee! Anfänglich glaubte ich, an meinen Hüften und Schenkeln hingen Zementsäcke, später fühlten sie sich an wie kleine Motoren, die jede Bewegung erleichtern. Den ganzen Körper voller funktionierender Muskeln zu haben, die einem jederzeit zur Seite stehen, wenn man sie braucht, ist ein wunderbares Gefühl. Ob man Lasten zu tragen hat oder ob man »nur« eitel ist: Es ist das wundervolle Ergebnis konsequenter Arbeit.

Wo gibt's das Glücksgefühl zu kaufen?

Pilates ist nach dem täglichen Laufen meine zweite große Leidenschaft geworden.

Ich lernte meinen Körper noch einmal völlig neu kennen. Hunderte versteckte kleine Muskeln, von denen ich nicht ahnte, dass sie tief in meinem Inneren schlummerten, wurden wach, meldeten sich (zuerst bockig schmerzhaft, dann dankbar) zu Wort und wollten fortan immer beachtet werden. In diesen Anfangszeiten hatte mich der gemeine Muskelkater tagelang und nächtelang in seinen Krallen. Nicht zu fassen, wohin der kriechen konnte! An jeder Sehne, an jedem Knochen nagte er rum. Ich glaube, er war sogar unter dem kleinen Zeh. Immerhin wusste ich nun, über wie viele Fettverbrennungsöfchen und Energiepäckchen ich verfügte, die bisher alle untätig in mir herumgelungert hatten. Seit sie arbeiten wie gut gewartete Motoren, verbrennen sie natürlich reichlich Fett. Je selbstverständlicher die Muskeln arbeiten, umso leichter fallen einem die Übungen und umso leichter geht man mit täglichen Herausforderungen um, seien sie körperlicher oder geistiger Art. Aus anfänglicher Quälerei wird souveräne Technik.

Als ehemalige Profimusikerin vergleiche ich es gern mit dem Klavierspiel: erst holprige Etüde in brech Moll, dann perlender Chopin! Aus meinem Gesangsstudium kenne ich auch diese Erfahrung: Koloraturen oder schwindelnde Höhen, die das Stimmband nie packen konnte, wurden irgendwann spielend leicht erreicht. Dass es der eigene Körper ist, dessen Klaviatur plötzlich so leicht funktioniert, ist genial und erhöht das Glücksgefühl.

Sie sollen kein Instrument erlernen und keine Kunstfertigkeit erwerben. Sie sollen sich nur elegant und schmerzfrei, leicht und mit Freude bewegen lernen, sodass der Schweinehund ein für alle Mal die Schnauze hält.

Haben Sie jemals einen Gips gehabt am Arm oder Bein? Und dieser wurde nach Wochen endlich wieder abgenommen? Wie leicht war plötzlich der Arm oder das Bein! Genauso ist es mit Pilates, wenn wir es mindestens einen Monat lang täglich gemacht haben. Wir fühlen uns, als würden wir gleich abheben.

Pilates hat für mich auch das Joggen noch mehr zum Genuss gemacht. Die Beine, die früher schwer waren und anfingen zu zittern – besonders beim Bergauf- und Treppenlaufen, die erwähnten 250 Stufen, puh! –, haben nun eingebaute kleine Sprungfedern. Uns wird nicht mehr schwarz vor Augen, wir müssen uns nicht mehr keuchend hinsetzen, uns kleben nicht mehr die Klamotten im kalten Schweiß am Leibe: Wir federn einfach bergauf! Wir sind Duracell-Hasen! Und das in jedem Alter! Jeder Schritt im Alltag wird so leicht, als könnten wir fliegen.

Nicht schlecht, Herr Pilates. Für dieses Gefühl der Leichtigkeit hätte in der Apotheke wohl so mancher ein Jahresgehalt ausgegeben.

Das Wetter ist flexibel? Wir auch

Seit ich Ende der Neunziger die Entdeckung der wundervollen Fitness-DVDs machte, leisten mir diese inzwischen bei schlechtem Wetter täglich eine Stunde Gesellschaft. Sie sind mir so vertraut wie meine besten Freundinnen.

Gute Freundinnen lässt man ins Wohnzimmer. Sogar ungeschminkt, jeden Morgen.

Von da an gab es erst recht keine Ausreden mehr! Von wegen »heute regnet es, und heute bleibe ich mal im Bett«. Es gibt Tage, da wache ich auf und freue mich fast ein bisschen, wenn es bewölkt ist oder regnet. Da wird eben im Wohnzimmer vor dem Fernseher die Matte ausgerollt. Es gibt wundervolle DVDs, und jeder sollte ausprobieren, welche zu ihm oder ihr passen. Mal tut diese einem gut, mal hat man das Bedürfnis, Zeit mit der anderen zu verbringen.

Pilates, Yoga, Kraftübungen und Dehnen sind neben dem Laufen meine tägliche Routine geworden. Ich denke nicht mehr darüber nach, ich mache es einfach. Insgesamt stehen etwa 30 verschiedene Fitness-DVDs bei mir auf dem Regal am Fernseher. Manche, die wirklich Wunder gewirkt haben und mich aus jedem depressiven Loch herausreißen, sind schon so oft abgespielt worden, dass sie an bestimmten Stellen hängen bleiben. Wie die heiß geliebte Märchenkassette eines Kindes, ohne die es nicht einschlafen kann. Ich mag ohne manche Lieblings-DVDs nicht aufwachen!

Sämtliche Pilates-DVDs von Barbara Becker und ihrer Trainerin Tanja Krodel gehören dazu.

Die beiden sind keine professionellen Entertainer, aber das ist auch gut so. Sie turnen einfach am Swimmingpool oder am Strand in Florida, als wären sie unter sich, und man darf ihnen aus dem häuslichen Wohnzimmer zugucken. Nein, besser: Man darf mitmachen. Sie reden, wie ihnen der Schnabel gewachsen ist, und das macht die freundschaftliche Atmosphäre dieser DVDs aus.

Wenn es also grau und trostlos ist und regnet, kann man sich immer ein Stückchen Florida, Strand und blauen Himmel ins Wohnzimmer holen!

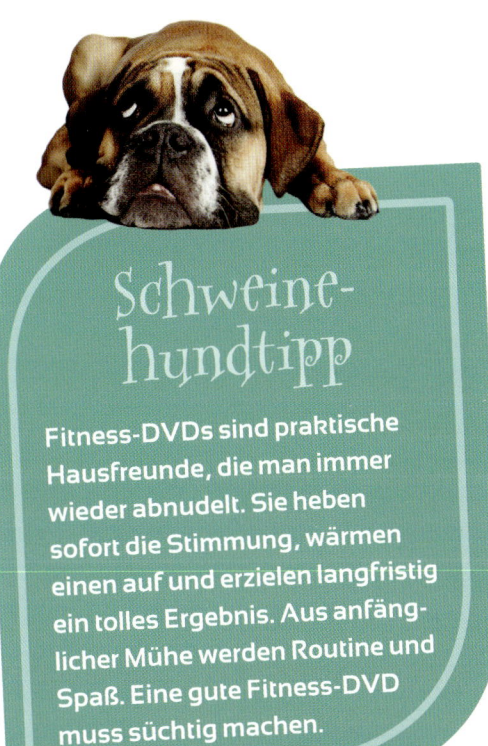

Schweine-hundtipp

Fitness-DVDs sind praktische Hausfreunde, die man immer wieder abnudelt. Sie heben sofort die Stimmung, wärmen einen auf und erzielen langfristig ein tolles Ergebnis. Aus anfänglicher Mühe werden Routine und Spaß. Eine gute Fitness-DVD muss süchtig machen.

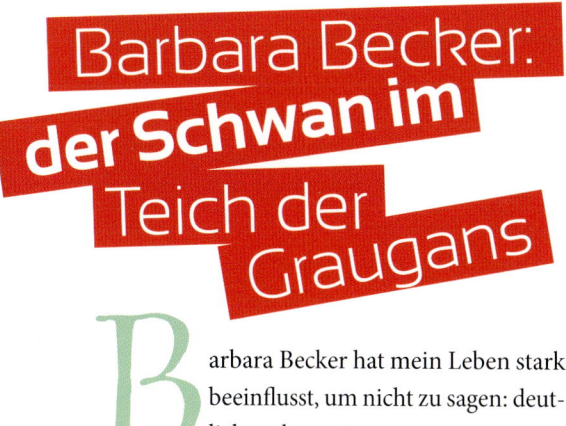

Barbara Becker: der Schwan im Teich der Graugans

Barbara Becker hat mein Leben stark beeinflusst, um nicht zu sagen: deutlich verbessert.

Vor acht Jahren bekam ich eine Pilates-DVD von ihr in die Hände. Das war auch das erste Mal, dass ich Pilates nicht mehr für eine Sekte hielt. Damals fand ich die Übungen in ihrer Länge unendlich schwer, und als ich sie endlich eine Stunde lang durchhalten konnte, ohne auf der Matte zusammenzubrechen, war ich stolz wie Oskar. Mein Körper fühlte sich von Mal zu Mal stärker an. Ich spürte, wie sich meine Haltung verbesserte und Fettpölsterchen sich in Muskeln verwandelten. Am meisten aber profitierte meine Stimmung. Ich trainierte insgesamt drei Jahre lang mit dieser DVD, immer bei schlechtem Wetter. Das war ein Garant für gute Laune! Einige Jahre später brachte Barbara Becker eine weitere Pilates-DVD auf den Markt. Dieses Mal wurden sämtliche Übungen auf einer zusammengerollten zweiten Matte ausgeführt, was zusätzlich eine große Herausforderung an die Balance bedeutet.

Mein Mann schaute sich das Ganze fast argwöhnisch an: sein eifriges Weib, zitternd und wackelnd auf der Rolle, und als ich ihn lachend aufforderte mitzumachen, winkte er ab und verließ fluchtartig den Raum. Dafür hat er das Ergebnis umso lieber!

Inzwischen kenne ich diese DVD schon so gut, dass das Bein oder das Becken automatisch hochgeht, während ich über die wichtigen Dinge des Lebens nachdenke. Oft mache ich sie auch unterwegs, weil ich sie auswendig kann und gar keine DVD mehr einlegen muss.

Mama, wetten, dass du dich nicht traust?

Einmal habe ich sogar eine Wette damit gewonnen. Als ich am Hamburger Flughafen vier unsägliche Stunden Aufenthalt hatte, weil wir die Anschlussmaschine verpasst hatten, äußerte ich meinen Unmut und spürte die schlechte Laune nahen.

Was jetzt? Essen? Rumhängen? Geld ausgeben? Langweilen?

Meine Töchter stichelten: »Das wäre jetzt ideal für Pilates!«

»Ja, verdammt, dann ginge es mir sofort wieder gut!«

Es gibt aber meines Wissens am Hamburger Flughafen keinen »Jim«.

»Mach es doch einfach hier in der Abflughalle, aber Mama, ich wette, du traust dich nicht.«

»Wetten, dass ich mich doch traue? Wenn ihr mir eine Gymnastikmatte besorgt!«

Meine Töchter ließen sich das nicht zweimal sagen. Nach 20 Minuten hatten sie eine Matte aufgetrieben. Kichernd überreichten sie mir ihre Beute.

»Los, Mama. Jetzt musst du es machen.«

Der Schweinehund legte sich die Pfoten auf die Augen und stellte sich tot, als ich stoisch in der Abflughalle B neben den Abfertigungsschaltern nach Sylt und Amrum die Matte ausrollte und mit den ersten Kniebeugen anfing.

»Die macht es echt, die Mama!« Meine Töchter rannten peinlichst berührt in den oberen Bereich, um über das Geländer zu lugen. »Diese Frau kennen wir nicht.«

Aber was ist besser? Vier Stunden schlechte Laune schieben, träge rumsitzen, Zeit totschlagen, blöde in die Gegend starren oder die Lebensgeister zurückholen und sich danach prickelnd lebendig und wunderbar fühlen?

Ich habe meine Stunde Pilates gemacht. Ganz am Rand der Abflughalle. Ein paar Passagiere schauten zwar kurz rüber, aber sie ließen sich nicht stören. Ich habe ja niemanden belästigt und keinem wehgetan. Höchstens deren inneren Schweinehunden, die zu ihnen sagten: »Schau, das solltest du auch mal wieder machen.«

Pilates ist nicht peinlich

Man kann Pilates wirklich überall und jederzeit machen. Eines meiner schönsten Pilates-Erlebnisse war auf Deck 12 auf dem Schiff, als wir bei einer Atlantiküberquerung nach fünf Seetagen Amerika erreichten.

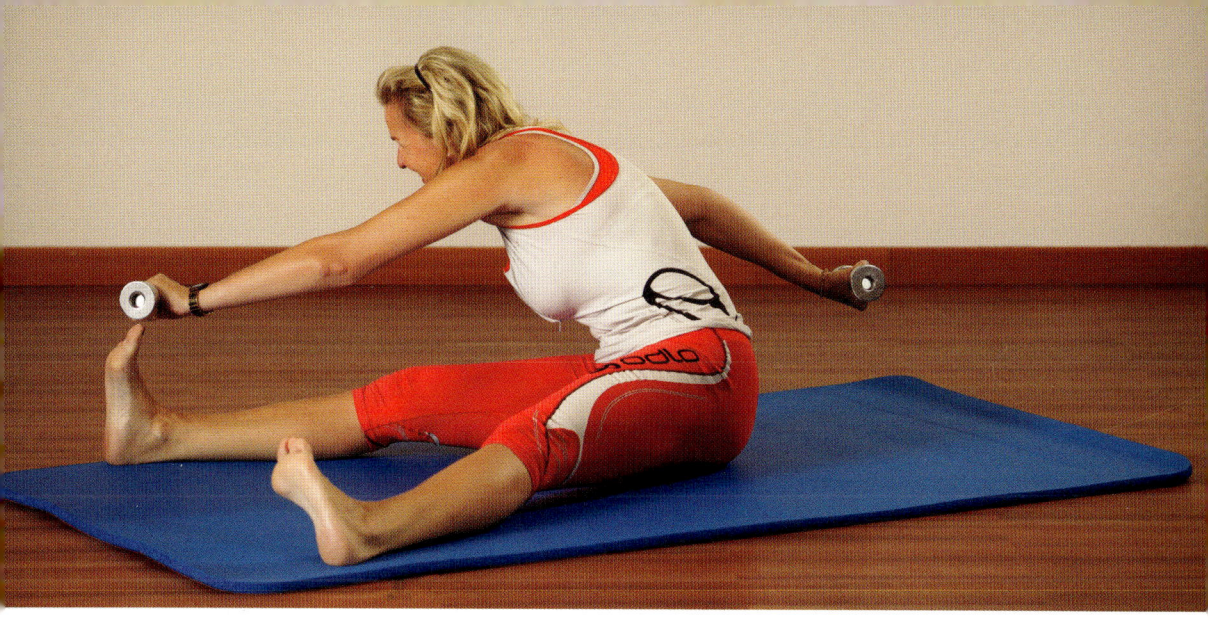

In der Morgendämmerung und während des furiosen Sonnenaufgangs glitten wir unter den New Yorker Brücken durch. Die Passagiere hatten sich natürlich wieder auf der Joggingmeile zusammengerottet, lehnten in Trauben an der Reling, gähnten und schauten durch ihre Teleobjektive. Wir beide, mein Schweinehund und ich, begrüßten die Freiheitsstatue derweil mit 200 formvollendeten Kniebeugen auf der Rolle. Selten hat etwas für mich so gepasst.

Bei meinem Lieblingshotel am Millstädter See habe ich nur ein paar frühe Fischer irritiert, als ich auf dem Steg, direkt über dem wunderbar klaren Wasser, in der Stille des unberührten Frühlingsmorgens meine Pilates-Übungen gemacht habe. Sie zogen mit ihren Booten unauffällig so nah wie möglich an den Steg heran, riskierten ein Auge und drehten dann auch schon wieder bei.

Mein innerer Schweinehund hatte natürlich wieder gefremdelt: »Hach, das kannst du doch hier nicht machen, wenn dich einer sieht!«, aber er wusste schon, dass er mit diesem Gejammer nichts erreicht. Ja, dann sieht mich halt jemand! Na und?! Es ist doch MEIN Körper, der sich wohlfühlt, wenn ich es tue,

und der wie ein Jammerlappen herumhängt und den ganzen Tag fröstelt und schlechte Laune hat, wenn ich es nicht tue!

Es war mit das schönste Pilates-Erlebnis, das ich je hatte! Die Morgensonne beschien den spiegelglatten See, die Vögel zwitscherten, die umliegenden Berge erwachten unter noch samtblassem Himmel, einige Enten quakten ihren Kommentar, neugierige Fischlein sprangen kurz aus dem Wasser, und ich pilatete mich dem klaren, herrlichen Tag entgegen, während meine Lieben noch schliefen. Nach der letzten Übung sprang ich kurzerhand in das 12 Grad kalte Wasser und fühlte mich »erquicket und belebet«, wie es in einem Kirchenlied heißt.

Yoga für Ignoranten

Deutlich nach meinem 50. Geburtstag traute ich mich erstmals auch an Yoga ran. Natürlich waren wir, mein Schweinehund und ich, wieder durch die blödesten Vorurteile gebremst worden, hinter denen wir uns verschanzt hatten, um es ja nicht ausprobieren zu müssen: Yoga sei was für Spinner, die nach Indien ausgewandert und im Leben gescheitert sind. Sie sitzen bewegungslos auf einem Stein und sagen: »Om«, sind in Trance und spreizen die Finger ab und ticken nicht mehr ganz richtig. Deren Sorgen wollte ich haben! In meinen Augen war Yoga nicht kompatibel mit dem Alltagsleben einer ganz normalen, viel beschäftigten berufstätigen Frau und Mutter. Yoga machende Menschen waren mir suspekt. Wie die in meiner Vorstellung nur schon aussahen! Die Männer modisch alle so vorn dabei wie Jesus bei der Bergpredigt. Bart und lange Haare und so weltfremd, dass man sie schütteln möchte. Yoga praktizierende Frauen trugen doch alle Hanfsandalen und schlammfarbene Leinenkleider und als modische Accessoires allenfalls Jutebeutel aus naturbelassenen Kartoffelsäcken. Mein Schweinehund und ich waren uns ausnahmsweise einig: Yoga ist nichts für uns. Allein schon die unaussprechlichen indischen Begriffe wie Namaste, Satsang, Phalahari oder Shank Prakshalan (Letzteres ist sehr lautmalerisch und bedeutet »Darmreinigung«. Also bitte) schreckten uns ab. Yogis sind vergeistigte Wesen, die auf einem anderen Stern leben und einen an der Waffel haben, redeten wir uns gegenseitig ein. Sie singen spirituelle Lieder und hauen dabei auf blecherne Instrumente. Auf jeden Fall hatte ich mein Vorurteilsyoga deswegen schon abgehakt, weil ich mir sicher war, man könne davon kein Gramm abnehmen. Und was sollte letztlich schon dabei rauskommen, wenn man sich jeden Tag eine Stunde lächerlich macht!

Doch nachdem so viele berühmte Zeitgenossen auf Yoga schwören, wurde ich trotzdem neugierig.

Zugegeben, die »neumodische Zeiterscheinung« hielt sich schon verdammt lange. Ein paar Tausend Jahre oder so. Irgendwas musste wohl dran sein. Aber was?

Also begann ich, die ersten Yogabücher durchzublättern.

Der Schweinehund stand mit zitternden Beinen in der Buchhandlung und zerrte mit den Zähnen an meiner Jacke.

»Vata, Pittha, Kafa sind leider keine knoblauchschwangeren leckeren Häppchen, die man zu einem guten Glas Wein beim Türken mampft«, belehrte er mich. »Diese langbärtigen Gurus machen Klangschalengymnastik im Beckenbereich und murmeln dabei unverständliche Mantras vor sich hin. Die sind doch einfach nur bescheuert. Komm, lass uns gehen.«

Also legte ich die Yogabücher aus der Hand und verließ die Buchhandlung. Er hatte ja recht. Seit der Schwangerschaftsgymnastik mache ich so einen albernen Quatsch nicht mehr, dachte ich. Da bin ich mir schon lächerlich genug vorgekommen mit den übereifrigen Typen in naturbelassenen Stinksocken, die vergeblich ihren Beckenbodenmuskel in den Untiefen ihrer selbst gestrickten wollenen Unterhosen gesucht haben. Ich atme, wann ICH will. Und WOHIN ich will. Und vor allen Dingen, welches Aroma ich will. Das gemeinsame Wälzen und Stöhnen und Windelassen im überheizten Gruppenraum hat mich nie gereizt. Da können die noch so den erhabenen Weg vom Dunkel zum Licht begrüßen. Ich begrüße frische Luft und meine Privatsphäre.

Aber es musste was dran sein an Yoga. Weltweit schwört die Prominenz drauf. Und zwar die gut aussehende, bewegliche, schlanke, erfolgreiche und moderne.

DAS SCHWEINEHUND-ERZIEHUNGSPROGRAMM

Yoga machende Menschen sind auch so freundlich und sanft, sie strahlen etwas aus, was weit weg von Aggressivität und Grobheit ist.

»Nur mal gucken, Schweinehund. Du musst auch gar nicht mitmachen.«

DVDs zum diskreten privaten Ausprobieren gibt es genug.

Als Erstes stellte ich erfreut fest: Auch Barbara Becker, die ja nun wirklich mit beiden Beinen im Leben steht und modisch ganz vorn dabei ist und nie Jutesäcke trägt, macht Yoga und hat eine DVD herausgebracht. Also legte ich diese ein. Auf Barbara ist Verlass. Sie leistet sich neben der bewährten Trainerin Tanja auch noch einen makellosen männlichen Vorturner und trainiert diesmal auf saftigen Wiesen, unter Wolken und Bergen an einem österreichischen See. Gott, sie sieht aus wie ein Schwan. Na dann mal los, alte Graugans.

Die Übungen wirken sanft und fließend, kraftvoll und ästhetisch.

»Los!« Ich kickte mit dem Fuß auf den Haufen Schweinehund, der sich beschämt verkrochen hatte. »Wir probieren das aus!«

»Neieeeen«, kam es erstickt unter der Matte hervor. »Yoga ist blöd!«

Aber auch hier ließ ich mich mithilfe der filigranen sanften Wesen, die der rauen Luft Tirols mit erhabenem Lächeln trotzen, eines Besseren belehren. Yoga ist eine hohe Kunst, die ich in diesem Leben nicht mehr beherrschen werde. Dennoch kann man sich wundervolle Anregungen holen und sich auch im fortgeschrittenen Alter noch darauf einlassen.

Selten ist mir etwas so klar und logisch vorgekommen, so einfach und doch so unglaublich anspruchsvoll wie Yoga. So ein Sonnengruß hat es in sich, und gerade früh-

morgens ist es das Beste, was man machen kann. Wenn die Sonne NICHT scheint, muss man sie einfach begrüßen! Arme hoch zum Kronleuchter und dann runter mit dem Kopf und wieder rauf, zack, auf die Füße ins Brett, Rücken gerade, bloß nicht durchhängen, und dann, schlängel, auf den Bauch und zur Kobra hochgestemmt und, hast du nicht gesehen, schon wieder zum herabschauenden Schweinehund.

Am Ende steht man mit gefalteten Händen da und murmelt »Namaste«, was so viel heißt wie »Geht doch!«.

Selbst auf kuriose Übungen ließ ich mich ein und stehe auch mal gerne eine Minute auf einer Hand und einem Fuß, mit durchgestrecktem Restkörper, strecke eine Gliedmaße zur Decke und hänge sie gedanklich an die Wand oder gebe den stolzen Krieger und fühle mich auch so! Das hätte ich früher nie geschafft! Und anstrengend ist es wie kaum etwas anderes! Im Nichtbewegen liegt die Kraft! Hier zittern und dampfen die Muskelmotörchen, klasse! Eine gesunde Mischung aus allem macht es wohl.

Bewegung gegen Grübelfallen

In den ersten Jahren meines neuen bewegten Lebens bin ich, wie schon erwähnt, hauptsächlich gelaufen. Sieben Jahre lang bin ich jeden Morgen mindestens eine Stunde gejoggt, spürte, wie ich schneller, stärker und fitter wurde und meine Beine sich zu Sprungfedern entwickelten, weil der Schweinehund nicht mehr an ihnen hing wie ein nörgelndes Kind. Ich bekam immer mehr Spaß daran, lief weitere Strecken, hatte dieses »Runner's High« und wurde süchtig. Aus 10 Kilometern wurden 12, dann 15. Es machte mir Spaß, und ich freute mich am Abend meistens schon auf den nächsten Morgen. Die frische Luft bewirkte ihr Übriges. Ich wurde nie mehr krank, schlief wieder gut, war abends rechtschaffen körperlich müde, hatte negative Energien verpuffen lassen und positive getankt. Laufen ist eine gute Droge gegen Grübelfallen, typisch weibliche Schuldgefühle, innere Dialoge mit Menschen, die den Lebensweg nicht mehr mit einem teilen. Gerade in den frühen Morgenstunden neigt man dazu, Sorgen hin und her zu schichten, Verantwortungsberge vor sich aufzutürmen, die unüberwindbar scheinen, Ängste und Sorgen schön sorgfältig von rechts nach links zu schieben und sie von allen Seiten zu betrachten. Wenn man sich dabei bewegt, erdrücken sie einen nicht. Man kann Abstand zu ihnen gewinnen, sie aus sicherer Entfernung betrachten und wie schon bei Jim Knopf die unglaubliche Erfahrung machen, dass sie dann kleiner werden. Sie verschwinden zwar nicht ganz, aber man kriegt sie in den Griff. Im Nachhinein bin ich wahnsinnig froh, dass es »nur« diese Droge war und keine Tabletten, kein übermäßiger Konsum von Alkohol oder was manche Leute für sich in Anspruch nehmen, wenn sie ihr Leben gerade nicht auf die Reihe kriegen. Der Schweinehund hatte schon eine Menge mit mir durchgemacht. Er hatte richtig abgenommen und trappelte leichtfüßig neben mir her, ich musste ihn nicht mehr ziehen und treten und beschimpfen. Er war mein Freund geworden, mit dem ich mich vernünftig unterhalten konnte. Wir hatten richtig Spaß miteinander, und er war ein guter Zuhörer. Zu Hause angekommen, kroch er immer gleich in seine Ecke und schlief für den Rest des Tages. Er nörgelte nicht und forderte kein überflüssiges Essen, und wenn ich mich im Spiegel betrachtete, sagte er nichts Unpassendes mehr. Morgens holte er mir selbstverständlich die Turnschuhe ans Bett. Ich hatte ihn erzogen! Klasse.

Mein Marathon in Maßen

Eines Tages fragte ich meinen Schweinehund, was er denn davon hielte, mal einen Marathon zu laufen. Schließlich waren wir beide fit im Schritt.

Er wedelte mit dem Schwanz und meinte, im Prinzip sei das doch mal eine spannende Erfahrung. Und bitte, ich hatte ihm KEINE Kette umgelegt! Er lief nach wie vor frei herum!

Der Ruhrgebiet-Marathon ist einer der größten Marathons in Deutschland und führt so richtig schön romantisch durch Dortmund, Bochum, Oberhausen und Essen. Am Straßenrand standen mehrere Millionen Menschen, die uns 40 000 (!) Teilnehmer anfeuerten. Ein einziges Mal habe ich mich diesem Tumult ausgesetzt und zugegebenermaßen auch nur, weil es eine Charity-Veranstaltung war, für die man bewegungsfreudige Promis suchte.

Auch Christian Neureuther und Rosi Mittermayer liefen mit, aber das waren Skiprofis, die ihr Leben lang Hochleistungssport getrie-

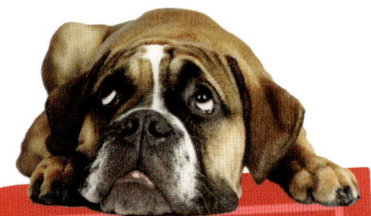

Schweinehundtipp

Nicht jedes Superweib ist ein Wettkampftyp. Deshalb hier mein ganz persönlicher Genusstipp: Die Salzkammergut-Radtour für die ganze Familie! Von Salzburg aus über den Salzkammergut-Radweg nach Mondsee, am herrlichen Wolfgangsee entlang. Überall bieten familienfreundliche Frühstückspensionen bezahlbare Übernachtungsmöglichkeiten an. Mein Traumtipp: Strobl am Südstrand des Wolfgangsees. Hier haben Sie am längsten Abendsonne! Weiter zum Hallstädter See, am malerischen Ostufer entlang bis Obertraun, das tausend Jahre alte Hallstadt entdecken, dann entweder über den steilen Koppenpass strampeln oder für kleine Schweinehunde mit dem Zug nach Bad Aussee! Am Altausseer See sieht man dann nicht alt aus, sondern genießt die unglaubliche Berglandschaft. Am nächsten Tag radelt man zwischen typischen blumengeschmückten Holzvillen weiter zum Grundlsee. Naturerlebnis pur! Traumhafte Landschaft, autofreie Radwege. Beliebig auszudehnen!

ben hatten. Ich hingegen hätte es wohl nicht freiwillig gemacht, aber für die gute Sache lief ich mit.

Aus »werbetechnischen Gründen« für den Sponsor platzierte man mich ganz vorn am Start. Umringt von etwa zwei Dutzend sehnigen Kenianern, Simbabwern und Ghanaern, trippelte ich aufgeregt vor der Startlinie herum und liebäugelte mit einem der zahlreich aufgestellten blauen Häuschen, was allerdings ein völlig zweckloses Unterfangen war. Vor jeder dieser Containertoiletten warteten etwa 50 Menschen, die genauso aufgeregt auf der Stelle trippelten wie ich. Durch heftige Handzeichen auf mich aufmerksam geworden, ließen mich dann einige barmherzige Anwohner über ihren Balkon in ihre Wohnung klettern und noch ein letztes Mal das Panik-WC aufsuchen. Gern hätte ich mich in ihrem Gelsenkirchener Barock versteckt, doch prangte bereits eine fünfstellige Startnummer auf meiner Brust! Nur dieses eine Mal! Wir hatten es einander versprochen, mein Schweinehund und ich, sozusagen als Abschlussresolution für den Weltfriedenskongress der inneren Schweinehunde. Nur für den guten Zweck! Ich hatte ihm zugesichert, dass er das nie wieder machen muss, wenn er nur einmal jetzt zu mir hält.

Staksbeinig kamen wir wieder aus dem gekachelten Etablissement hervor und stellten uns dem Schicksal. Die dunkelhäutigen Läufer, aus deren Hemdausschnitt winzige Rennhunde lugten, staunten nicht schlecht, als die blonde Mittvierzigerin von hilfreichen Mitmenschen erneut in ihre Mitte abgeseilt wurde. Schüchtern lächelte ich sie an, aber sie schüttelten nur den Kopf. Was eine vollbusige Mutti da vorne in ihren Reihen zu suchen hatte? Keiner von ihnen wird wohl je ein

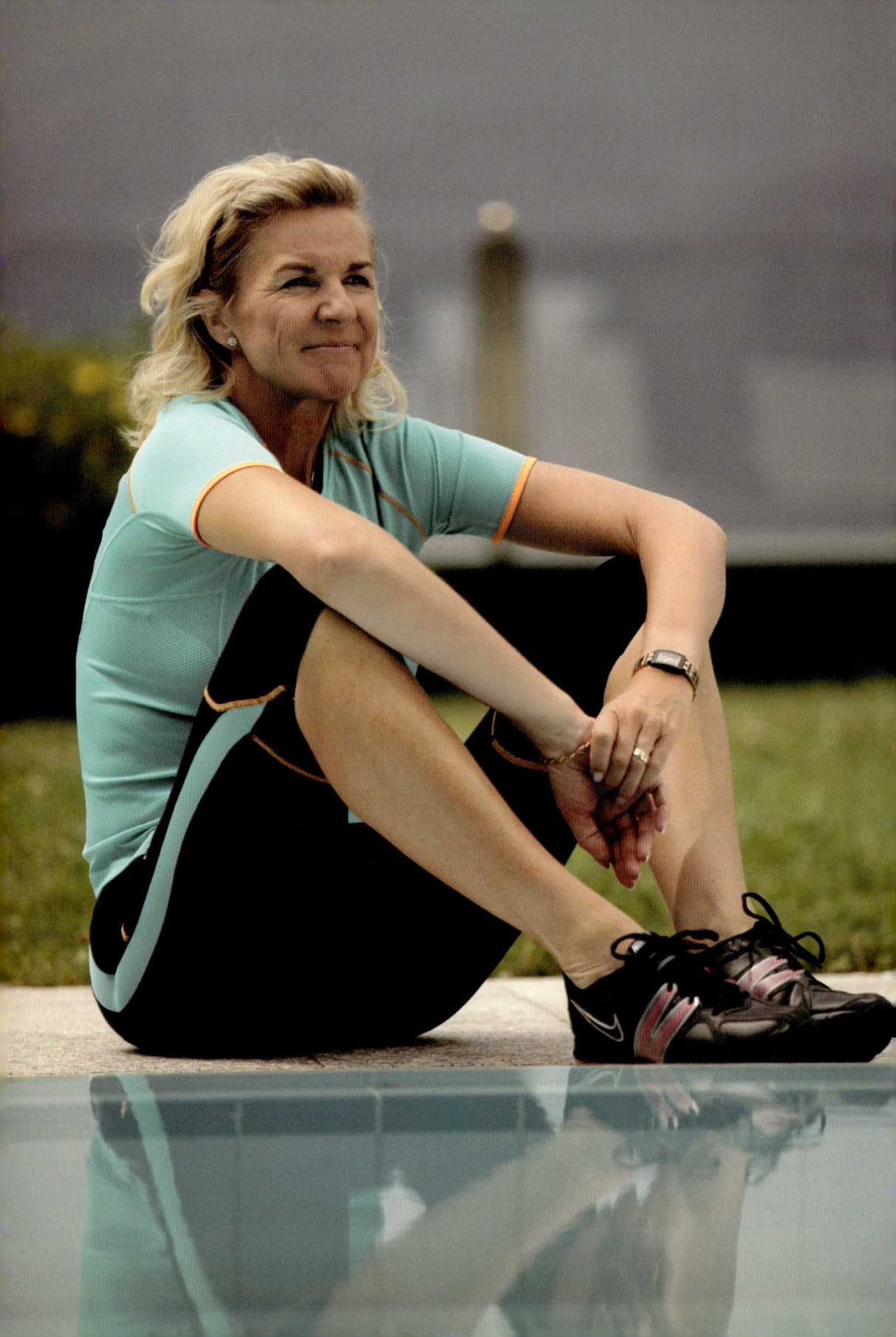

Buch von mir gelesen haben. So ahnten sie natürlich nichts von meiner vermeintlichen Wichtigkeit für das Charity-Projekt.

Wie in einem echten Albtraum waren die Kameras auf mich gerichtet, auf den Dortmunder Balkons schrie man (höhnisch, hämisch oder mit echter Hingabe) »Hera, Hera!«, und so blieb ich tapfer an der Startlinie zwischen den mich emsig umhüpfenden afrikanischen Profis stehen, wobei mein völlig eingeschüchterter Schweinehund schon wieder in Panik irgendwo sein Bein heben wollte.

Dann kam der Startschuss, die Kenianer schossen davon, ich trabte auch tapfer los, mein Schweinehund stolperte über seine Pfoten und war in Gefahr, von kenianischen Rennhunden zertrampelt zu werden, und dann wurden wir zwei Stunden lang nur noch überholt. Von springenden Leichtfüßlern jedweder Nation. Auch weiblichen. Natürlich. Es waren auch ältere Damen dabei, die mich kalt lächelnd abhängten.

In Oberhausen war ich dann in etwa auf der Linie mit meinesgleichen. Das waren ambitionierte Damen und Herren meines Alters, und wir haben noch nett geplaudert. Bei einer Bierreklame fragte mich mein Schweinehund, ob ich nicht auch Durst hätte und ob es denn jetzt nicht gut sei mit dem Blödsinn. Die Kameras waren längst weg, aber wir wurden angeschrien von Menschenmengen, die mit Rasseln und Tröten versuchten, uns anzufeuern, und das war er nicht gewöhnt. Außerdem gab er zu bedenken, dass wir morgen platt sein würden und vielleicht die ganze kommende Woche auch und dass wir dann gar nicht mehr laufen könnten. Wir hatten doch noch nie einen Tag ausgesetzt!

»Alles in Maßen«, keuchte er mit heraushängender Zunge. Noch macht es Spaß, aber gleich nicht mehr! Wir müssen doch keinem was beweisen!

Und weil er wirklich recht hatte, beschloss ich spontan in Oberhausen, dass ein Halbmarathon reicht, und beendete mit 1:58 Stunden den Spuk. Unter zwei Stunden! Da waren noch zwei Stippvisiten in blauen Häuschen drin gewesen. Damit konnten wir beide prima leben.

Uns ging es wunderbar und wir gingen einen trinken, mein Schweinehund und ich.

Ein Fahrer brachte uns dann ins Ziel, weil da doch wieder Kameras waren, und das konnte ich mit meinem Ego sehr gut vereinbaren. Ich laufe doch nicht für die Leute, sondern für mich! Wenn es genug ist und keinen Spaß mehr macht, höre ich auf. Außerdem darf mein Schweinehund auch mal bestimmen. Es ist ja nicht so, dass ich immer das letzte Wort haben muss! Wenn er sachlich recht hat, höre ich gern auf ihn. Wir sind inzwischen ein gleichberechtigtes Team.

In der Zielgeraden spielten sich unglaubliche Szenen ab: Gestandene Männer sanken weinend in die Knie, von Frauen und Kindern umarmt, als kämen sie aus dem Krieg nach Hause, und es wurden Körperflüssigkeiten jeder Art abgesondert. Manche hatten sich schon unterwegs in die Hose gemacht, andere ließen erst jetzt ihrem Schließmuskel freien Lauf, und wieder andere erbrachen erst mal ihr Frühstück auf die Ziellinie.

Also gut – wem es Spaß macht!?

Seit diesem Erlebnis laufen wir nur noch allein, mein Freund Schweinehund und ich, und eine Stunde genüssliches Traben reicht uns völlig aus. Extremsituationen haben wir doch im wahren Leben schon genug!

Bewegung als Genuss, nicht als Muss

Was war mir nur früher entgangen, als ich noch nicht dem Zauber der täglichen Bewegung verfallen war?

Wie viele Stunden und ganze Tage hatte ich in jener starren Zeit in künstlich beleuchteten Räumen am Schreibtisch verbracht, ohne dass ein Schimmer der strahlenden Sonne, des leuchtenden Herbstlaubes oder auch nur der Duft eines milden Regentages mich erreicht hätte! Wie müde und schlapp hatte ich mich danach gefühlt, wie ausgelaugt und leer! Wie oft war ich von einem Termin zum anderen gehetzt, ohne den Augenblick zu spüren! Wie oft hatte ich Kopfschmerzen gehabt und das schlechte Gewissen, eigentlich nichts und niemandem gerecht geworden zu sein. Wie oft war mir zum Weinen zumute gewesen, weil nichts so recht klappen wollte! Wie oft waren meine Nerven zum Zerreißen gespannt gewesen, wenn die Kinder wieder mal ihr Recht forderten, das Telefon schrillte oder der Haushalt über mir zusammenbrach! Nie und nimmer wäre ich auf die Idee gekommen, diesen Zustand der ständigen Überforderung durch lockeres Bewegen zu verändern! Eher belohnte ich mich damals mit einem Glas Wein. Der Stress fiel dann zwar kurzfristig von mir ab, aber der Alkohol vernebelte mir auch das Hirn. Da hatte der innere Schweinehund schon glasige Augen. Er saß zufrieden mit verschränkten Armen auf meinem Kopf und hatte mich ganz fest im Griff.

Doch dann, in der Phase des täglichen regelmäßigen Bewegens, war ich bei klarem Verstand und Mut, begann nach kurzer Zeit zu strahlen und zu leuchten. Meine Kinder spürten es als Erste: »Mami, du bist aber echt gut drauf heute.« Und das war ich. Unternehmungslustig und frisch, nicht apathisch und müde.

Übrigens: Ich fühlte mich auch gar nicht mehr so unsichtbar, wie man es Frauen über 40 nachsagt! Man strahlt ja wieder etwas aus, wenn man glücklich und zufrieden ist. Das hat mit dem Alter gar nichts zu tun.

Nicht Frauen über 40 sind unsichtbar, sondern jene Menschen, die sich aufgegeben ha-

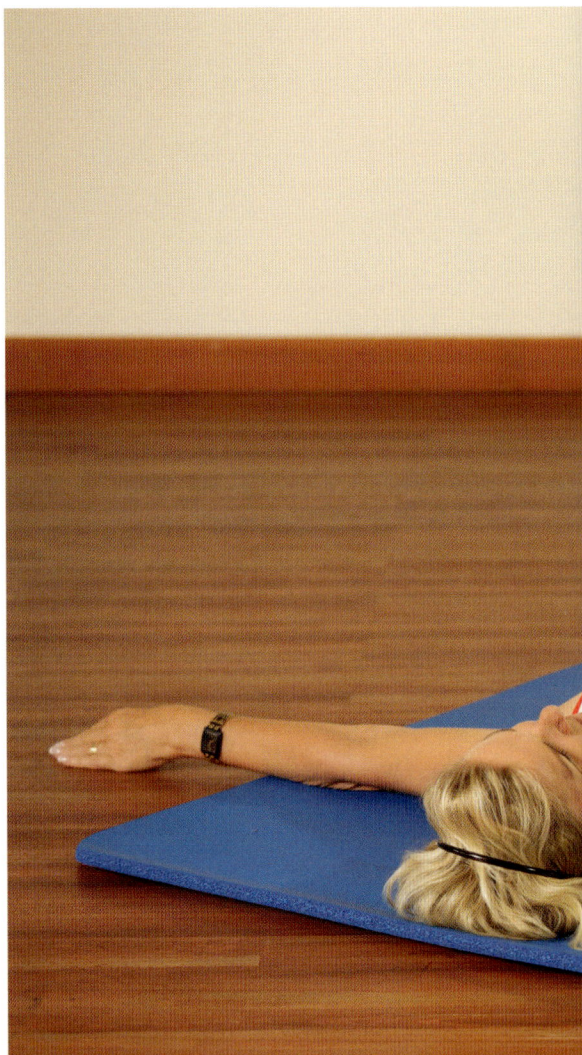

ben. Dabei ist es nur ein winzig kleiner Schalter, den man umlegen muss! An dem einen Ende steht: »müde, träge, traurig und lustlos«, am anderen: »energiegeladen, zuversichtlich und fröhlich«. Klick!

Wer auf dieser Spur fährt, strahlt auf andere aus. Männer und überhaupt Menschen nehmen einen wieder wahr. Egal, wie alt man ist.

Vor Kurzem ließ ich im Supermarkt an der Kasse eine Studentin vor, die nur zwei Teile in der Hand hatte, während mein Wagen bis zum Bersten voll war. Ich erwartete wirklich keinen Dank. Umso überraschter war ich, als sie stattdessen sagte: »Jetzt habe ich hinter Ihnen gestanden und gedacht, Sie sind höchstens 20. Sie haben wirklich eine tolle Figur.« Na toll. Heul doch, Mama. Hätte ich sie doch nicht vorgelassen.

Unser Schweinehund-Fitnessprogramm

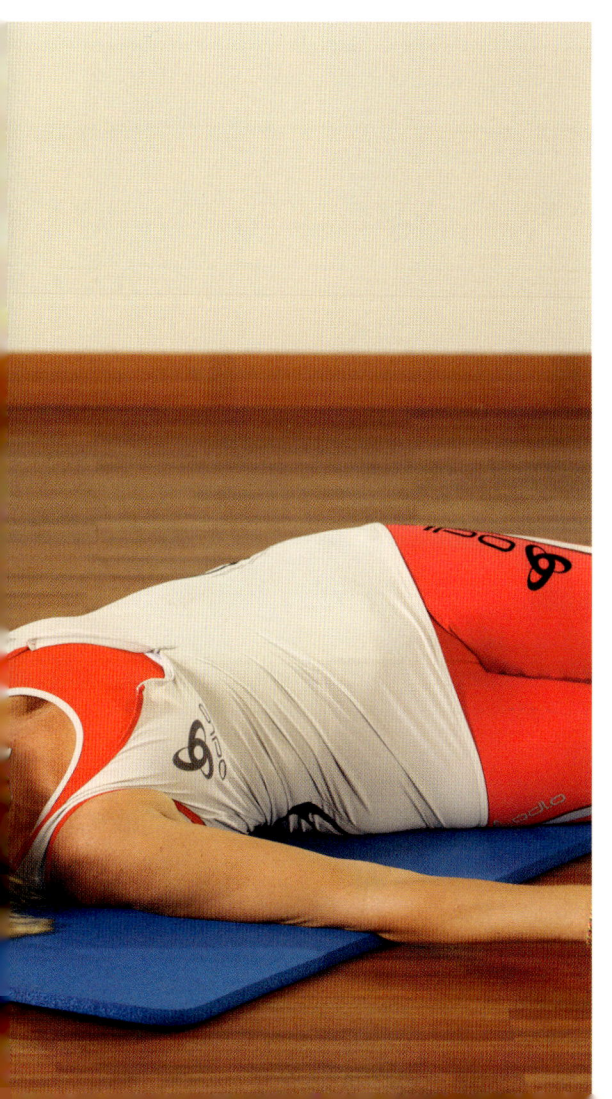

Seit einiger Zeit trainiere ich nun in Ergänzung zu meinen privaten Bewegungseinheiten mit meinem Personal Trainer Florian Apler. Als Florian bei unserem ersten Training den Ist-Stand meiner Kondition sah, brach er zwar nicht in Tränen aus, fing aber sofort an, über das optimale, effektive Fitnesstraining nachzudenken, das so ein ganz normales Superweib locker in seinen Alltag mit Kindern, Küche, Karriere und Kerl integrieren kann.

Schon bei unseren nächsten Treffen präsentierte mir der Exerzist die perfekte Mischung aus meinen Lieblings-Pilates- und Yogaübungen, gezieltem Krafttraining für meinen strapazierten Rücken, Stärkung meiner jämmerlichen Armmüskelchen, Bildung und Kräftigung eines stabilen Rumpfes und ein paar militärisch angehauchten Hammerherausforderungen für die Turbo-Schweiß-Produktion mit anschließender Stolz- und Glücksgarantie. Er wusste genau, dass sein neuer Quälgeist keinerlei Zeit mit Geschwätz oder Firlefanz verschwenden mochte, gefordert, aber nicht überfordert werden sollte, sich nicht zu langweilen wünschte, keine Geräte anschaffen und nach einer Stunde das Glücksgefühl pur mit unter die Dusche nehmen wollte.

Aber hallo! Der Körperbauknecht Florian weiß, was Frauen wünschen: ein Allroundpaket mit Erfolgsgarantie und Preisvorteil. Denn man/frau bedenke: Im Grunde muss man sich bei regelmäßiger Anwendung dieses Trainingsprogramms nie wieder neue Kleider kaufen! Man benutze einfach die der eigenen Tochter/Enkelin, und wenn man davon keine hat, gehe man auf den Dachboden und hole die Klamotten wieder aus der Kiste, die man vor zehn oder zwanzig Jahren ausrangiert hat.

Aber, meine Damen: Man muss es auch wirklich MACHEN! Täglich, am besten morgens, als Alternative und Ergänzung zum Joggen oder zu anderem Ausdauertraining, bei gemischtem Wetter, bringt das Training unglaublich viel in unglaublich kurzer Zeit. Der Speck geht, der Stolz kommt.

Wundervolle Verschnauf- pausen

In unserem Trainingsprogramm, das Sie zum Mitmachen hinten in diesem Buch finden, werden immer wieder sinnvolle Entspannungspausen eingebaut. Mein junger und porentief fitter Personal Trainer musste

erst überzeugt werden, dass sie für unsereinen nötig sind. Wenn es nach ihm gegangen wäre, hätte es eine Stunde Powertraining am Stück gegeben! Immer wenn ich erschöpft keuchend auf der Matte lag, turnte er schon wieder die nächste Übung vor! Sein Fitnessgrad ist im Vergleich zu meinem so hoch wie der Kölner Dom gegenüber einer Wald- und Wiesenkapelle.

»Florian«, japste ich in einer unserer ersten Trainingsstunden, »Pause!«

»Wie, jetzt schon? Wir haben doch erst 30 Mal mit angehobener Hüfte das Bein zur Decke gestreckt! Jetzt kommt das andere dran!«

»Ja, aber ich bin kein Flaschenzug, sondern eine Frau in der Mitte ihres Lebens! An mir hängt ein Popo dran! Und der wünscht, abgelegt zu werden!«

»Na gut, aber höchstens zehn Sekunden.«

Florian war schon wie eine Feder auf die Füße gesprungen und starrte auf seine Stoppuhr.

»Ich bin eine Mutti«, seufzte ich, »kein Panzerjäger in den Alpen. Ich DARF mir meine Problemzonen in Ruhe zurechtlegen. Und ich kenne außer dir auch niemanden, der freiwillig Treppenhäuser in Wolkenkratzern hochrennt.«

Wir haben also sehr darauf geachtet, dass wirklich jeder unsere DVD mitturnen kann. Immer wenn es in den Muskeln anfängt zu kribbeln, legen wir sinnvolle kurze Verschnaufpausen in Form von leichteren Übungen ein. Und die sind herrlich!

Erst nach der körperlichen Anstrengung wird uns bewusst, wie wohlig es sein kann, sich für 15 Sekunden genüsslich auf der Matte zu dehnen, zu strecken oder eine entspannende Haltung einzunehmen. Das sind wirkliche

Genussmomente, in denen wir ganz bei uns selbst sind, einfach nur atmen und uns spüren und ein tiefes zufriedenes Glücksgefühl erleben, bevor es an die nächste Übung – und die nächste wohlige Entspannung – geht.

Warum eine DVD uns diszipliniert

Ich bin der Überzeugung, dass eine DVD uns den nötigen Kick für die Disziplin gibt. Eine DVD überlistet den Schweinehund ganz vortrefflich. Aus diesem Grund gibt es unser Schweinehund-Workout auch als DVD-Ausgabe zum Nachturnen.

Wenn man nur auf die Bilder im Buch schaut und so die Übungen nachturnt, sinkt man bei der kleinsten Anstrengung in sich zusammen und bleibt keuchend auf der Matte liegen.

Da steht: »20 Mal?« Ach, 15 tun es auch. Und bei der nächsten Übung reichen auch 10. Die übernächste überspringen wir ganz …

Wie schnell hat der Kerl uns abgelenkt! »Schau doch mal aus dem Fenster, ist das nicht der nette neue Nachbar …?« Oder : »Eigentlich könntest du jetzt deine E-Mails checken!«

»Wolltest du nicht deine Freundin anrufen?«

»Man könnte schon mal Kaffee aufsetzen!«

Nicht tun! Wer erst mal Kaffee aufsetzt, schmiert sich gleich ein Honigbrot, schlägt die Zeitung auf und lässt es gut sein für heute!

Ich hätte nie die Disziplin, nur nach einem Buch zu turnen. Ich brauche den optischen und akustischen Halt meiner Vorturnfreundin. Was die macht, mache ich auch. Nicht mehr und nicht weniger. Solange die noch nicht tot umgefallen ist, falle ich auch nicht tot um. Und wenn ich mal wirklich nicht mehr kann, mache ich kurz Pause und fahre dann fort. Sie sieht mich ja nicht und lacht mich nicht aus. Im Gegenteil. Sie lobt mich sogar noch, obwohl ich gemogelt habe …

Raum für Fantasie

Da eine DVD einfach weiterläuft, müssen wir weder selbst Wiederholungen zählen noch im Ringkampf mit dem Schweinehund unterliegen. Die Elektronik bleibt ungerührt. Man macht einfach weiter und denkt an was Schönes. Man kann überlegen, was man an diesem Tag kocht. Oder anzieht. Oder wie man seinem Lieblingsgegner entgegenlächelt.

Wir haben eine Übung eingebaut, die heißt »Chefgruß«. Dabei darf man sich vorstellen, wie man erst seinen Kollegen und dann seinem Chef mit der Hantel in den Allerwertesten boxt (oder sonst wohin). Abgesehen davon, dass die Übung wunderbar die Arme und die Bauchmuskeln, die Pomuskeln und die Beine stärkt, kann man danach viel entspannter ins Büro gehen.

Wir arbeiten überhaupt mit vielen Fantasiebildern und haben so wunderschöne Übungen erfunden wie »Freiraum«. Jede Frau wird sie genussvoll mitmachen und sich mithilfe der Hanteln, ihrer Wadenmuskulatur und ih-

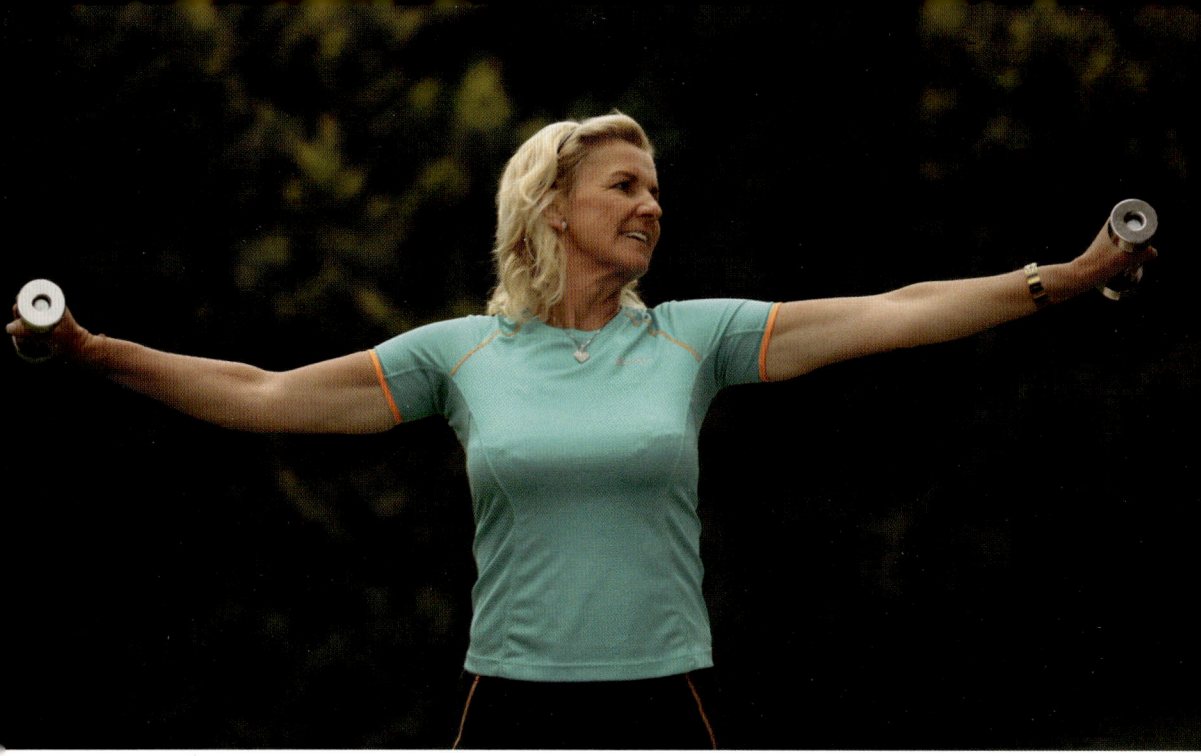

rer Armmuskeln persönlichen Freiraum um sich herum verschaffen. Im Kopf kann man dabei alle Störenfriede in Form von belastenden Gedanken oder auf sich zukommenden Pflichten verscheuchen.

Ich liebe die Übung »Maulwurf«, bei der man sich mit Fleiß in die blinden Schaufeltiere hineinversetzen kann. Ich werde mich nie wieder über Maulwurfshügel ärgern. Die leisten doch echt was, die eifrigen kleinen Arbeiter!

Oder der »Dresscode«, bei dem wir uns einmal bis zum Knie und einmal bis zum Knöchel dehnen: »Was ziehe ich an? Das kleine Schwarze oder das Lange?« Wer diese Übung häufig genug gemacht hat, wird seinen Kleiderschrank sowieso um einige neue Stücke erweitern können, denn sie verleiht schlanke, lange Beine, eine geformte Taille und noch dazu Michelle-Obama-Arme!

Ich mag auch den »Donauraddampfer«, bei dem ich mir immer vorstelle, bei Fahrtwind mit wehenden Haaren durch die liebli-che Wachau zu gleiten, während der Schiffsmotor die Arbeit verrichtet.

Der »Bienenstich« ist kein fetter Kuchen mit süßer Füllung, sondern geht schon richtig ins Gesäß. Es brennt spürbar, und man weckt die Pomuskeln auf. Auch das »Pobackenduett« macht Lust auf ein Solo für jede Pobacke. Bei dieser Übung sehe ich immer Jennifer Lopez' Weltklassehinterteil vor mir. Und irgendwann kann man sogar doch mit jeder Pobacke einzeln wackeln.

Dass man guten Freunden ein Küsschen gibt, lernen wir bei der Übung: »Knieküsschen«.

Ich mag auch den »Pfau«, weil er eine gerade, stolze Haltung verleiht und den Beinen viel Kraft abverlangt. Beim »Sumoringer« denken Männer vermutlich an die dicken Asiaten mit dem Lendenschurz, uns Frauen kommen da alternative Gebärmethoden in den Sinn.

Meine Bauchmuskeln freuen sich jeden Morgen auf den »Schneeengel«.

Sehr gern habe ich auch die »Blaue Piste«, eine Yogahaltung, die den Rücken, die Arme und die Beine stärkt. Gedanklich gleite ich dabei durch sahnigen Pulverschnee einen sanften Hügel hinab.

Witzig finde ich die Übung »Bügelbrett«. Die kann ich stundenlang machen, solange ich nicht bügeln muss!

Natürlich haben wir auch einen »Herabschauenden Schweinehund« eingebaut.

Zudem gibt es eine »Eiserne Lady«, die geht auf sämtliche Muskeln, aber auch aufs Selbstbewusstsein. Wer die jeden Morgen durchhält, kann dem Tag gelassen entgegensehen.

Schön finde ich auch die »Sonnenblume«, den »Schmetterling«, den »Maikäfer«, den »Sonnenanbeter« und natürlich »Papa im Bad«. Genau so eine Übung hat mein Papa früher immer morgens im Bad gemacht. Ich habe ihn damals als Kind bestaunt, und nun, ein halbes Jahrhundert später, baue ich sie in mein Übungsprogramm ein!

Sie sehen: Wir geben Ihnen alle Hilfestellungen durchzuhalten, Spaß an den Übungen zu entwickeln und damit Ihren Schweinehund auszutricksen.

Denken Sie immer daran: Es ist nur am Anfang anstrengend. Schon bald ist es leicht!

Einfach anfangen – und nie mehr aufhören

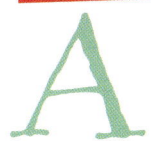 lso, nur Mut. Der Weg ist das Ziel. Unser Schweinehund-Überlistungsprogramm ist perfekt für Einsteigerinnen, aber auch für Fortgeschrittene, Hartgesottene und Herausforderungswillige geeignet. Man wächst an seinen Aufgaben! Beginnen tut es fast harmlos, wie ein Gewitter: erst ein laues Lüftchen, eine erfrischende Brise, die den Kreislauf anregt, ein paar vereinzelte Schweißtröpfchen, kaum merklich steigert sich dann die Anstrengung. Überlegt man sich anfangs noch, ob man überhaupt einen Schirm, sprich Schweißtuch, braucht, gerät man ganz automatisch in den strömenden Ablauf des Energieregens hinein: ja! Gut! Mehr! Der Schweiß rinnt, das Wohlfühlgefühl steigert sich, und immer wenn man glaubt, es geht nicht mehr, kommt von irgendwo ein Päuschen in Form einer etwas entspannenderen Übung her!

Es gibt Fitnessprogramme, bei denen eine Viertelstunde die Arme, eine Viertelstunde der Bauch, eine Viertelstunde die Beine und eine Viertelstunde der Po trainiert werden. Das ist schön und gut, aber eine praktisch denkende Zeitmanagerin bemerkt sehr schnell und schlau, dass demnach 75 Prozent der jeweils nicht trainierten Muskeln eine Dreiviertelstunde nichts zu tun haben! Sie drehen Däumchen!

Wenn eine Lehrerin sich in einer Schulstunde immer nur eine Viertelstunde mit einem Viertel der Klasse beschäftigt, muss sie sich nicht wundern, dass die restlichen 75 Prozent der Kinder lustlos vor sich hinlümmeln, sich langweilen, rumhängen, stören und letztlich am Aufmerksamkeitsdefizitsyndrom leiden!

Meine Muskeln sollen aber keine überflüssigen Rumhängsel sein! Sie sollen die ganze Zeit was zu tun haben! Genau wie eine geschickte, erfahrene Pädagogin es schafft, das Interesse und die geistige Wachheit sämtlicher

Schüler die ganze Zeit am Leben zu halten, schafft es dieses Programm, all unsere Muskeln eine Stunde lang zu fordern.

Dies ist meiner Meinung nach der entscheidende Unterschied zu anderen gängigen Fitnessprogrammen: Alle Muskelschüler arbeiten fleißig und aufmerksam mit, und zwar fast die ganze Stunde lang! Pausen einzelner Muskelgruppen sind gezielt eingesetzt, gewollt und eine pädagogisch wertvolle Belohnung für soeben erbrachte Leistung.

Bevor wir Ihnen in diesem Buch unsere tollen Übungen präsentieren, wird Florian das Thema Bewegung aus der Sicht des Sportwissenschaftlers und Trainers beleuchten. In diesem kleinen Theorieteil geht es um das Zusammenspiel der Muskeln, den optimalen Aufbau von Muskelgewebe und Abbau von Körperfett und darum, wie man effizient und erfolgreich trainiert.

Mit dieser Formel ist die schwierige Aufgabe, sich jeden Tag eine Stunde neu zu erfinden, am Riemen zu reißen und durchzuhalten, lösbar. Wie bei jeder Mathematikaufgabe beginnt das anfangs Unbegreifliche und Quälende plötzlich Spaß zu machen! Man will mehr! Diese noch und diese auch noch! Und diese könnte ich noch länger, und diese geht auf einmal wie von selbst. Plötzlich löst sich der Knoten, die Überwindung ist geschafft, die tägliche Routine wird zum Vergnügen.

Mit unserem täglichen Bewegungsprogramm kann man sich weder quälen noch langweilen oder überfordern. Man kann sich nur steigern. Also möchte ich Sie aufmuntern: dranbleiben, dranbleiben, dranbleiben!

Nie wieder mit dem Aufhören anfangen!

Natürlich wird der Tag kommen, an dem Sie gerne abwechseln möchten, weil Sie unser »Superweib besiegt Schweinehund«-Programm schon auswendig können. Das ist uns allen nur zu wünschen! Vielleicht kommt sogar irgendwann der Tag, an dem Sie damit unterfordert sind, an dem Sie mehr wollen! Also ich für meinen Teil werde diesen Tag wohl nicht mehr erleben, aber Sie sind ja noch jung!

Wechseln Sie Ihre sportlichen Aktivitäten bitte immer ab, genau wie ich das tue! Wir essen ja auch nicht jeden Tag Linsensuppe. So gern ich die mag. Irgendwann sollten es auch mal wieder leckere Hähnchenstreifen auf knackigem Salat sein. Oder Milchreis mit Zimt und Zucker.

Wechseln Sie also die Fitnessprogramme genauso lustvoll ab wie Ihren persönlichen Speiseplan. Ich würde Ihnen gern vorschlagen, an Tagen mit blauem Himmel immer Ihre Bewegungseinheit im Freien zu absolvieren. Ich persönlich gehe an solchen Tagen langsam locker joggen, variiere auch hier meine Strecken je nach Lust und Laune, Zeitreserven und – ganz praktische Hausfrau – zu erledigenden Einkäufen.

Warum nicht am Anfang der Joggingrunde gleich die Post ansteuern, die Bank (gutes Geheimfach für Bankkarte und/oder Geldscheine: der Sport-BH! Da greift so schnell kein Taschendieb rein!) oder den Änderungsschneider. Am Ende der Joggingrunde gleich den Supermarkt aufsuchen, die Buchhandlung, die Bäckerei. Mein persönlicher Luxus ist es, während der gesamten Sommermonate meine Joggingrunde in einem Straßencafé mitten in der Stadt zu beenden. Meinen Caffè Latte und mein kaltes Erfrischungsgetränk bringen mir die freundlichen Mädels, die dort arbeiten, bereits raus, sobald sie mich um die Ecke hoppeln sehen. In der Morgensonne zu

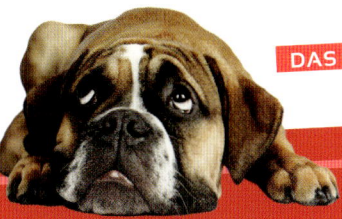

Schweinehundtipp

Wer sich täglich bewegt – am besten vor dem Frühstück –, wird schnell merken, dass der Appetit sich umstellt. Er wird keine Heißhungerattacken mehr haben, das Gehirn wird nicht mehr von Fressfantasien benebelt und kann sich auf die wesentlichen Dinge konzentrieren. Insofern ist die morgendliche Bewegungsstunde ein natürlicher Appetitregler. Dennoch dürfen Sie mit Freude und Genuss alles essen, worauf Sie Lust haben! Ein köstlicher Obstsalat als Vitaminbombe füllt die Energiereserven des Körpers wieder auf. Das herrliche Gefühl der Leichtigkeit bleibt erhalten! Mittags oder abends gibt es tausend und eine Möglichkeit für einen knackigen Salat mit Hähnchenfleisch, Mozzarella oder Avocado, Thunfisch und Bohnen. Aber wer Lust auf ein Stück Fleisch oder eine Portion Pasta hat, wird sie mit ebenso gutem Gewissen verdrücken wie ich mein Lieblingsbrot mit Käse oder Mutters Bratkartoffeln. Alles geht. Das ist ja das Geniale!

sitzen, dem Alltagstreiben zuzusehen und ein ganz kleines bisschen auch die anerkennenden Blicke der Umhereilenden zu genießen – guck mal an, die hat heute schon was geschafft! –, das ist Genuss pur. Die Zeit spare ich mir zu Hause wieder ein, denn ein Frühstück muss dann nicht mehr zubereitet werden.

In der kalten Jahreszeit rate ich natürlich nicht dazu, sich im verschwitzten Leiberl irgendwo hinzusetzen und Kaffee zu trinken. Da heißt es natürlich sofort ab unter die warme Dusche!

Ein weiterer Tipp von mir: Setzen Sie sich zuerst aufs Rad, fahren Sie in eine Gegend, die Sie noch nicht kennen, und laufen Sie einmal durch neues Gebiet! Das kann der Nachbarort sein oder ein nahe gelegener See, ein anderer Park oder ein Flussufer. Entdecken Sie neue Strecken, erschließen Sie sich Ihr gesamtes Gebiet!

Das Gleiche gilt auch für Fitness-DVDs. Ständig kommen neue auf den Markt, und das ist auch gut so. Konkurrenz belebt das Geschäft, und die Lust auf Neues zeigt Ihnen, dass Sie auf dem richtigen Weg sind!

Ich persönlich habe gerade einen nagelneuen Firlefanz für mich entdeckt: so einen vibrierenden Zauberstab, mit dem man sich ganz schön wehtun kann. Nein, nicht was Sie vielleicht denken.

Ich spreche vom Flexi-Bar, den man in allen möglichen Stellungen schütteln muss, um sich selbst in Ekstase zu zittern. Offensichtlich wackeln dabei auch sämtliche Muskeln hundertmal so schnell wie ohne Schüttelstab, und die praktische Hausfrau kann während des Trainings nicht nur das auf den Punkt goldgelb geschlagene Schinkenomelett herbeiwabern, sondern auch noch das Eiweiß aus 100 Eiern steif schlagen und ganz nebenbei ein gerüttelt Maß an neuem Selbstbewusstsein durch einen festen, knackigen Körper herstellen.

Wie ich Ihnen am Anfang dieses Buches einzutrichtern versuchte, bedarf es anfänglich wirklich KEINERLEI Geräte, wie die Heuchler und Schweinehundbauernopfer sie gerne in Mengen anschaffen, um sie dann in der Garage verrotten zu lassen.

Hat Sie aber erst mal der Virus der Bewegungsfreude gepackt, und Sie sind süchtig nach täglicher Bewegung geworden, sind dem kleinen Trimmtrottel keinerlei Grenzen mehr gesteckt! NATÜRLICH sollen Sie sich alle möglichen Geräte anschaffen, die der Sache noch einen gewissen Kitzel verleihen! So sind alle Geräte, ob Heimtrainer, Laufband, Medizinball, Gummibänder, Sturzhelme oder Mountainbikes, Rollerblades, Trockenskier, Hanteln, Schwebebalken oder was immer Ihre Lust weckt, absolut erwünschte kleine Schweinereien, Hauptsache, sie wecken und erhalten den Trieb!

Sie werden sehen, Lust kann wachsen, Erfindungsreichtum auch, Lebensfreude hüben wie drüben aber ganz gewiss.

In diesem Sinne wünsche ich Ihnen einen begeisternden Anfang, stählernes Durchhaltevermögen, Geduld mit sich selbst, wachsende Freude, schwindende Problemzonen, eine Menge Spaß an der Bewegung und den verdienten Erfolg. Sie schaffen das!

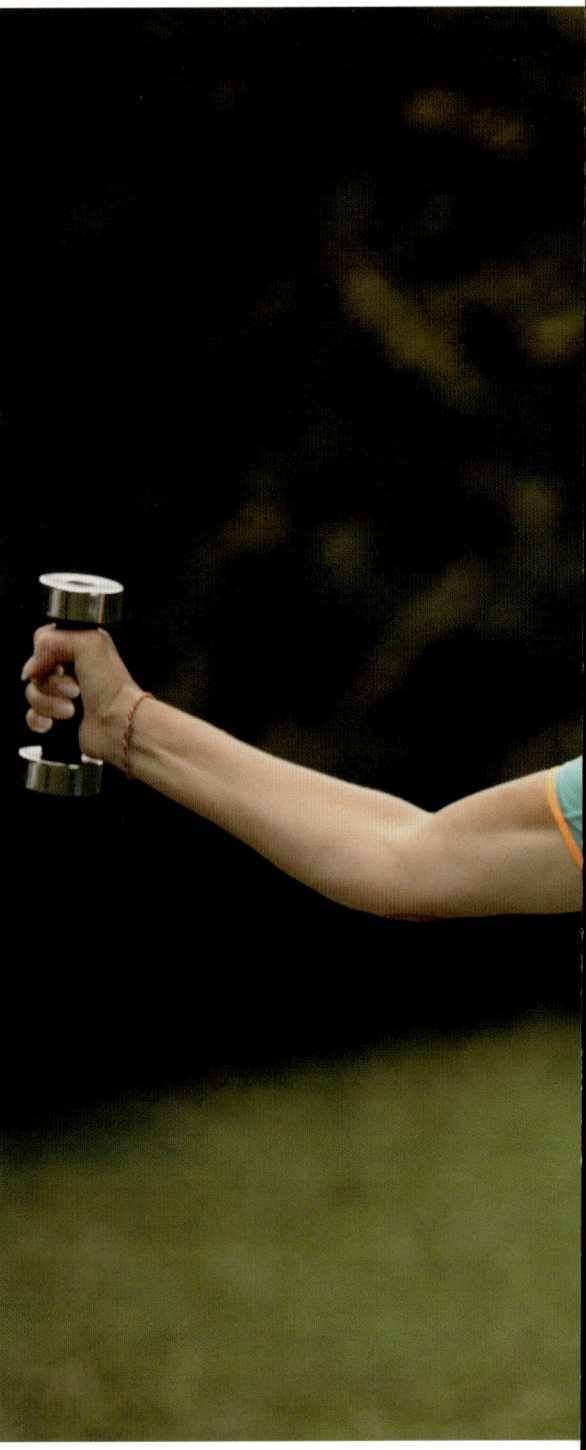

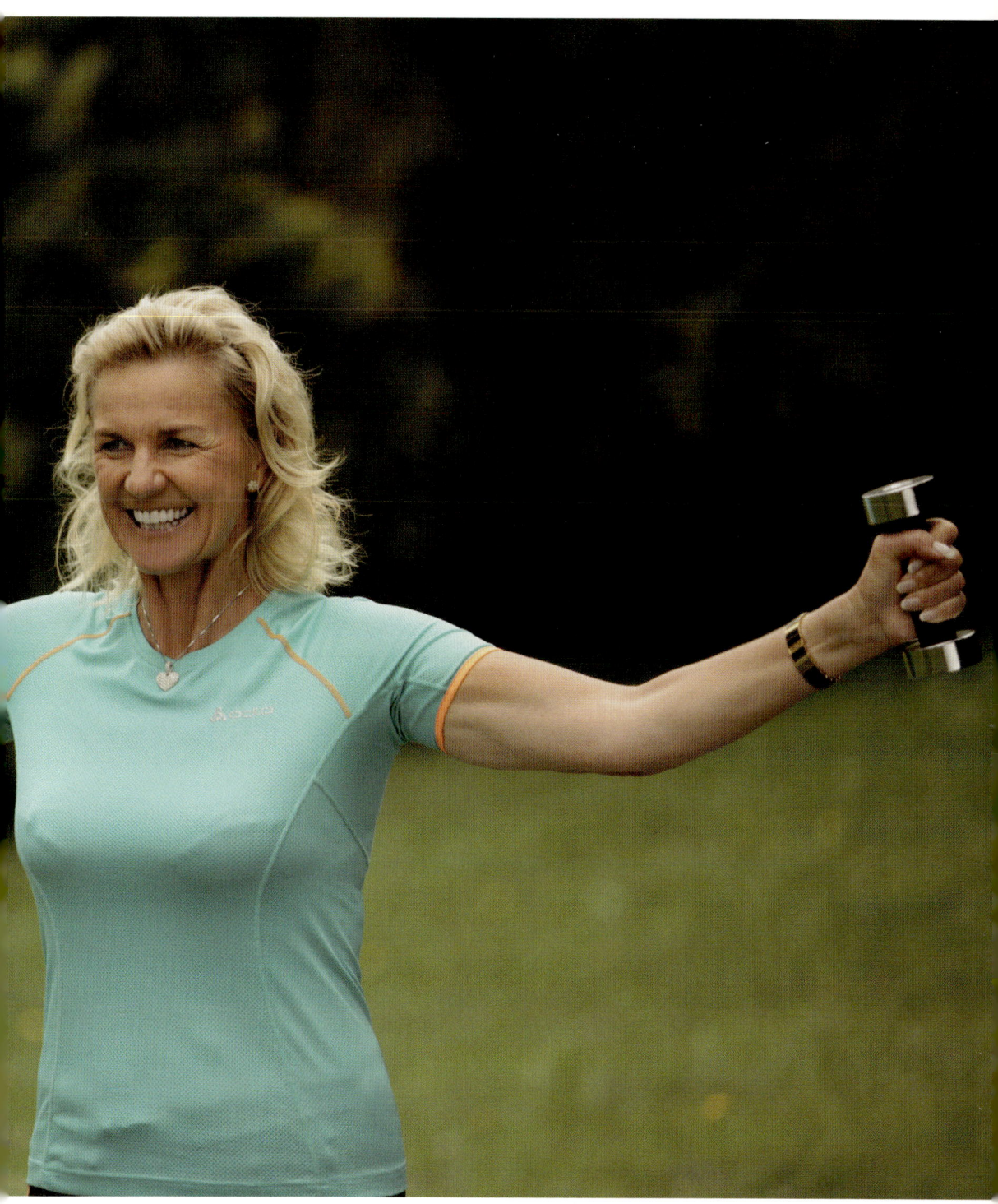

Das

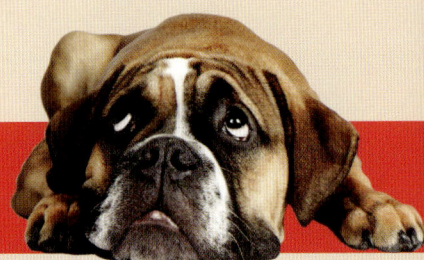

Schweinehund-

Trainings-
programm

von Florian Apler

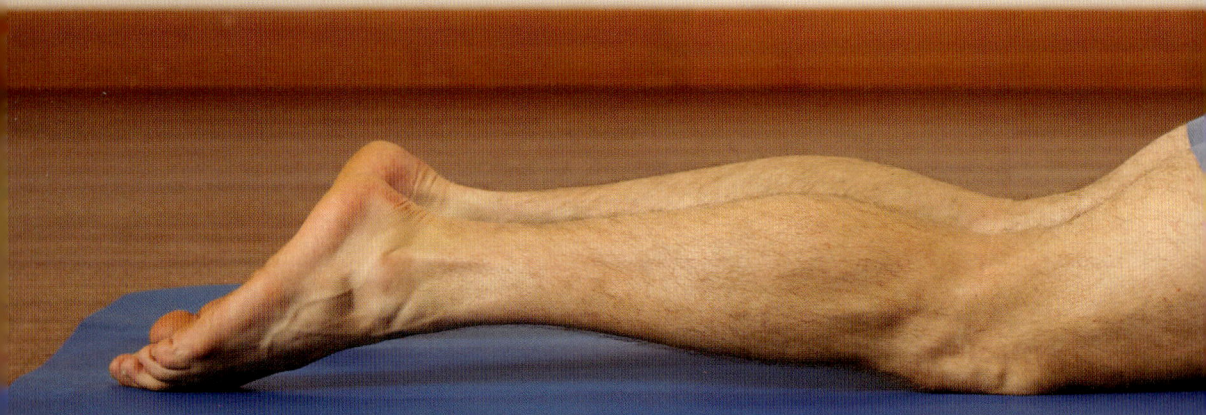

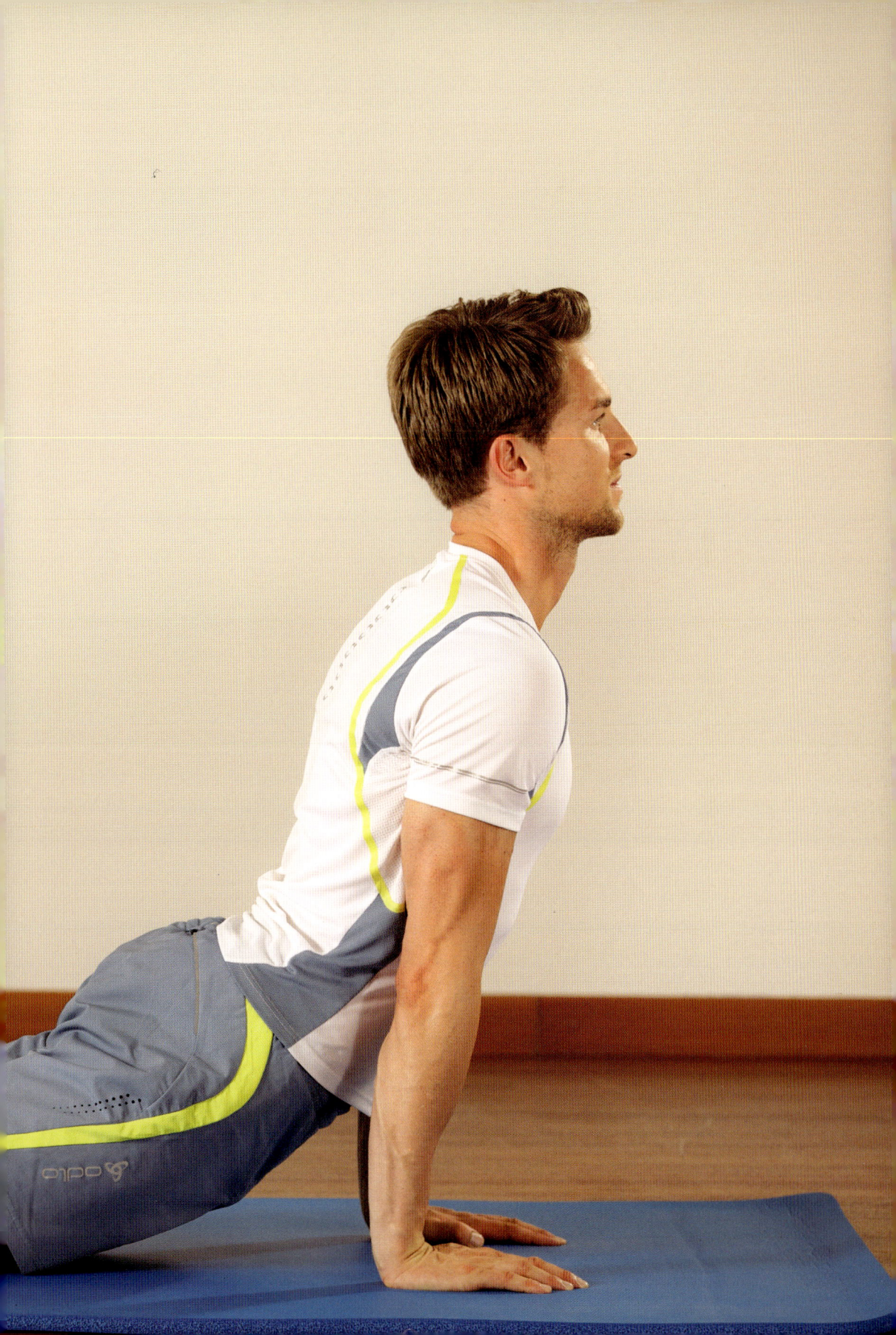

Inhalt

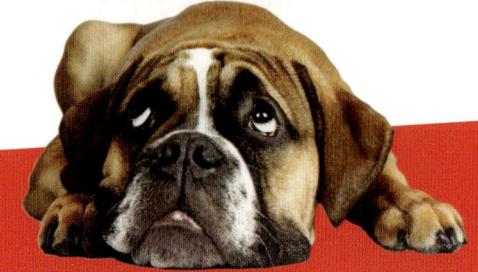

Vorwort 113

Ihr Vertrag mit Ihnen 115

Aktie Fitness 116

656 Freunde 117

Der Fettverbrennungstrick 118

Die Kundin Clara aus Trainersicht 119

Das perfekte Trainingssystem 120

Hast du Rücken? 122

Pilates, Yoga und funktionelles Training 124

Das Schweinehund-Trainingsprogramm 124

Muskelkater 126

Was Sie über Ihr Herz wissen sollten 128

Ein kleines Experiment 129

Das A-Wort 131

Praxistipps zum Sportschuhkauf 133

Der Innerer-Schweinehund-Besieger 134

Praktische Anleitung zum Scheitern 135

Meine persönlichen Stolpersteine 136

Die Kunst, sich selbst zu motivieren 137

Wolfgang will's wissen 138

Die Waage – Freund oder Feind? 140

Kalorien, die Quälgeister 141

Die Schokoladendiät 142

Ei, Ei, Ei, das Erste 145

Was wir von Sabine lernen können 146

Der amerikanische Aha-Effekt 147

Achterbahn für Profis 151

In sechs Schritten zum eigenen Ernährungsplan 152

13 weitere Tipps zur Gewichtsreduktion 157

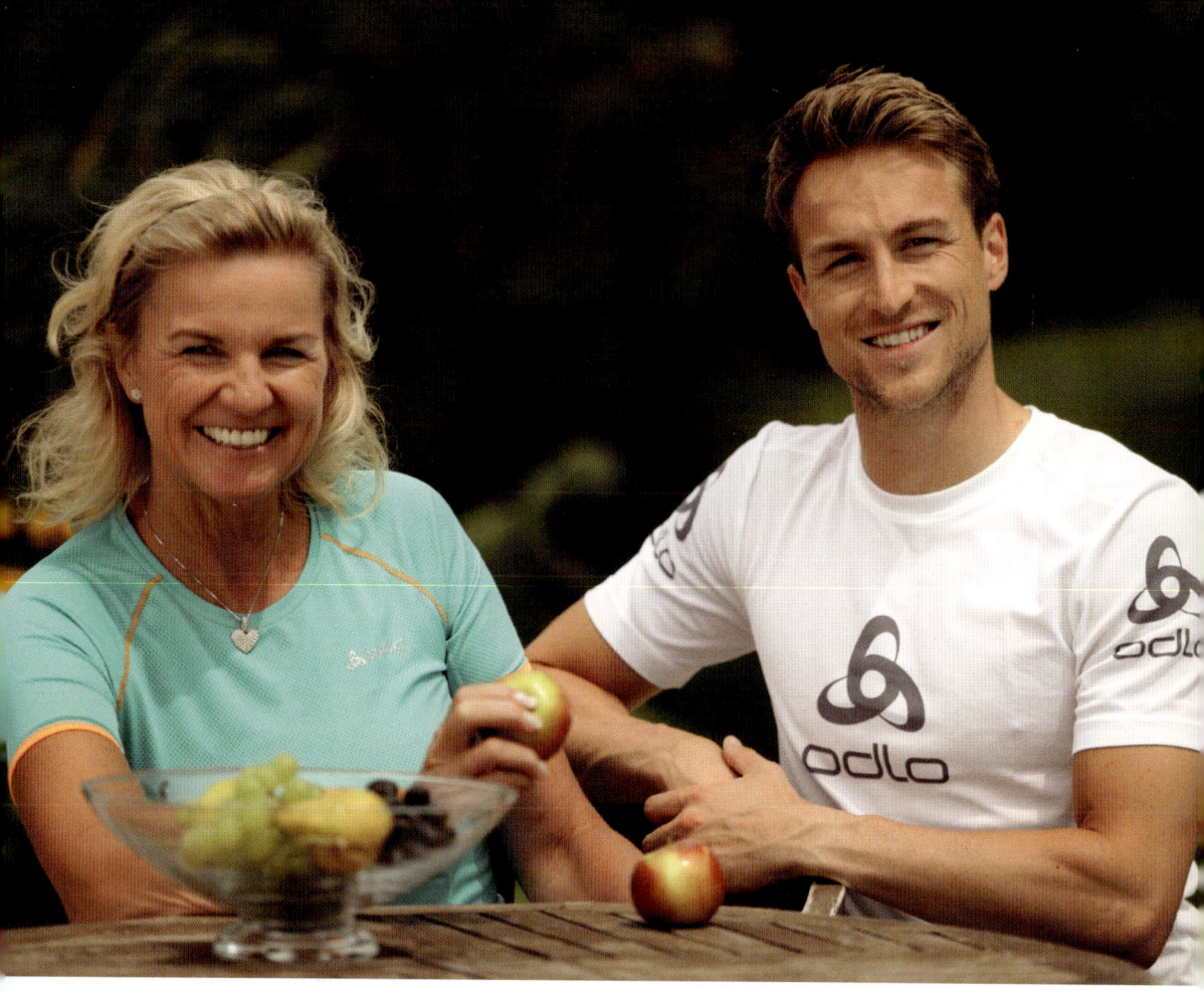

Vorwort

Gesünder und bewusster zu leben ist keine Kunst, man kann es erlernen. Auf den nächsten Seiten nehme ich Sie an der Hand und beleuchte die wichtigsten Aspekte von Bewegung, Fitness und Ernährung aus wissenschaftlicher Sicht. Sie sollen verstehen, warum Ihr Körper wie reagiert. Wie wirkt sich Ausdauertraining auf Ihr Herz aus, und warum sollten Sie Ihre Muskulatur kräftigen? Wo können Sie ansetzen, um langfristig Ihren Lebensstil – und so auch Ihre Lebensqualität – zu verbessen?

Diese Ratschläge haben Sie alle schon tausendmal gehört? Nein. Ich könnte Ihnen natürlich einen Trainings- und Ernährungsplan vorgeben, den Sie dann brav oder weniger motiviert einige Wochen lang befolgen. Oder ich vermittle Ihnen das tiefere Verständnis dafür, was Bewegung für unser Wohlbefinden bedeutet, warum Sie wann was essen sollten und wie es sich auf Ihren Körper auswirkt. Was, denken Sie, ist nachhaltiger von Erfolg gekrönt? Aus meiner Erfahrung kann ich Ihnen sagen: Sie müssen verstehen, warum Sie etwas tun. Die folgenden Seiten haben allein dieses Ziel.

Kurzum, Sie bekommen hier aktuelles Fachwissen, Know-how, jahrelange Erfahrung und wertvolle Tipps kurz und knapp zusammengefasst. Betrachten Sie die folgenden Kapitel wie eine große Kiste voller Werkzeuge, mit der Sie das passende Instrument für Ihre Ziele stets parat haben. Holen Sie raus, was immer Sie benötigen.

Viele Menschen haben Ziele, wissen aber gar nicht, wie sie anfangen sollen, sie zu verwirklichen. Oft sind es eigene innere Widerstände – der berühmte Schweinehund –, die uns daran hindern, neue Wege zu beschreiten. Das wollen wir ändern.

Ich weiß, das ist eine wahre Herausforderung neben Partnerschaft, Kindern, Enkeln, Arbeit und anderen Verpflichtungen. Es gibt hier nicht die große »Zauberformel«, mit der alles wie von selbst gelingt, da persönliche Ziele auch nur individuell erreicht werden können.

Bei Hera war das Laufen der Schlüssel zu einem völlig neuen Körper- und Lebensgefühl. Mit der Zeit erwachte dann die Neugier auf andere Sportarten, und heute kann sie sich ein Leben ohne tägliche Bewegung gar nicht mehr vorstellen. Von dieser Erfahrung können Sie profitieren!

Sie müssen nicht unbedingt laufen gehen, sondern sollten Ihre eigenen Ideen entwickeln und Möglichkeiten finden, Bewegung in Ihren Alltag zu integrieren. Dieses Buch möchte Sie dazu motivieren und auf Ihrem persönlichen Weg unterstützen und begleiten.

Ich möchte Ihnen dabei helfen, Ihre Verhaltensweisen auf den Prüfstand zu stellen, sich zu fragen, ob Ihr Lebensstil in gewissen Bereichen Ihren Zielen zuwiderläuft.

Der erste Schritt ist Ihr Vertrag mit sich selbst. Zugeständnisse und gute Vorsätze sind leicht dahingesagt. Wirkungsvoller ist es, sie schriftlich festzuhalten.

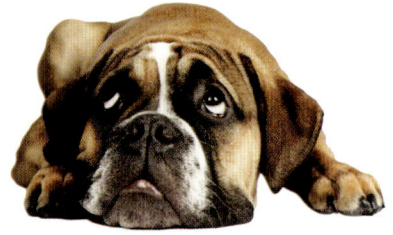

- Sie wollen gesünder leben und Ihr Lebensgefühl verbessern?

- Sie wollen Ihren Körper Schritt für Schritt besser kennenlernen?

- Sie wollen herausfinden, welche Einflüsse Ernährung, Bewegung und Entspannung auf Ihre Lebensqualität haben?

- Sie wollen Ihren guten Vorsätzen endlich Taten folgen lassen?

Dann unterschreiben Sie Ihren Vertrag und legen Sie los.

Ihr Vertrag mit Ihnen

Ich, _____

lasse mich nicht aufhalten von eingefahrenen Gewohnheiten und Denkstrukturen. Die Vorstellung, Neues zu wagen und Unbequemlichkeiten einzugehen, wird von meinem inneren Schweinehund anfangs massiv torpediert werden. Ich werde mich dennoch nicht an alte Selbstbilder klammern, die mir Energie und die Kraft zur Veränderung rauben. Ich strebe einen Veränderungsprozess an und starte diesen jetzt. Ich gehe die Konfrontation mit meinem inneren Schweinehund ein, der mir eine Vielzahl von Zweifeln und Hinderungsgründen liefern wird.

Ich weiß, dass Veränderungen meines Lebensstils auch Auswirkungen auf mein Umfeld haben und dass meine Familie und Freunde möglicherweise nicht immer begeistert sein werden. Um emotionale Unterstützung zu erhalten, gehe ich offensiv mit meinen Wünschen um. Ich mache meinem Umfeld deutlich, was ich erreichen möchte und dass auch sie davon profitieren werden, wenn ich mich besser fühle. Bei diesem Projekt setze ich mich selbst an die erste Stelle und verlasse meine Komfortzone. Meine persönlichen Grenzen akzeptiere ich nicht, auch wenn mich mein Schweinehund zum Rückzug

zwingen will. Ich bin mir im Klaren darüber, dass nicht das Beginnen belohnt wird, sondern das Durchhalten.

Meine Zeit ist jetzt!

Ort _____

Datum _____

Unterschrift _____

Die Neun-Punkte-Aufgabe nach K. Duncker

Verbinden Sie alle neun quadratisch angeordneten Punkte fortlaufend mit vier geraden Linien. Nur wenn Sie über die Grenzen hinausdenken, werden Sie diese Aufgabe lösen.

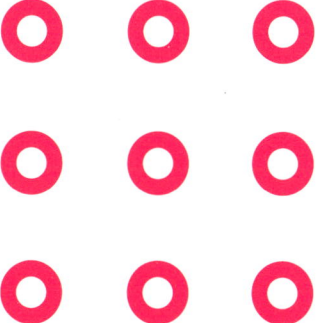

Aktie Fitness

Eine Aktie ist ein Wertpapier. Genauer gesagt, ist sie ein kleiner Anteil an einem Unternehmen. Man ist dadurch mit dem Unternehmen verbunden wie ein heranwachsendes Baby mit der Nabelschnur an seine Mama. Blöder Vergleich? Alles, was die Mutter macht, hat auch Auswirkungen auf das Kind: wie sie isst, schläft, ob sie sich aufregt, friert oder sich freut. Ihr Verhalten beeinflusst direkt ihren Nachwuchs. Alle Entscheidungen, die in einem Unternehmen getroffen werden, beeinflussen direkt oder indirekt den Aktienkurs und somit auch Ihr Investment.

Besonders lukrativ werden Anlagen, wenn sie eine lange Laufzeit haben. Bereits kleine Beträge summieren sich nach vielen Jahren zu beträchtlichen Summen.

Welche Strategie verfolgen Sie denn bei Ihrer Gesundheit?

Haben Sie bereits in Ihrer Jugend angefangen, in Ihre Gesundheit zu investieren? Durch gesunde Ernährung, Bewegung, Erholung und Pflege?

Eines ist klar: Bei der Gesundheit ist die Erfolgsstrategie, langfristig zu investieren und so früh wie möglich einzusteigen.

Firmen werden heute von Ratingagenturen oder Banken durchleuchtet, um Bonität und Wirtschaftlichkeit zu überprüfen. Betrachten wir unseren Körper doch einmal als eine Firma, und schauen wir uns die einzelnen Abteilungen an.

Das Gehirn übernimmt das Management. Es steuert, lenkt und leitet alle Prozesse. Wichtige Informationen an die Mitarbeiter werden durch das interne Kommunikationssystem, das Nervensystem, versandt. Die Datenübertragung übertrifft dabei die Geschwindigkeit des High-Speed-Internets.

Die Stromversorgung für sämtliche Geräte wird durch den Stoffwechsel geregelt. In der Produktion, wo alle Prozesse überwacht werden, arbeiten die Hormone. In den Lagern liegen die Rohstoffe in Form von Eiweiß. Kohlenhydrate und Fette sind die riesigen Stromgeneratoren im Keller, die zu jeder Zeit anspringen, wenn Energie benötigt wird. Das Rating für den Körper ist ganz klar ein Triple A. In Effizienz und Produktivität ist er einfach unschlagbar.

Vorteile und Nutzen eines Fitnessinvestments – Top 10

1. Verbesserung des Herz-Kreislauf-Systems
2. Stärkung des Immunsystems
3. Positive Wirkung auf Psyche und Wohlbefinden
4. Aktivierung des Stoffwechsels
5. Abbau von Stress
6. Zunahme von Kraft, Ausdauer und Beweglichkeit
7. Günstige hormonelle Veränderungen
8. Stärkung der Muskulatur
9. Entlastung der Gelenke
10. Mentale Zufriedenheit

Unser Körper wurde geschaffen, um bewegt zu werden. Vor einigen Jahrhunderten noch waren wir auf unsere körperliche Mobilität angewiesen. Wir mussten uns bewegen und körperlich arbeiten. Heute können wir

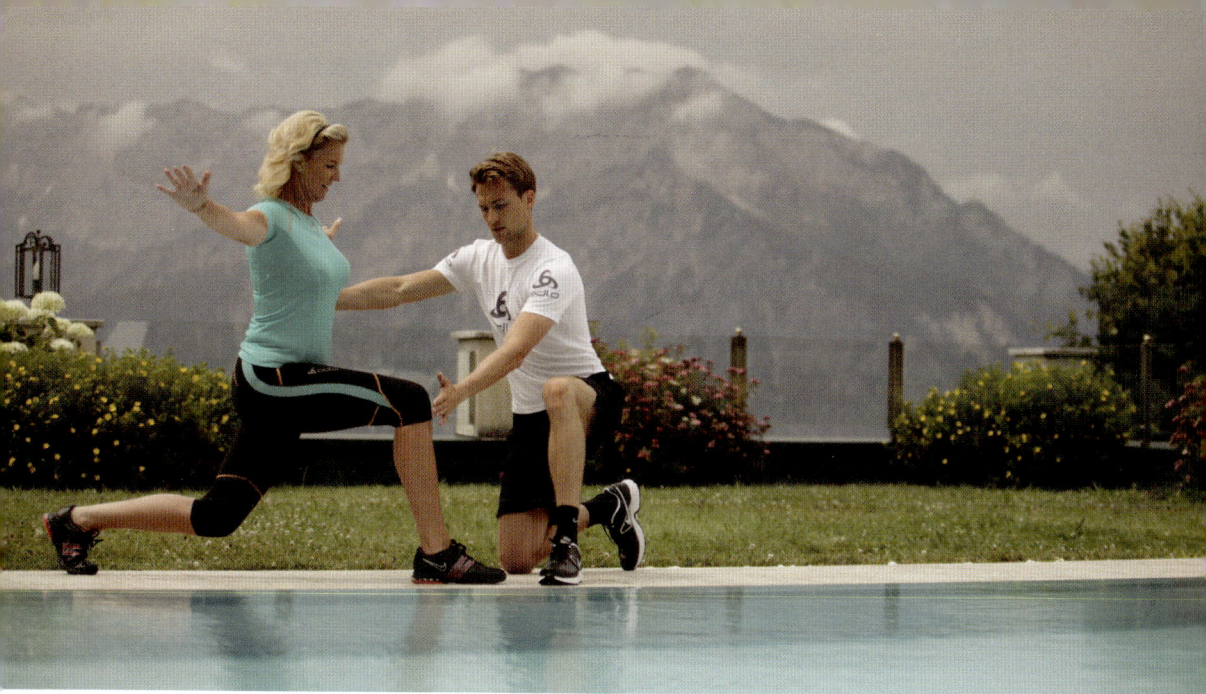

nahezu jeden Ort der Welt mit irgendeinem Gefährt erreichen. Die körperliche Arbeit wird in immer mehr Fällen durch Schreibtischarbeit ersetzt.

Dabei wäre die tägliche Bewegung doch so wichtig. Dass sportliche Betätigung die Kraft, Ausdauer und Beweglichkeit verbessert, ist den meisten Menschen völlig klar. Es gibt aber noch eine ganze Menge anderer Auswirkungen, mit denen unser Körper die »Fitnessplagerei« belohnt: Abbau von Stresshormonen, Stärkung des Immunsystems, der Potenz und des Wohlfühlgefühls, Kräftigung von Gefäßen und Vorbeugung von Herz-Kreislauf-Erkrankungen, besserer Schlaf, Erhöhung der körperlichen Leistungsfähigkeit und vieles mehr. Viele Erkrankungen, die in unserer hoch entwickelten Welt schon fast zum Alltag gehören, sind bei Naturvölkern, die sich täglich durch die Wildnis schlagen, weitgehend unbekannt. Zudem werden wir durch Nichtstun immer steifer und unbeweglicher. In der Folge kämpfen wir dann mit Verspannungen und Kopfschmerzen. Manche werden sogar so unbeweglich, dass sie sich nicht einmal mehr die

Schuhe selbst binden können, da die gesamte Muskulatur steif und eingerostet ist.

Sollten Sie noch keinen Sport betreiben, dann probieren Sie es aus! Ich garantiere Ihnen, dass Sie sich bereits nach drei Wochen täglicher Bewegung in Form von Kraft- und Ausdauertraining deutlich besser fühlen werden. Ein tolles Kräftigungstraining bieten wir Ihnen in diesem Buch. Wie ein Ausdauertraining aussehen kann, werden Sie auf den nächsten Seiten erfahren.

656 Freunde

Jeder von uns hat 656 Freunde. Diese Kraftprotze treffen Sie nicht im Café und auch nicht in der neuesten Ausgabe der *Vogue* an. Einige von ihnen kennen Sie persönlich, andere sind fleißige Arbeiter, die Sie nie zu Gesicht bekommen werden.

Ich bin mir nicht sicher, ob Ihre Fantasie Sie gerade in die richtige Richtung lenkt – ich rede von Ihren Muskeln.

Stehen Sie doch bitte einmal auf (ich vermute einfach, Sie lesen nicht im Stehen). Spannen Sie Ihre Pobacken ganz fest an. Spannen Sie sie so fest an, als wollten Sie den durchtrainierten Südländer am Strand mit Ihrem knackigen Hinterteil beeindrucken. Greifen Sie sich nun an den Po. Spüren Sie Ihren Gluteus (Gesäßmuskel)?

Wenn nicht, sollten Sie gleich Ihr nächstes Training einplanen!

Was haben Sie da gerade gemacht? Die Funktion der Muskeln

Sie haben gerade ganz bewusst von Ihrem Gehirn aus den Befehl an Ihre Gesäßmuskeln gegeben, dass Sie sich anspannen sollen. Dieses Anspannen entspricht einem Zusammenziehen (Kontrahieren) Ihrer Muskelfasern. So funktioniert im Prinzip jede Bewegung Ihres Körpers. Bestimmte Muskeln werden angespannt und andere entspannt. Dadurch werden Kräfte von Ihren Muskeln auf die Gelenke übertragen, und es entsteht eine Bewegung. Machen wir uns das noch einmal deutlich. Nehmen Sie Ihr Buch in die rechte Hand (vergessen Sie nicht, den Finger zwischen die Seiten zu legen) und beobachten Sie Ihren rechten Oberarm, während Sie ihn abwechselnd strecken und beugen.

Der Muskelbauch Ihres Oberarms (Bizeps) zieht sich bei der Beugung zusammen, während sich die Rückseite des Arms (Trizeps) entspannt. Nun gibt es in unserem Körper verschiedene Arten von Muskeln mit einer Vielzahl an unterschiedlichen Aufgaben. Einige von ihnen werden dabei sogar völlig selbstständig vom Gehirn gesteuert. Das Herz, die Gebärmutter oder das Zwerchfell sind solche fleißigen Bienchen, die ohne unser Zutun im Hintergrund ihre Arbeit verrichten.

Wir werden den Begriff »Muskel« in diesem Buch aber ausschließlich für Ihre Skelettmuskulatur benutzen – also jene Muskeln, die hauptsächlich für unsere Körperbewegungen zuständig sind. Diese können, sollen und müssen Sie ganz gezielt steuern und trainieren. Die Muskulatur benötigt laufend Widerstände und Reize. Sie muss trainiert werden, sonst wird sie vom Organismus als nutzlos empfunden und abgebaut.

Der Fettverbrennungstrick

Muskeln sind unsere größten Verbündeten, egal, ob wir abnehmen, unser Gewebe straffen, die Figur verbessern, die Beweglichkeit erhöhen oder Rückenschmerzen vorbeugen möchten. Warum?

Ihre Muskeln werden treudoof zu Ihnen stehen, auch wenn Sie sich jahrelang nicht bei ihnen gemeldet haben. Sie sind nicht nachtragend oder zickig. Muskulatur kann in jedem Alter aufgebaut und trainiert werden. Krafttraining dient dabei längst nicht nur der Straffung einzelner Körperbereiche. Die Muskulatur schützt und stabilisiert Ihr gesamtes Skelett. Alle Gelenke werden durch benachbarte Muskeln gestützt und bewegt. Krafttraining erhöht die Gelenkstabilität, entlastet die Wirbelsäule und verbessert die Haltung. Außerdem schützt es unsere Skelettknochen vor Knochenschwund. Auf den Druck, den die Muskulatur auf die Knochen ausübt, reagiert der Körper, indem er die Knochenstrukturen verstärkt. Nimmt dieser Druck ab oder bleibt er ganz aus, wird der Knochen langsam abgebaut. Die Dichte und damit auch die Widerstandsfähigkeit und Stabilität der Knochen nimmt ab. Der Knochen kann also viel leichter brechen. Dem altersbedingten Verlust der Muskelmasse, der ungefähr im 30. Lebensjahr aufgrund von hormonellen Veränderungen im Körper einsetzt, sollte daher gezielt entgegengewirkt werden.

Bei vielen meiner Neukundinnen schrillen sofort die Alarmglocken, wenn ich von Muskelaufbau rede. Grausame Bilder von schweißtriefenden, muskelbepackten Bodybuildern ziehen in diesem Augenblick vor ihrem inneren Auge vorbei.

Vielleicht stellen sie sich dann auch die Oberarme der nicht altern wollenden Madonna vor, die gerade mit einem ihrer jungen Tänzer muskulös über die Bühne schäkert. Ich beruhige sie dann damit, dass es mir um Gewebestraffung und die Umwandlung von Körperfett in Muskulatur geht. Muskelberge werden wir sicher nicht aufbauen. Dann müssten Sie schon trainieren wie ein Bodybuilder.

In unseren Muskelzellen befinden sich kleine Brennöfen (Mitochondrien), in denen Kohlenhydrate (Zucker) und Fette verbrannt werden. Diese kleinen Feuerstellen sind dafür verantwortlich, dass die über die Nahrung aufgenommene Energie (Kalorien) verbrannt wird.

Je mehr von diesen Brennöfen da sind, desto schneller werden die Kalorien verfeuert. Ihr Grundumsatz (die Energie, die Ihre Muskeln und Organe täglich benötigen) wird zudem erhöht.

Sie können sich das wie einen Automotor vorstellen. Der Motor eines Lupo bringt wenig Leistung und verbraucht wenig Sprit. Ein PS-starker Sportwagen dagegen hat deutlich mehr Leistung und verbraucht auch dementsprechend mehr Benzin.

Auf den Punkt gebracht: Ein Kilogramm Muskelgewebe verbraucht täglich 15 Kalorien, ein Kilogramm Fett hingegen nur drei Kalorien. Je mehr ungeliebte Fettpolster Sie also gegen Muskulatur eintauschen, desto mehr Kalorien werden in jeder Minute – selbst im Ruhezustand – verbrannt.

Wenn Sie langfristig abnehmen wollen oder einfach nur gerne essen und Ihr Gewicht halten möchten, empfehle ich Ihnen diesen Tausch. Klingt doch verlockend, finden Sie nicht auch?

Die Kundin Clara aus Trainersicht

Clara ist eine Geschäftsfrau, wie sie im Buche steht. Sie plant alles bis ins Detail.

Clara hat im Zuge einer Diät einen großen Fehler gemacht, von dem Sie lernen sollen. Sie traf der Jo-jo-Effekt.

Clara hatte einen normalen Kalorienbedarf von 2050 kcal am Tag. Nach einer Diät, bei der sie 15 kg verlor, benötigte Clara allerdings nur noch 1900 kcal am Tag. Der Grund dafür war ein massiver Verlust an Muskelmasse, da Clara nur durch die Einschränkung ihrer Nahrungsaufnahme und ohne gezielten Muskelaufbau abgenommen hatte. Ihr Körper baute Fett UND Muskulatur ab.

Nach der Diät begann Clara wieder normal zu essen. In Reaktion auf die extreme Kalorienreduktion lief ihr Körper aber nur noch auf Sparflamme. Der Schweinehund holte sich nun alles zurück, was er versäumt hatte. Clara aß nun nicht nur mehr, sondern benötigte auch jeden Tag 150 kcal weniger als zuvor. Das ist auf den ersten Blick nicht besonders viel. In einem Monat sind das aber fast 4000 kcal. Innerhalb von vier Monaten hatte sie ihre Pfunde wieder drauf.

Machen Sie nicht denselben Fehler!

Was steckt hinter dem Jo-jo-Effekt?

Wird der Körper bei einer Diät auf Sparflamme gesetzt, verlangsamt er den Stoffwechsel, um einen massiven Zellabbau zu verhindern. Kleine Boten im Körper (Leptin) schlagen Alarm. »Wir verhungern«, senden sie verzweifelt ans Gehirn. Was das für Auswirkungen hat? Der Körper senkt sofort den Grundumsatz (der Energieverbrauch wird gedrosselt) und bremst den Stoffwechsel. Dann holt er sich die Energie aus den Muskelspeichern und baut dadurch Muskelmasse ab.

Nun benötigt der Körper weniger Energie als zuvor. Das heißt, Sie würden schon bei gleicher Ernährungsweise und Kalorienzufuhr zunehmen, mit der Sie früher Ihr Gewicht gehalten haben. Der niedrige Leptinspiegel pusht zusätzlich den Appetit und verursacht Heißhungerattacken. Geben Sie jetzt nach, wirkt sich das gleich doppelt auf Ihr Gewicht aus.

Denken Sie deshalb daran: Wenn Sie abnehmen möchten, ist ein gezielter Muskelaufbau genauso wichtig wie die Kalorienreduzierung bei Ihrer Nahrungsaufnahme. Nur so werden Sie die ungeliebten Pfunde wirklich langfristig los. Der Muskelaufbau kurbelt den Stoffwechsel an, Fette und Kohlenhydrate werden im Training und danach besonders gut vom Organismus verarbeitet. Zudem verbrauchen Muskeln im Gegensatz zu Fett viel mehr Kalorien. Ein langfristig erfolgreicher Abnehmplan kann daher auf ein zusätzliches Fitnesstraining unter keinen Umständen verzichten.

Mehr zur Ernährung erfahren Sie ab Seite 141.

Das perfekte Trainingssystem

Oft wird mir die Frage gestellt: »Was hältst du für das beste und effektivste Trainingssystem?« Meine Antwort darauf ist seit Jahren dieselbe.

Wenn es um die allgemeine Fitness und die Kräftigung des gesamten Körpers geht, dann ist es ein Training, das man überall durchführen kann. Bei dem man sich mit zunehmendem Trainingsfortschritt steigern kann. Das System zeichnet sich zudem durch sein unschlagbares Preis-Leistungs-Verhältnis aus.

Kennen Sie meine Antwort schon? Nein? Die Spannung steigt … Trommelwirbel! Es ist Training mit dem eigenen Körpergewicht!

(Ich hoffe, die unspektakuläre Antwort enttäuscht Sie nicht.)

Zunächst einmal haben Sie bei diesem Training keine Anschaffungs-, Reise- oder Transportkosten, denn Ihr eigener Körper steht Ihnen überall und rund um die Uhr kostenlos zur Verfügung. Wenn Sie erst einmal wissen, wie, dann können Sie zu jeder Zeit

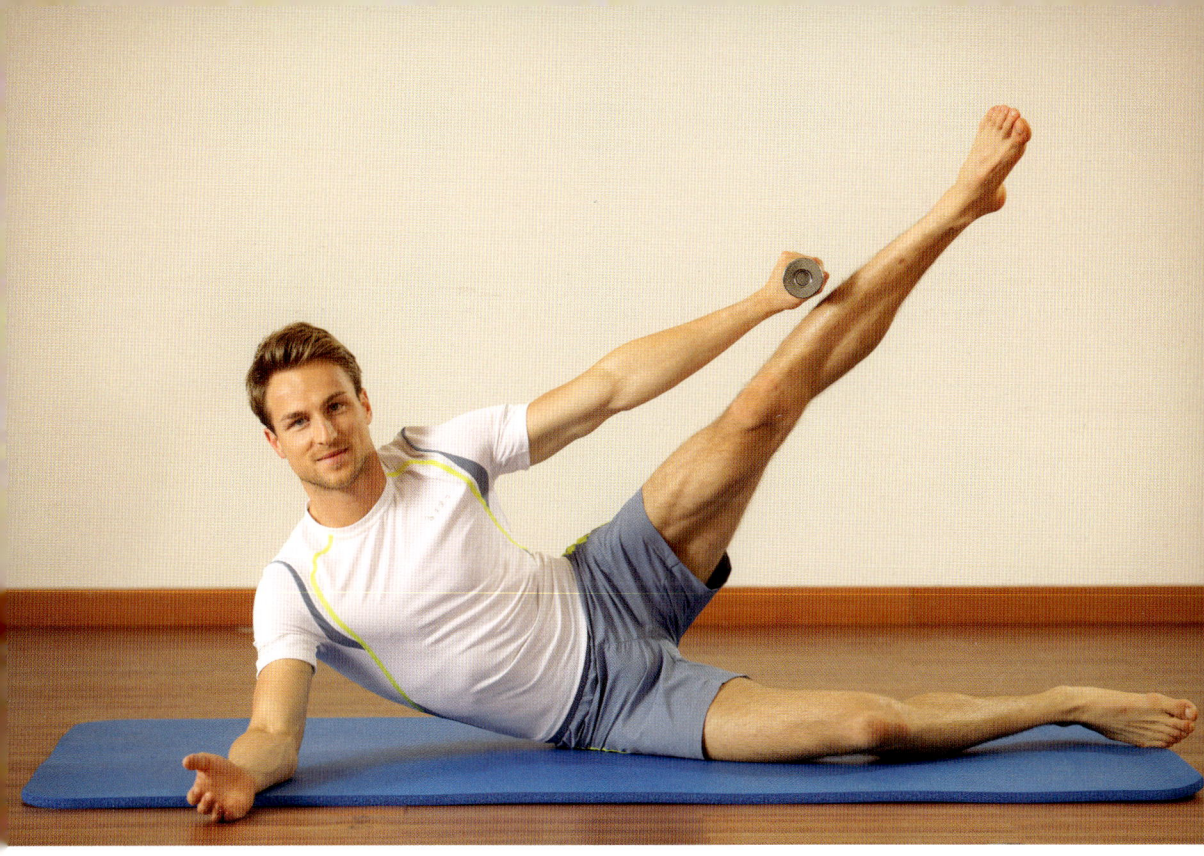

und an jedem Ort etwas für Ihre Fitness und Ihr Wohlbefinden tun – ganz so wie Hera, die auch am Hamburger Flughafen ihre Übungsmatte ausbreitet und die Wartezeit für ein Pilates-Workout nutzt.

Mein Hauptargument kommt aber erst jetzt: Bei den Übungen mit dem eigenen Körpergewicht stabilisieren Ihre Muskeln Ihren restlichen Körper und nicht eine Trainingsmaschine.

Denken Sie einmal an Liegestütze. Die Bauchmuskulatur und ihr Gegenspieler, die Rückenmuskulatur, ebenso wie die Oberschenkelvorder- und -rückseite halten bei dieser Übung die Spannung, damit Ihr Körper von Kopf bis Fuß eine gerade Linie bildet und nicht durchhängt. Es handelt sich dabei aber nur um Hilfsmuskeln, die Ihre Haltung stabilisieren. Liegestütze kräftigen in erster Linie die Arm- und Brustmuskulatur. Die Stärkung von Rücken, Bauch und Oberschenkeln gibt's quasi gratis obendrauf!

Bei dieser Art des Trainings arbeiten immer viele Muskeln zur gleichen Zeit und nicht nur einzelne Muskelpartien wie beim klassischen Gerätetraining an den Maschinen im Fitnessstudio. Sie verbrennen dadurch mehr Kalorien, und Ihr Körper wird als Ganzes gekräftigt und gestärkt – und nicht nur in einzelnen Bereichen. Insbesondere die Rumpfmuskulatur wird beim Training mit dem eigenen Körpergewicht intensiv mittrainiert, da sie den Körper in vielen Positionen stabilisieren muss. Das beugt nicht nur Rückenschmerzen vor, sondern sorgt auch für eine gute Haltung, eine tolle Figur und einen flachen Bauch.

Hast du Rücken?

Ein schöner Rücken kann entzücken, birgt aber auch viele Tücken.

»Rücken« ist ein sehr allgemeiner Begriff, der die gesamte Rückseite des Oberkörpers beschreibt. Schon wenn ein Patient zum Arzt geht, muss er genauer beschreiben, was er meint, wenn er sagt: »Ich habe Rückenschmerzen, Herr Doktor.« Das Gegenüber in Weiß wird dann erfragen, wo genau der Schmerz zu spüren ist und wie er sich anfühlt. Kurzum, er wird versuchen, den Schmerz zu lokalisieren und herauszufinden, was ihn auslöst.

Bezieht sich der Schmerz rein auf die Muskeln, oder kommt er von der Wirbelsäule? Meist zieht sich die Muskulatur massiv zusammen, wenn Gelenkprobleme auftreten. Das liegt daran, dass unser Gehirn den Schmerzbereich durch das Anspannen der Muskulatur zu entlasten und zu schützen versucht.

Die Wirbelsäule stützt unser Skelett im Zentrum des Körpers. Sie besteht aus 33 oder 34 Wirbelkörpern, die durch Bänder, Muskeln und Gelenke miteinander verbunden sind. Die Wirbel sind durch kleine Muskeln aneinander befestigt. Diese Muskeln haben einzig und alleine die Aufgabe, die Wirbelsäule zu stabilisieren. Darüber baut sich eine Muskelschicht nach der anderen auf. Gerade, quer und schräg verlaufende Muskeln schlingen sich um den Oberkörper. Die verschiedenen Bauchmuskelschichten und die Rückenmuskulatur sind ebenso wichtig für einen starken und gesunden Rücken, denn sie wirken wie ein breiter Gürtel um die Hüfte. Ein Korsett. Sie verschnüren den Rumpf zu einem Paket. Vielleicht kennen Sie die breiten Nierengurte, die Motorradfahrer tragen. Wenn Sie so einen Gurt fest anlegen, merken Sie, wie er den Oberkörper stabilisiert. Sie können sich dann kaum noch bewegen. Umso mehr müssen wir staunen über diese geniale Lösung des Körpers. Extrem stabil und zugleich beweglich.

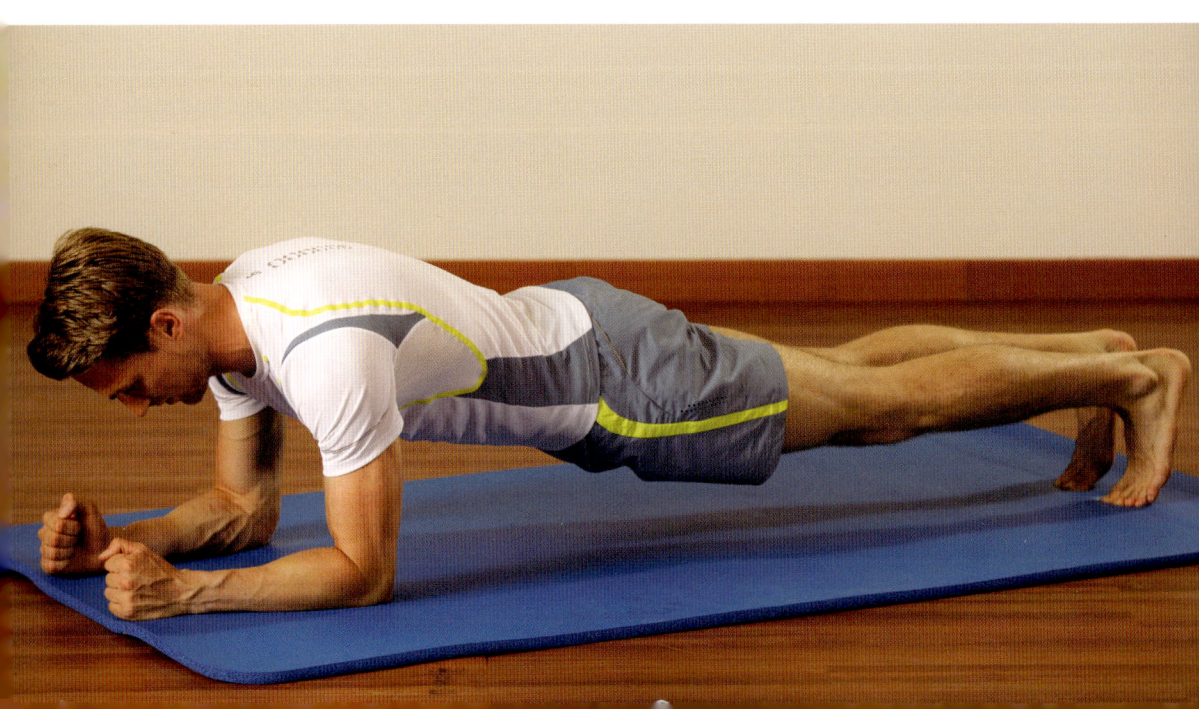

Sie können Ihrem Rücken insbesondere etwas Gutes tun, indem Sie Ihre Körpermitte kräftigen. Übungen mit dem eigenen Körpergewicht sind das ideale Mittel zum Zweck. Der Körper ist nämlich nur dann besonders stabil, wenn alle Muskeln, die den Rumpf stabilisieren, gut funktionieren. Wenn Sie sich bücken, um etwas aufzuheben, und Ihre Bauchmuskulatur nicht stark genug ist, muss sofort die Rückenmuskulatur einspringen. Ist auch diese nicht besonders gut trainiert, wird Ihre Wirbelsäule stärker belastet.

Zwischen den einzelnen Wirbeln sitzen 23 wichtige Helferlein: die Bandscheiben. Sie liegen immer zwischen zwei Wirbelkörpern und sind die Stoßdämpfer der Wirbelsäule. Die Bandscheiben können Sie sich vom Aufbau her wie eine Zwiebel vorstellen. In der Mitte liegt ein Kern, darum herum sind einzelne Faserschichten wie Ringe angeordnet. Der Kern wird also von immer größer werdenden Ringen umgeben. Bandscheiben können sich leider nicht selbst mit Nährstoffen versorgen wie zum Beispiel die Muskeln. Sie benötigen Bewegung. Nur dann erhalten sie ausreichend Nährstoffe und werden gestärkt.

Weitere Gründe für Bandscheibenprobleme sind

Überbelastungen: falsches Heben, Stauchungen durch Sprünge oder Stürze
Fehlhaltungen: ungünstige Sitz-, Liege- oder Stehpositionen sowie stundenlange Zwangshaltung am Arbeitsplatz
Rückentyp: Rundrücken, Hohlkreuz, Flachrücken oder zurückgelehnte Haltung
schlechte Ernährung: Mangel an Vitaminen und Nährstoffen

Wenn der Kern nicht mehr in der Mitte der Bandscheibe sitzt, sondern nach außen gedrückt wird, spricht man von einer Bandscheibenvorwölbung. Durchtritt der Kern die einzelnen Faserringe komplett, nennt man dies einen Bandscheibenvorfall.

Das große Problem an diesem Umstand sind die Spinalnerven. Diese Nervenbahnen sind wie Kabel, die unser Gehirn mit den Organen verbinden. Alle Körperfunktionen werden vom Gehirn gesteuert. Drückt nun der ausgetretene Bandscheibenkern auf eine dieser Nervenbahnen, kann er diese abklemmen. Wie ein aufgedrehter Gartenschlauch, aus dem kein oder nur wenig Wasser fließt, weil jemand mit dem Fuß auf dem Schlauch steht. Je nachdem, an welcher Position der Kern austritt und wie stark er die Nervenbahnen beeinflusst, sind auch die Symptome sehr unterschiedlich. Möglich ist alles von einschlafenden Gliedmaßen über Funktionsstörungen sämtlicher Organe bis hin zu unerträglichen Schmerzen und kompletten Bewegungseinschränkungen. Auch die Muskeln reagieren meist mit starken Verspannungen. Sie versuchen, den Körper zu schützen, indem sie sich besonders stark anspannen, um gewisse Bewegungen und Haltungen zu verhindern. Nämlich genau die Bewegungen, die jetzt weiteren Schaden anrichten würden.

Falls Sie sich fragen, was die Übungen in diesem Buch bringen sollen (es werden ja nicht mal schwere Gewichte benutzt), haben Sie jetzt ein Argument mehr, um sich in Ihre Sportklamotten zu werfen. Wir wollen Ihren Rumpf kräftigen, ihn stärker machen und dehnen, damit Sie flexibler und beweglicher werden. Ein starker Rumpf schützt Ihren Rücken oder – noch genauer ausgedrückt – Ihre Wirbelsäule und somit Ihre Bandscheiben.

Pilates, Yoga und funktionelles Training

Pilates, Yoga und funktionelles Training sind Klassiker des Bodyweight-Trainings. Das heißt, sie können ohne Hilfsmittel ausgeführt werden und nutzen das eigene Körpergewicht als Widerstand. Diese drei Trainingsarten sind auf den ersten Blick sehr verschieden, doch es gibt eine Menge Überschneidungen zwischen ihnen. So stehen bei allen komplexe Bewegungen im Vordergrund. Bewegungen, die mehrgelenkig sind. Zudem wird immer der gesamte Körper trainiert, und die richtige Atmung sowie eine gute Bewegungsausführung spielen eine große Rolle.

Pilates stellt die Kräftigung in den Vordergrund, während Yoga mehr auf die Beweglichkeit abzielt. Positionen werden im Yoga oft mehrere Minuten lang gehalten, während bei Pilates die Bewegung dominiert. Das funktionelle Training ist in dieser Hinsicht eher mit Pilates vergleichbar, doch fragt man sich hier ganz bewusst, mit welchen Übungsformen man sportliche oder alltägliche Bewegungsabläufe verbessern kann.

Alle drei Trainingsarten haben ihren eigenen Nutzen. In unserem Schweinehund-Workout kombinieren wir deshalb alle drei. Sie treffen also auf Übungen, die Yoga- und Pilates-Elemente verbinden oder beides mit funktionellem Training verknüpfen. Wir wollen dadurch alle Vorteile, die das Eigenkörpertraining mit sich bringt, nutzen und das Optimum aus Ihrem Training herausholen. Wir haben zudem ein Element aus dem klassischen Krafttraining übernommen: kleine Gewichte in Form von Kurzhanteln. Damit wird zusätzlich bei fast jeder Übung die Armmuskulatur gekräftigt, was vor allem bei Yoga und Pilates oftmals zu kurz kommt. So bietet Ihnen unser Workout ein besonders effektives Training aller Körperpartien.

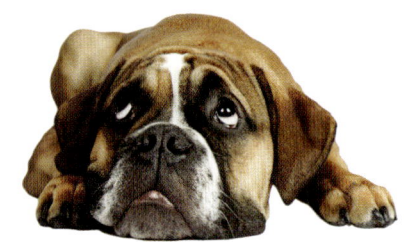

Das Schweinehund-Trainingsprogramm

Das von Hera und mir eigens entwickelte Fitnessprogramm, das wir Ihnen auf Seite 158 vorstellen werden, besteht aus drei verschiedenen Workouts mit den Schwerpunkten Bauch, Beine und Rücken. Zwar wird in allen drei Workouts die gesamte Muskulatur gekräftigt und gedehnt; wir haben die Programme aber dennoch schwerpunktmäßig in verschiedene Muskelgruppen unterteilt. Das gibt Ihnen die Möglichkeit, täglich eine andere Körperpartie zu kräftigen, ohne Ihren Organismus zu überfordern.

Die Erholungsphase nach dem Training ist nämlich ebenso wichtig wie das Training selbst. Während der Regeneration des Körpers werden sämtliche Strukturen, die durch den Sport zerstört wurden, verstärkt aufgebaut. Sie werden also nicht im Training besser, sondern danach.

Die Grundbewegungen unserer Übungen haben wir aus Yoga, Pilates und dem funktionellen Training übernommen und durch verschiedene Formen der Armkräftigung ergänzt. Nicht selten haben wir zwei bis drei herkömmliche Übungen zu einer besonders effektiven Fitnessübung verbunden.

Die Übungen beanspruchen immer mehrere Muskeln zur gleichen Zeit, sodass der gesamte Körper schneller und effektiver als mit einem herkömmlichen Training gekräftigt wird.

Die meisten Einschränkungen, Schmerzen oder Verletzungen am Bewegungsapparat entstehen nicht in dem Bereich, in dem sie auftreten (zum Beispiel Knieschmerzen), sondern in der Regel in dem darunter oder darüber liegenden Gelenk. Wir haben uns daher bei der Entwicklung unseres Trainingsprogrammes bemüht, immer möglichst viele Gelenke in eine Bewegung einzubinden. Unser Ziel ist es, dass Ihr Körper nicht nur definiert und gut geformt, sondern auch für alle Alltagsbelastungen gerüstet ist. Beim Rumtoben mit Ihren Kindern oder Enkeln, dem Wandern mit Freunden, bei Belastungen am Arbeitsplatz oder dem Gehen in hohen Schuhen brauchen wir intelligente Muskeln und Gelenke. Keine Kraftprotze, die langsam und unflexibel sind und lange grübeln müssen, bevor sie auf eine bestimmte Situation reagieren. Der Körper hat bei einem Sturz oder einem anderen Un-

fall meist nur Bruchteile von Sekunden Zeit, um richtig zu handeln. Wenn Sie durch eine barocke Stadt schlendern und die tollen, altehrwürdigen Bauten bewundern und dabei im Kopfsteinpflaster hängen bleiben, kann nur eine Blitzreaktion des Nervensystems und der Muskeln diese Notfallsituation glimpflich meistern.

Bevor Sie mit unserem Programm beginnen, sollten Sie sich überlegen, wann Sie Zeit zum Trainieren haben. Die Kurzprogramme sind sehr gut für ein kurzes und knackiges Training geeignet. Das Argument, dass Sie zu wenig Zeit für Sport haben, lassen wir daher nicht gelten. Planen Sie Ihr Training fest in Ihre Tage und Wochen ein. Nur so werden Sie regelmäßig an Ihrer Fitness arbeiten und Erfolge erzielen. Optimal wäre es, wenn Sie sich feste Wochentage und Tageszeiten vornehmen. Ist das Training an einem bestimmten Tag nicht zu Ihrer gewohnten Zeit möglich, sollten Sie es nicht ausfallen lassen, sondern früher oder später an diesem Tag ausführen.

Einsteigerinnen und Leute mit sehr wenig Zeit sollten ein Kurzprogramm pro Trainingseinheit auswählen, inklusive Warm-up und Cool-down. Natürlich wäre es toll, wenn Sie es schaffen, jeden Tag zu trainieren. In diesem Fall ist es optimal, wenn Sie Ihren Körper an drei bis vier Tagen pro Woche mit einem unserer Programme kräftigen und zusätzlich an ein bis zwei Tagen Ihre Ausdauer trainieren. Wenn Sie bisher gar keinen Sport gemacht haben und ab sofort dreimal in der Woche an Ihrer Fitness arbeiten, bin ich aber schon restlos begeistert von Ihnen!

Um das Training einfacher oder intensiver zu gestalten, können Sie zum einen die Wiederholungsanzahl und die Übungszeit variieren, zum anderen schwerere oder leichtere Gewichte einsetzen. Einsteigerinnen empfehle ich zu Beginn 1-Kilo-Hanteln. Mit 3-Kilo-Hanteln würden die Übungen sogar einen gut durchtrainierten Mann ordentlich zum Schwitzen bringen.

Die Fortgeschrittenen unter Ihnen können versuchen, zwei oder alle drei Kurzprogramme hintereinander zu bewältigen, und das an drei bis vier Tagen in der Woche. Weil Sie dann alle Muskelgruppen in einem Training trainieren, sollten Sie zwischen Ihren Trainingseinheiten immer einen Tag Pause zur Regeneration einlegen. An den Pausentagen können Sie dann eine Runde joggen gehen oder eine andere Ausdauersportart Ihrer Wahl betreiben.

Muskelkater

Dieser Kater schnurrt nicht, er murrt nur. Er ist ein fieser Spielverderber, wenn wir uns vornehmen, etwas für unseren Körper zu tun. Vor allem ist er äußerst zickig, wenn wir seinen Freund, den Schweinehund, überlistet haben – insbesondere, wenn dieser uns vorher lange erfolgreich davon abgehalten hat, uns mit unseren Freunden, den Muskeln, zu beschäftigen. Dann fährt er seine Krallen aus und schlägt zu. In Wirklichkeit ist er aber gar kein zickiges Haustier. Kater kommt eigentlich von Katarrh und stammt ursprünglich aus dem Griechischen. Das Wort ist ein Synonym für Schmerz oder Entzündung. Mit dem Wort »Muskelkater« hat man eine ziemlich nette Eindeutschung

der eigentlichen Bedeutung »Muskelschmerz« kreiiert.

Was löst den Muskelkater aus, und wie sollte man ihm begegnen?

Wenn man es genau betrachtet, zählt der Muskelkater zu den Muskelverletzungen. Ich möchte ihn mal mit einem Schnitt in die Haut vergleichen. Beim Gemüseschnibbeln kann man sich ganz leicht und oberflächlich schneiden. Rutscht man mit dem Messer jedoch richtig ab, durchdringt der Einschnitt tiefer liegende Hautschichten, und man muss in den meisten Fällen sogar genäht werden.

Muskelkater tritt nach zu hohen oder ungewohnten Belastungen des Muskels auf. Also vor allem bei neuen Sportarten, Bewegungen, die man sehr lange nicht ausgeführt hat oder die der Körper nicht gewohnt ist. In diesem Fall sind die Muskeln auf die Belastung nicht ausreichend vorbereitet. Es kann also durchaus sein, dass man einen Muskelkater bekommt, wenn man den ganzen Tag in neuen Schuhen herumläuft. Sport muss nicht zwangsläufig der Auslöser sein.

Durch einen hohen Muskelreiz (überschwelliger Reiz) treten sehr feine Risse in den Zellzwischenwänden der Muskeln auf. Stellen Sie sich eine Backsteinwand vor. Der weiße Mörtel zwischen den roten Steinen beginnt zu bröckeln und zu reißen. Muskelfasern haben einen ähnlichen Aufbau. Millionen aneinandergereihte Abschnitte bilden die einzelnen Fasern, die gebündelt einen Muskel bilden. Nachdem diese Zwischenwände beschädigt worden sind, beginnt der Körper sofort, die Bruchstellen zu reparieren. Durch den Heilungsprozess entsteht Wärme, die mit Wundwasser gekühlt wird.

Wenn ein Muskel angespannt wird, erhöht sich seine Spannung. Benötigt man nun genau den angeschlagenen Muskelbereich, in dem man Muskelkater verspürt, wird dort die Spannung erhöht und das Wundwasser gegen die Zellwände gepresst. Dieser Vorgang löst den bekannten Schmerzreiz aus.

Die größten Reparaturen nimmt der Organismus immer in der Nacht vor. Viele Helferlein sind dann damit beschäftigt, den Körper für den nächsten Tag in Schuss zu bringen und alle Zellen zu reparieren. Das erklärt auch, warum man den Muskelkater nicht direkt nach dem Sport spürt, sondern erst am nächsten und übernächsten Tag. Am stärksten ist er meist am Morgen nach dem Aufstehen. Sobald man den Körper dann richtig in Bewegung gebracht hat, nimmt der Schmerz ab. Das Wundwasser wird durch die erhöhte Durchblutung verteilt und die Muskulatur mit Nährstoffen versorgt.

Die gute Nachricht ist: Wenn Sie Muskelkater hatten, können Sie sich sicher sein, dass Ihr Muskel hinterher stärker ist als vorher. Der Körper ist intelligent. Er wird sich auf die nächste Belastung vorbereiten und versuchen, die Zellstrukturen zu verstärken. Wenn ein Sturm unsere Hauswand einreißt, werden wir sie im Anschluss verstärken, damit sie dem nächsten Sturm standhalten wird.

Do's und Don'ts

Sollten Sie einen Muskelkater bekommen, dann vermeiden Sie dieselben Bewegungen oder Belastungen, die ihn ausgelöst haben, zumindest so lange, bis der entsprechende Bereich wieder schmerzfrei ist. Geben Sie dem Muskel Zeit, sich zu erholen. Nur dann wird er auch stärker werden.

Um den Heilungsprozess zu beschleunigen, sollten Sie versuchen, Ihre Muskeldurchblutung durch leichte Bewegung oder auf anderem Weg zu erhöhen. Aktive Regenerationsmaßnahmen unterstützen dabei den Regenerationsprozess. Dabei sind viele Bewegungsformen denkbar: Radfahren, Nordic Walking, Laufen auf dem Crosstrainer oder Ähnliches. Schon ein halbstündiger Spaziergang kann wahre Wunder bewirken.

Je mehr Muskeln an der Bewegung beteiligt sind, desto mehr wird die Durchblutung angeregt und der Heilungsprozess beschleunigt. Besonders Heiß-kalt-Wechsel regen die Durchblutung an, da sich die Zellen bei Wärme entspannen und bei Kälte zusammenziehen. Ein Saunagang ist daher ideal. Sie kennen bestimmt das Gefühl, wenn Sie Ihre Füße in eiskaltes Wasser halten. Die Zellen ziehen sich stark zusammen, die Füße brennen, und sobald Sie aus dem Wasser kommen, werden sie ganz heiß, weil die Zellen sich wieder entspannen und das warme Blut die Füße wieder durchströmt. Auch kalte Duschen oder eine heiße Badewanne können also helfen.

Auch sanfte Wellnessmassagen kann ich Ihnen empfehlen. Auf intensive medizinische Massagen sollten Sie dagegen verzichten. Diese können den Muskelkater noch zusätzlich verstärken. Solange ein Muskelkater nach zwei bis drei Tagen langsam abklingt, ist er zwar unangenehm, aber nicht schlimm.

Um sich langfristig gegen Muskelkater zu wappnen, hilft nur eines: Sie müssen Ihre Muskeln kräftigen und immer wieder neuen, andersartigen Reizen aussetzen, sodass Ihr gesamter Körper stärker und widerstandsfähiger wird. Deshalb geben wir Ihnen in unserem Schweinehund-Workout auch so viele unterschiedliche Übungen an die Hand. »Immer wieder neu, immer wieder anders« sollte das Motto lauten. Münzen Sie das bloß nicht auf Ihre Partnerschaften um.

Was Sie über Ihr Herz wissen sollten

Unser Herz ist ein etwa 300 Gramm schwerer Muskel, der von einem elektrischen Impulsgeber (Sinusknoten) angesteuert wird. Die Impulse sorgen dafür, dass sich der Herzmuskel in einem bestimmten Takt zusammenzieht und entspannt. Dadurch entsteht ein Pumpeffekt, bei dem fortwährend mit Sauerstoff angereichertes Blut durch die Arterien in den Organismus befördert und sauerstoffarmes Blut durch die Venen zum Herz gesaugt wird.

So werden Muskeln und Organe mit Sauerstoff und lebenswichtigen Nährstoffen versorgt. Das komplizierte Gefäßnetzwerk unseres Körpers hat eine Länge von rund 150 000 Kilometern, das entspricht in etwa vier Erdumrundungen.

Unser Herz kann mit nur einem Schlag etwa 80 Milliliter Blut befördern. In einer Minute wird bereits eine Blutmenge, die 7,5 Prosecco-Flaschen entspricht (0,75 Liter – wenn schon, denn schon), abgepumpt. Bei einer durchschnittlichen Herzfrequenz von 60 Schlägen pro Minute wird in einer Stunde bereits eine Blutmenge, die fünf Kleinwagenbetankungen entspricht, befördert. Beeindruckend, nicht wahr?!

Jeder noch so kleine Teil unseres Körpers ist von der ständigen Arbeit des Herzens abhängig. Nur ein funktionierendes und gesundes Herz kann diese unglaublichen Leistungen über viele Jahrzehnte erbringen. Lassen Sie nicht zu, dass Ihr Motor reparaturanfällig wird und in die Werkstatt muss.

Leider können wir unser Herz nicht sehen. Wenn Sie wissen möchten, ob Ihr Lebensmotor rund läuft, sollten Sie zum Arzt Ihres Vertrauens gehen. Ihr Auto bringen Sie ja auch zum TÜV. Elektrokardiografie – kurz EKG – ist das Zauberwort. Der Arzt wird Ihren Oberkörper mit Saugnäpfen bestücken und mithilfe eines EKG-Geräts Ihre elektrische Herztätigkeit aufzeichnen.

Sie wissen schon, die Kurven, die humorlos über den Monitor laufen und manchmal schrill piepend zu einer horizontalen Linie abfallen und alle Beteiligten in Aufregung versetzen, piiiiiiiip! (Haben Sie etwa noch nie *Dr. House* oder *Grey's Anatomy* gesehen???)

Kurzum, Ihr Herz will gehegt und gepflegt werden. Am besten eignet sich dazu ein moderates Ausdauertraining, auch Herz-Kreislauf- oder Cardiotraining genannt. Ausdauertraining hält Ihr Herz und die Gefäße in Schuss und verbrennt auch noch reichlich Kalorien.

Ausdauertraining für das Herz

Ausdauersportarten gibt es ja bekanntlich eine ganze Menge. Jeder von Ihnen kann ohne großes Kopfzerbrechen sicher zehn verschiedene aufzählen. Diese Vielzahl und Vielseitigkeit ist klasse, denn so können Sie sich die für Sie passende Sportart heraussu-

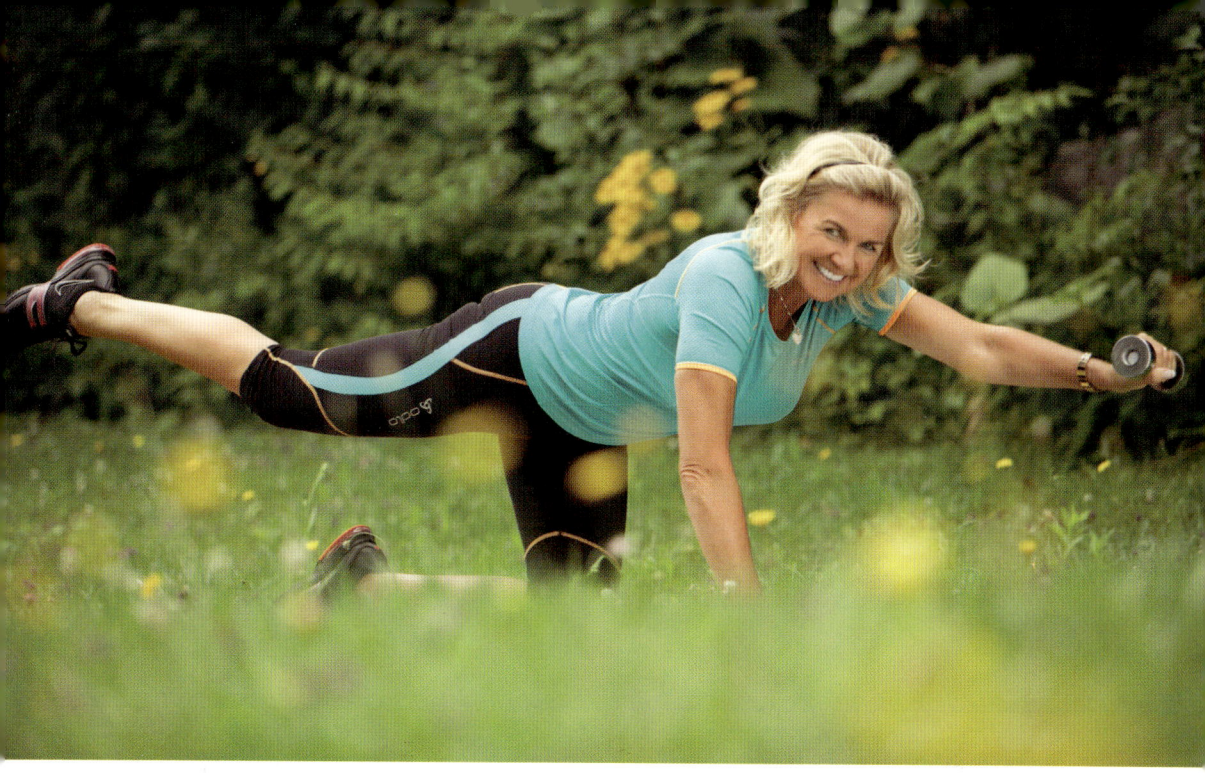

chen. Noch besser ist es allerdings, wenn Sie zwischen verschiedenen Sportarten abwechseln, denn so werden immer wieder andere Bereiche des Körpers besonders gut trainiert. Ihr Ausdauersport soll Ihnen Spaß bereiten und zu Ihrem derzeitigen Fitness- und Gesundheitszustand passen. Wer gerade eine Knieverletzung hinter sich hat, ist mit Nordic Walking oder Schwimmen besser beraten als mit Laufen. Radfahren ist ebenfalls eine gelenkschonende Sportart, vorausgesetzt, Radgröße und Benutzer passen zusammen. Probieren Sie aus, was Ihnen Spaß macht, und wechseln Sie zwischen den verschiedenen Sportarten, sooft Sie können. Vielseitigkeit ist Trumpf! Anspruchsvolle Sportarten (auch das Laufen zähle ich dazu) sollten Sie sich allerdings vorab von einem Profi zeigen lassen, damit Sie Ihrem Körper durch Ihr eigentlich rühmliches Vorhaben nicht mehr schaden als nutzen.

Ein kleines Experiment

Ein Indikator für Ihre Fitness ist die Zahl Ihrer Herzschläge pro Minute (Puls), die Sie auch selbst messen können. Bei Ruhe und ohne Belastung liegt der Puls bei einem Erwachsenen zwischen 60 und 80 Schlägen in der Minute. Gute Sportler benötigen nur etwa 40 Schläge oder noch weniger. Einige Tiere schaffen es im Winterschlaf sogar, den Herzschlag auf acht Schläge zu reduzieren.

Durch regelmäßiges Ausdauertraining können Sie Ihren Puls deutlich absenken, wodurch Ihr Herz entlastet wird. Ideal sind zwei- bis dreimal in der Woche 30 bis 60 Minuten joggen, Rad fahren, walken, laufen auf dem Crosstrainer oder andere leichte Ausdaueraktivitäten bei langsamem Tempo (kein tiefes Schnaufen). Wer täglich eine Ausdauereinheit einlegen möchte, der sollte zwischen verschiedenen Sportarten abwechseln, um langfristig

Überbelastungen zu vermeiden, das heißt ein-mal laufen, am Tag danach schwimmen oder Rad fahren gehen.

Auf geht's, meine Damen, machen Sie Ih-rem Herzmuskel Beine! Anfangs kann es sein, dass Sie schon bei langsamem Tempo aus der Puste kommen und einen hohen Puls haben. Lassen Sie sich davon nicht entmutigen! Ich verspreche Ihnen, dass Sie sich Woche für Woche besser fühlen werden. Sollte Ihr Puls durch ein mehrmonatiges regelmäßiges Aus-dauertraining nicht absinken, kann es sein, dass eine hormonelle Störung vorliegt, zum Beispiel eine Schilddrüsenüberfunktion. In diesem Fall sollten Sie einen Arzt aufsuchen.

Holen Sie nun eine Uhr und einen Stift. Legen Sie Ihren Arm entspannt auf Ihren Oberschenkel. Ertasten Sie mit Zeige- und Mittelfinger (nicht den Daumen neh-men, der pulsiert selbst) unterhalb Ihres Daumenballens Ihren Puls.
Sobald Sie den Puls fühlen können, zählen Sie 15 Sekunden lang Ihre Herz-schläge. Multiplizieren Sie das Ergebnis mit vier.

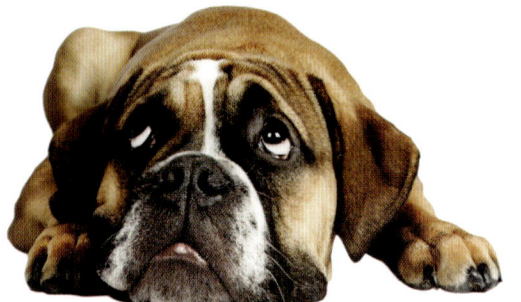

Ihr Ergebnis:

_____ Herzschläge in einer Minute

Nun finden wir heraus, um wie viele Schläge Sie Ihr Herz durch regelmäßiges Ausdauertraining entlasten können. Dazu zwei simple Rechnungen.

Wir nehmen Ihr Ergebnis und ziehen da-von fünf Schläge ab. Um so viele Schlä-ge kann ein Untrainierter seinen Puls in etwa drei Monaten absenken.

Ihr Herzschlag nach drei Monaten (oberes Ergebnis 5): _____

Schläge pro Stunde:
Multiplizieren Sie Ihre Werte mit 60:

Ergebnis heute: _____

Ergebnis in drei Monaten: _____

Schläge pro Tag:
Multiplizieren Sie Ihre Werte mit 24:

Ergebnis heute: _____

Ergebnis in drei Monaten: _____

Sie sehen schon, es lohnt sich wirklich, die Sportschuhe auszupacken! Fangen Sie jetzt mit einem regelmäßigen Ausdauertraining an und schicken Sie Ihr Herz am Ende des Jahres in den Urlaub.

Sie werden Ihrem Herz zigtausend Schläge ersparen, es leistungsfähiger machen und die Gefäße stärken. Sollten Sie erst mal zwei Minuten lang schnaufen, nachdem Sie die Einkäufe heimgetragen haben, ist es höchste Zeit zu handeln. Auf geht's!

Das A-Wort

ch möchte Ihnen einen ganz entscheidenden Tipp für ein effektives Ausdauertraining mitgeben und rolle das Feld dazu von hinten auf.

Ausdauer ist die Fähigkeit, eine bestimmte Leistung über einen längeren Zeitraum ohne merklichen Leistungsabfall ausführen zu können. So weit – so gut.

Stellen Sie sich doch mal bei einem Volkslauf an die Strecke und beobachten Sie die Läufer. Sie werden die verschiedensten Lauftypen sehen: von der Powerläuferin, die nahezu gazellenartig in Richtung Ziel trabt und dabei noch ein Lächeln auf den Lippen hat, bis hin zum verbissenen Kämpfer, der schweißüberströmt und mit schwerfälligem Schritt viele Minuten später an Ihnen vorbeiackert. Die Läuferin wirkt noch immer frisch. Der Läufer macht den Eindruck, als wäre er völlig fertig, als hätte er kaum noch Energie für die letzten Meter übrig. Was ist der entscheidende Unterschied zwischen den beiden Läufern?

Ein zu hoher Puls ist für die Erschöpfung des zweiten Läufers verantwortlich.

Wenn Sie mit einem hohen Puls laufen, nimmt die Belastung der Muskulatur zu, wodurch die Muskeln zu übersäuern beginnen (anaerober Bereich). Die erste Läuferin ist mit einem niedrigeren Puls unterwegs (aerober Bereich). Bei einer aeroben Belastung steht den Muskelzellen genügend Sauerstoff zur Verfügung, um in ihren Brennöfen Kohlenhydrate und Fette zu verbrennen. Bei dieser Belastung übersäuern die Muskeln nicht. Im aeroben Bereich halten Kraftreserven besonders lange.

Ist die Belastungsintensität aber sehr hoch, dann schafft es der Stoffwechsel nicht mehr rechtzeitig, den Sauerstoff zur Verbrennung bereitzustellen. Die anaerobe Energiebereitstellung hat der Körper ursprünglich für Notfälle entwickelt. Er kann dadurch sehr schnell Energie abrufen, zum Beispiel, wenn wir vor Gefahren (Mammut und Säbelzahntiger) flüchten mussten, doch er kann diese Energie nicht lange aufrechterhalten.

Stellen Sie sich das so vor: An einem brütend heißen Tag kommen Sie nach Hause. Sie haben starken Durst und das Gefühl, dass Sie völlig ausgetrocknet sind. In Kühlschrank und Keller befindet sich erfrischendes Mineralwasser. Schlagen Sie den schnellen Weg zum Kühlschrank ein, oder gehen Sie erst runter in den Keller? Sehen Sie, Ihr Körper reagiert genauso. Er holt sich dort die Energie, wo er sie am schnellsten herbekommt.

Leider liegt das Fett aber im Keller und nicht im Kühlschrank (hätte ich Ihnen das vorher gesagt, wären Sie bestimmt runtergetapst).

Viele Hobbysportler rennen um ihr Leben. Sie wollen schwitzen und völlig fertig zu Hause ankommen. So verbrennen sie zwar unterm Strich mehr Kalorien, doch eigentlich haben sie nur ihre Kohlenhydratspeicher entleert, ihre Fettpolster aber verschont. Der Körper wird sich mit Heißhungerattacken an ihnen rächen.

Wenn Sie Ihren Fettreserven an den Kragen wollen, sollten Sie sich beim Ausdauertraining nicht überlasten und eher im niedrigen bis mittleren Pulsbereich trainieren.

Die ideale Fettverbrennungszone ist von Person zu Person unterschiedlich. Wenn Sie genau wissen wollen, in welchem Herzfrequenzbereich Sie trainieren müssen, dann empfehle ich Ihnen den Gang zu einem Sportmediziner. Er wird Ihre maximale Herzfrequenz bestimmen (diese ist von vielen Faktoren, wie zum Beispiel dem Geschlecht oder dem Alter, abhängig) und errechnet dann den optimalen Herzfrequenzbereich für Ihr Training.

Sollte Ihnen das zu aufwendig sein, halten Sie sich einfach an die Grundregel, sich nicht zu verausgaben. Einsteigerinnen sollten sich beim Laufen noch problemlos unterhalten können. Am besten gelingt das, wenn Sie gemeinsam mit einem Laufpartner laufen gehen.

Nordic Walking ist eine gute Alternative zum Laufen für alle, die gerade erst mit dem Ausdauersport beginnen, sehr untrainiert oder übergewichtig sind. Mit zunehmender Fitness können Sie dann zu einer Kombination aus Laufen und Walken übergehen. In den Walkingabschnitten kann sich Ihr Puls erholen, und der Körper wird entlastet, sodass Sie danach wieder motiviert weiterlaufen können. Auf diese Weise können Sie bei Ihrem Ausdauertraining längere Strecken zurücklegen. Insbesondere bei Laufeinsteigern hat langes, langsames Laufen einen deutlich größeren Trainingseffekt als kurzes und schnelles Rennen. Geben Sie Ihrem Körper Zeit, sich ans Laufen zu gewöhnen, damit er sich an die ungewohnte Belastung anpassen kann.

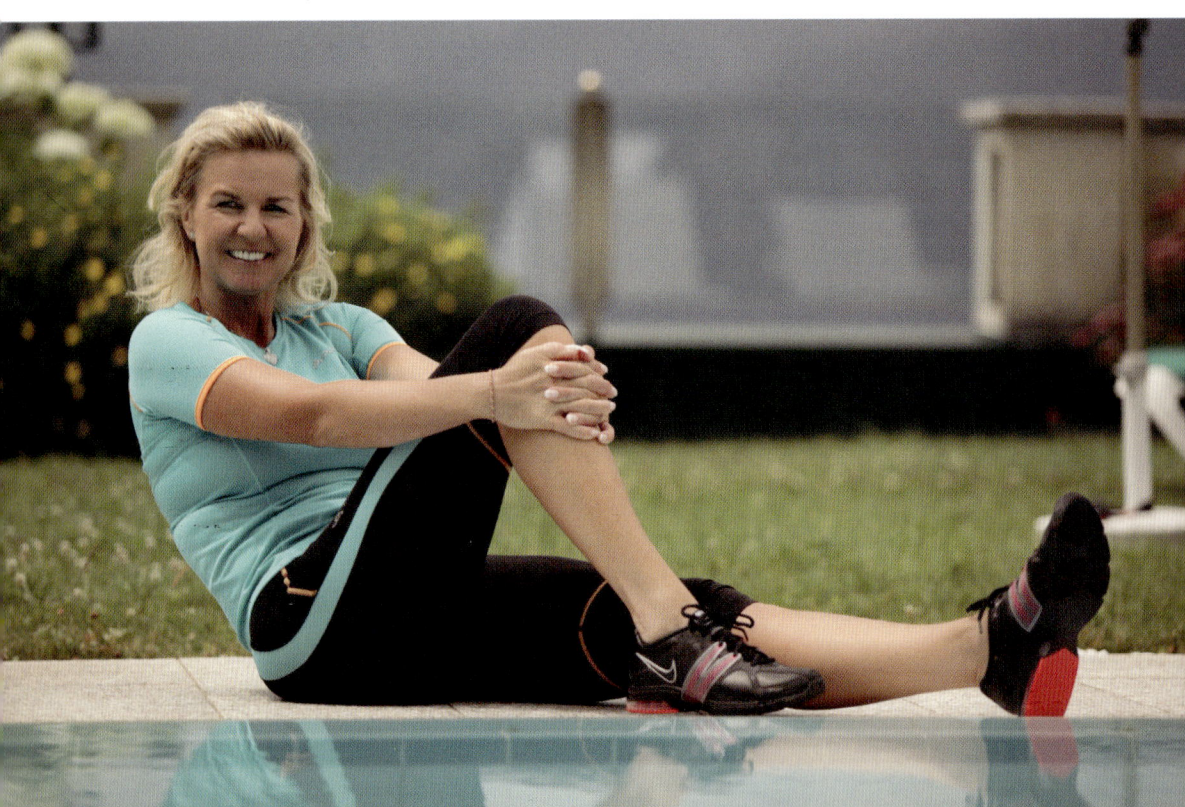

Praxistipps zum Sportschuhkauf

Bevor man sich hoch motiviert auf die Laufstrecke begibt, sollte man einen Blick ins persönliche Schuhmuseum werfen. Steht da der passende Schuh für Ihr neues dynamisches Hobby?

Die Tiefen mancher Schuhschränke oder gar Zimmer sind so gut erforscht wie das Innere der Mongolei. In verborgenen und längst vergessenen Ecken lauern oftmals zwei kostbare Arten von Sportschuhen darauf, wiederentdeckt zu werden.

• Der antike Sportschuh

Er hat Sie beim letzten Betriebslauf vor zehn Jahren über die Ziellinie katapultiert. Vielleicht ist er auch ein vergessenes Relikt eines vorangegangenen Sportversuches. Er ist schon etwas steif, doch immerhin antik.

• Der Schweizer-Taschenmesser-Schuh

Er strotzt nur so vor Vielseitigkeit. Müll raustragen, Auto waschen, Brot holen und Gartenarbeit sind nur einige Aufgaben, die dieses Mehrzweckwunder bewältigen muss.

Mein Damen, jetzt heißt es die Ohren spitzen: Joggen muss nicht gesund sein! Bei jedem einzelnen Schritt trifft ein Vielfaches des eigenen Körpergewichtes auf Gelenke, Sehnen, Bänder und Knorpel. Diese Belastungen können mehrere hundert Kilo ausmachen. Nun sind Ihr Schuh und Ihre Lauftechnik gefragt, denn diese Kräfte müssen gedämpft werden. Werden sie es nicht, dann schaden sie Ihrem Körper über kurz oder lang mehr, als sie ihm Gutes tun. Ein Schuh muss Ihrem Fuß zusätzlich Stabilität verleihen. Je nachdem, wie geübt Sie sind oder auf welchem Untergrund Sie unterwegs sein werden, muss diese Stabilität stärker oder weniger stark sein. Ihr Schuh hat zusätzlich die Aufgabe, Ihr Sprunggelenk vor dem Umknicken zu schützen.

Mein Fazit: Sie benötigen einen Sportschuh, der Ihren persönlichen Anforderungen entspricht. Sie würden ja auch keine Gummistiefel unter ein schickes schwarzes Abendkleid anziehen. Die Gummistiefel haben die Funktion, die Füße trocken zu halten, die High Heels sollen einfach nur gut ausschauen zum Kleid. Nun gehen Sie mit der gleichen Denkweise an den Sportschuhkauf. Sollten Sie noch im Besitz von antiken Sportlatschen oder Schweizer-Taschenmesser-Schuhen sein, dann verbannen Sie diese zurück ins Vergessen. Gerade die speziellen Werkstoffe in den Sohlen verlieren nach einigen Jahren ihre Dämpfungseigenschaften.

Wenn Sie sich nun völlig überfordert oder verwirrt fühlen, können Sie sich an der unten stehenden Checkliste orientieren. Sie dient als Anleitung zum Lauf- und Sportschuhkauf und enthält Fragen, die Ihnen ein Verkäufer bei der Kaufberatung stellen sollte. Sollte der Verkäufer im Fachgeschäft wider Erwarten mit diesen Fragen nichts anfangen können, heißt es schnellstmöglich flüchten. Ihnen fällt plötzlich ein, dass Sie Ihre Herdplatte nicht abgedreht haben. Sofort weiter ins nächste Fachgeschäft!

Eine Beratung durch einen Orthopäden kann ebenfalls hilfreich sein. Erkundigen Sie

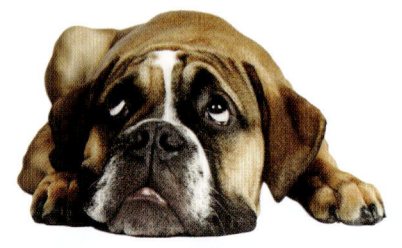

sich aber vorher über die Preise und ob Ihre Krankenkasse die Kosten trägt!

Checkliste Laufschuhkauf

1. Laufstil: Rückfuß-, Mittelfuß-, Vorfußtechnik: Die Art und Weise, wie Sie Ihren Fuß aufsetzen, wird meist auf einem Laufband analysiert.

2. Laufumfang/Laufhäufigkeit: Ein Vielläufer benötigt andere Laufschuhe als ein Gelegenheitsläufer. Der Vielläufer sollte mehr als ein Paar Laufschuhe besitzen. Seine Schuhe sollten atmungsaktiv sein, damit sie schneller trocknen.

3. Laufuntergrund: Schuhe und Sohle sollten an den bevorzugten Laufuntergrund angepasst sein. Weicher Waldweg, harter Asphalt, verwaschener Trail, Laufband oder Tartanbahn?

4. Verwendungszweck: Wettkampf- oder Trainingsschuh

5. Laufbeschwerden: Wenn ja, welche?

6. Beinfehlstellungen: O-Beine, X-Beine

7. Fußfehlstellungen: Senkfuß, Hohlfuß, Spreizfuß oder Kombinationen aus diesen

8. Ganglinie: Wird der Fuß gerade, innen- oder außenrotiert aufgesetzt?

9. Körpergewicht: Ein Läufer mit hohem Körpergewicht benötigt Schuhe mit höherer Dämpfeigenschaft, um auftretende Kräfte besser zu absorbieren.

10. Laufrelevante frühere Verletzungen: Kreuzbandriss, Knorpelschäden, Sprunggelenksverletzungen, Hüftluxation etc. Falls eine frühere Verletzung vorliegt, benötigen Sie eine besonders sorgfältige Beratung. Es empfiehlt sich der Gang zum Orthopäden.

Tipp

Nehmen Sie ein altes Paar Sportschuhe mit ins Sportgeschäft. Sollten Sie keines haben, dann schnappen Sie sich zumindest einen abgetragenen Freizeitschuh. Anhand der Abnutzung der Sohle kann man Rückschlüsse auf Ihren Laufstil bzw. die Stellung Ihres Fußes beim Aufsetzen auf den Boden ziehen. So fällt es Ihrem Verkäufer leichter, den passenden Schuh für Sie auszuwählen.

Der Innerer-Schweinehund-Besieger

Was verstehen Sie unter Motivation? Für mich ist Motivation ein innerer Antrieb. Nennen Sie es Traum, Ziel oder Vision. Eine innere Stimme, die uns wahre Kraftschübe verleihen kann.

Die Wissenschaft unterscheidet intrinsische und extrinsische Motivation, also Motivation von innen heraus oder von außen auferlegt. Eine extrinsische fällt mir gleich auf Anhieb ein: der Trainer, der den Klienten oder

Sportler zu Höchstleistungen antreibt. Die von außen auferlegte Motivation ist allerdings bei Weitem nicht so einflussreich wie der eigene Antrieb. Nur wer ein klares Bild davon hat, was er erreichen will, kann darauf hinarbeiten. Nur dann ist es auch sinnvoll, mit einem Trainer oder Coach zu arbeiten. Der Klassiker der extrinsischen Motivation ist die Mutter, die ihrem Sohn oder ihrer Tochter die Wichtigkeit der schulischen Leistungen zu erklären versucht.

Versuchen Sie, Ihre Ziele gedanklich zu tollen, positiven Bildern zu formen. Affirmation heißt der Trick. Sie müssen einen Gedanken oder ein Bild immer wieder selbst herbeirufen.

Vor vielen Jahren habe ich in dem Buch eines weltberühmten Börsengurus einen Satz gelesen, der sich bei mir bis heute eingeprägt hat: Was du dir vorstellen kannst, das kannst du auch erreichen. Man muss nur fest genug an seinen Traum glauben, dann wird man intuitiv seinen Weg gehen, bis man diesen Traum verwirklicht hat. Also, lehnen Sie sich bitte zurück, und entwerfen Sie Ihr eigenes Bild von der Person, die Sie sein möchten. Rufen Sie es sich immer wieder in Erinnerung. Am besten machen Sie ein Ritual daraus, dann vergessen Sie es auch nicht. Immer vor dem Einschlafen ziehen Sie sich in Ihre Fantasie zurück und malen sich dieses schöne Bild weiter aus. Versuchen Sie es zu schmecken, zu fühlen, zu riechen und zu ergreifen. Je realistischer und je detaillierter Sie Ihre Ziele visualisieren, desto besser. Eines ist allerdings streng verboten: negative Gedanken. Eine Fantasie könnte so aussehen. Sie mit sexy Taille im wunderschönen Abendkleid. Sie sehen einfach traumhaft aus in diesem Kleid, das Sie schon so lange tragen wollten. Strahlen Ihr Glück und Ihre Zufriedenheit so sehr aus, dass Sie gleich Ihr erstes Kompliment erhalten. Mensch, schaust du heute toll aus. Hast du ein Geheimrezept?

Praktische Anleitung zum Scheitern

Sehen wir es doch einmal realistisch. Es geht niemals nur bergauf. Es gibt keine einzige Aktie auf der Welt, deren Kurs nur steigt. Keine Sportmannschaft, die immer gewinnt. Nicht einen Menschen, der an jedem Tag in seinem Leben besser wird, indem er etwas dafür tut.

Solange Sie Ihrem Ziel näher kommen, bleibt Ihre Motivation groß oder wird sogar noch größer. Sollten Sie ein Ziel einmal nicht erreichen, heißt es durchbeißen, denn genau dann geben die meisten Leute auf. Wahre Champions beweisen ihre Größe erst in der Niederlage. Planen Sie Misserfolge ganz fest mit ein. Es geht nur um eines: Motivation, Motivation, Motivation – und darum, wie man nach Rückschlägen seine Motivation möglichst schnell zurückgewinnen kann.

Ich möchte Ihnen einmal etwas über mich erzählen. Seit meinem fünften Lebensjahr mache ich Sport. Ich habe als kleiner Tormann mit Löwentrikot angefangen und insgesamt 19 Jahre aktiv im Fußballverein gekickt. Habe ich mich stark gefühlt, wenn ich dieses Trikot überstreifen durfte! Bereits mit 14 Jahren habe ich dann Laufwettkämpfe bestritten, angefangen bei 3-Kilometer-Läufen über Stock und

Stein bis zu Hochhausrennen (Treppenlauf) in Kanada. Ich habe als Gebirgsjäger an nationalen und internationalen militärischen Wettkämpfen teilgenommen.

Mit anderen Worten: Sport spielt schon mein gesamtes Leben eine ganz wichtige Rolle für mich. Seit meinem fünften Lebensjahr habe ich keinen einzigen Monat ganz auf Sport verzichtet. Können Sie sich vorstellen, dass es mir trotzdem manchmal extrem schwerfällt, mich zum Sport zu motivieren? Nein?

Da irren Sie sich aber gewaltig. Diese Phasen, in denen der innere Schweinehund knurrt und bellt und an mir zerrt, gibt es bei mir genauso wie bei jedem anderen Menschen. Allerdings weiß ich ganz genau, wie ich aus diesem Tal der Tränen wieder rauskomme.

Meine persönlichen Stolpersteine

Als Soldat hatte ich im normalen Dienstbetrieb genügend Zeit, mein sportliches Training zu absolvieren. Ich hatte feste Essenszeiten und konnte mich optimal ernähren. Doch dann kamen Wochen und Monate, in denen wir auf Übungen unterwegs waren. Wir schliefen im Zelt, in Containern, Baracken, Schneelöchern oder Iglus. Keine geregelten Mahlzeiten, keine Zeit für Sport, viel Stress und wenig Schlaf. Geht es Ihnen nicht manchmal genauso?

Heutzutage gibt es auch bei mir immer wieder Phasen mit extrem viel Arbeit und Stress. Da arbeite ich sieben Tage in der Woche und sitze nach einem anstrengenden Arbeitstag oft noch bis in die Nacht am Computer, plane, bereite vor, recherchiere oder denke nach. Das hat dann ähnliche Auswirkungen wie vorher beschrieben: Mein gewohnter Rhythmus geht verloren, ich tue mich schwer, meine Mahlzeiten zu planen und mein Training zu absolvieren, und schaffe es nicht, meinen Tagesablauf so zu gestalten, wie ich es eigentlich gerne möchte.

In solchen Wochen muss ich mein eigenes Training manchmal bis auf null runterfahren. Jeder Sportler weiß, was das bedeutet: Wenn man wieder einsteigt, fällt einem alles extrem schwer. Die Leistungsfähigkeit ist stark gesunken. Gewichte, Wiederholungen, Distanzen und Leistungen, die man vor der Pause geschafft hat, sind nun unerreichbar. Das ist demotivierend.

Ich weiß, dass die ersten beiden Wochen nach der Pause sehr anstrengend werden. In jeder einzelnen Trainingseinheit muss ich dann mit mir selbst kämpfen. Manchmal würde ich am liebsten alles hinschmeißen oder höre bereits nach fünf Minuten wieder auf zu trainieren, werfe mein Handtuch in die Ecke, weil ich so frustriert bin.

Ich habe diese Situationen immer wieder erlebt und immer wieder gemeistert. Ich glaube deshalb ganz fest daran, dass ich es auch beim nächsten Mal wieder schaffe. Genau dieses Gefühl müssen auch Sie sich erarbeiten. Sie müssen an sich und an Ihre Fähigkeiten glauben. Und das wird Ihnen umso leichter gelingen, je öfter Sie diese schweren Phasen wieder erfolgreich meistern. Eine der bekanntesten Sportmarken der Welt bringt diesen Gedanken absolut genial und in nur drei kurzen Worten auf den Punkt: Just do it.

Aller Anfang ist schwer – mir geht es da leider nicht besser als Ihnen. Hier ist meine persönliche Strategie, wie ich meinen inneren Schweinehund überliste: Ich nehme mir vor, jeden Tag ein bisschen Sport zu machen – komme, was wolle. Die Dauer ist dabei völlig egal, ich mache genau so viel, wie meine Laune, Motivation und Kraft es zulassen. Bereits nach einigen Tagen merke ich dann, wie das gute Gefühl und die frühere Kraft langsam zurückkehren. Das Training macht nun auch wieder Spaß, weil ich es fast jedes Mal schaffe, meine Leistung an den Vortagen zu steigern, und schwuppdiwupp bin ich wieder richtig dabei. Plötzlich freue ich mich sogar wieder, am Abend in den Keller zu gehen und mich richtig zu »quälen«. Die Laufschuhe zu schnüren und um 6 Uhr in der Früh, vor dem ersten Training mit einem Kunden, durch den Park zu joggen.

All das fällt mir nun wieder leicht. Viel mehr noch: Es ist wieder mein Antrieb, mein Wohlfühlgefühl, mein Antistressprogramm und das Aufputschmittel für Glück und Selbstzufriedenheit.

Sie müssen dieses Gefühl selbst spüren, um es zu verstehen. Deshalb heißt es auch: Nur die Regelmäßigkeit bringt den gewünschten Erfolg. Holen Sie sich täglich ein gutes Gefühl! Verstehen Sie mich nicht falsch, das heißt nicht, dass Sie jeden Tag intensiv trainieren müssen, das mache ich auch nicht. Selbst wenn Sie an einem Tag nur fünf Minuten Bauchtraining machen, trägt das zu Ihrem Wohlbefinden bei und bringt Sie Ihrem Ziel wieder ein Stückchen näher.

Frei nach dem Motto: Nicht weil es schwer ist, versuchen wir es nicht, sondern weil wir es nicht versuchen, ist es schwer.

Die Kunst, sich selbst zu motivieren

Wenn Sie mit diesem Buch gerade in eine neue oder sogar die erste Sportphase in Ihrem Leben starten, ist Ihr Vertrauen in Ihre Fähigkeit, Motivationskrisen zu bewältigen, wahrscheinlich sehr gering. So oft höre ich den Satz: »Ich habe doch schon alles versucht …« Anfangs juhu und himmelhochjauchzend, am Ende pfui. »Dann bin ich wieder gescheitert.« Von Diät zu Diät. Ein Sportversuch und eine Fitnessstudiomitgliedschaft nach der anderen. Mit jedem Scheitern, jedem Misserfolg schrumpft Ihr Selbstwertgefühl, diese kleine Pflanze, die Sie immer wieder neu ansäen. Ganz behutsam graben Sie einen Trichter, in dem Sie die kleine Pflanze Selbstvertrauen in die weiche Erde einsetzen. Liebevoll klopfen Sie die Erde fest, damit sie nicht gleich umkippt. Jeden Tag schauen sie auf Ihr Pflänzchen und warten darauf, dass es langsam zu wachsen beginnt. Gießen es und befreien es von Schädlingen. Hegen und pflegen es, so gut Sie können. Und plötzlich, wie aus dem Nichts, springt jemand kraftvoll ab und landet mit voller Wucht und beiden Füßen auf Ihrem Pflänzchen. Ein tiefer Krater entsteht, und das kleine Pflänzchen ist hinüber. Es erholt sich nicht mehr. Es hatte noch nicht einmal genügend Zeit, um heranzuwachsen und sich tief in der Erde zu verwurzeln. Der Unmensch, der gerade auf Ihr Pflänzchen gesprungen ist, sind Sie – mit Ihrem schweren, trägen Schweinehund auf den Schultern.

Sie müssen verstehen, dass Sie nur dann erfolgreich sein können, wenn Sie Ihre Ziele vernünftig wählen, diese schrittweise zu erreichen versuchen und Rückschläge fest mit einplanen. Wenn so ein Rückschlag eintritt, blicken Sie zurück auf das, was Sie bereits erreicht haben. Motivieren Sie sich durch Ihre Erfolge. Spüren Sie, wie gut Sie sich bereits fühlen, und erinnern Sie sich daran, wie träge und schlapp Sie vorher waren. Lassen Sie sich nicht von jedem kleinen Wind umpusten. Stemmen Sie sich mit aller Kraft entgegen! Ich weiß, Sie schaffen das. Wissen Sie es auch! Glauben Sie an sich und Sie werden es schaffen. Lassen Sie Ihre Pflanze wachsen, mit Wurzeln, die tief in die Erde reichen und jedem Sturm standhalten, und beginnen Sie damit nicht morgen und nicht später, sondern heute und jetzt.

Wolfgang will's wissen

Wolfgang öffnete mir die alte und schwere Holztür, die ebenso zu einem Schloss hätte gehören können, mit einem schrillen Zzzzt. Ich stand einen Schritt weit weg, um nicht gleich aufdringlich zu wirken, wenn er die Tür öffnete. Nun musste ich schnell reagieren und einen Satz nach vorne machen, um die elektrische Tür aufzudrücken. Moderne Technik in der schwerfälligen Tür, das hatte ich wirklich nicht erwartet. Sie wissen vielleicht, wie tückisch diese Türen manchmal sind – genau in dem Moment, in dem man sie erreicht, verstummt das Summen, und man läuft dagegen. Ich glaube ja, dass sich manche Hausherren diesen Scherz öfter erlauben. Kurz drücken, der Gast springt zur Tür und – Finger weg vom Öffner, bis man den dumpfen Aufprall hört.

Wolfgang war wie seine Eingangstür: Es steckte mehr in ihm, als es auf den ersten Blick schien. Manche Menschen schaffen es, dass sie im großen World Wide Web überhaupt nicht zu finden sind. Das ist in der heutigen Zeit ja gar nicht mehr so einfach, doch bei Wolfgang war es so: Ich habe nichts gefunden. Gar nichts.

Es macht mich immer etwas skeptisch, wenn ich so gar keine Informationen über meinen potenziellen Neukunden finde. Was ist das für einer? Ein Phantom, ein Geist, vielleicht gibt es ihn ja gar nicht? Ein kleiner Scherz der Konkurrenz? Total altmodisch oder sehr vermögend und öffentlichkeitsscheu, dieser Wolfgang. Die wildesten Spekulationen laufen dann durch meine Fantasie. Man möchte doch immer gerne wissen, mit wem man es zu tun bekommt. Ein kleiner Wissensvorsprung kann ja nicht schaden.

Nach der Anamnese, bei der wir auch über die persönlichen Ziele sprachen, war für mich ganz klar: Wolfgang will es wissen!

Mit Mitte 40 wollte er dem Speck den Kampf ansagen.

Wolfgangs Ziel war es, nach vielen Jahren wieder unter die 80 Kilogramm zu kommen und sein Körperfett um fast 15 Prozent zu reduzieren. Wobei wir beim eigentlichen Thema sind: Sie benötigen klar definierte Ziele. Was es dabei zu beachten gilt und worauf es ankommt, möchte ich Ihnen aus meiner Erfahrung berichten.

Man unterscheidet zwei verschiedene Arten von Zielen, allgemeine und spezifische.

Allgemeine Ziele sind nicht oder nur sehr schwer messbar:

Allgemeine Ziele meiner Kunden - Top 3

1. Ich möchte fitter werden.
2. Ich möchte leistungsfähiger werden.
3. Ich möchte Stress abbauen.

Spezifische Ziele definiere ich nach Inhalt, Ausmaß und Zeit. Ein Beispiel: Ich möchte abnehmen (Inhalt), fünf Kilogramm (Ausmaß) in acht Wochen (Zeit).

Neben den allgemeinen Zielen sollten Sie sich immer auch spezifische Ziele setzen. Warum? Weil man diese messen kann. So können Sie regelmäßig überprüfen, ob Sie Ihrem Ziel auch näher kommen.

Wenn Sie beginnen wollen, fitter zu werden, mehr Ausdauer aufzubauen, Ihr Gewicht zu reduzieren, Ihre Beweglichkeit und Balance zu verbessern, dann sollten Sie sich das jetzt gleich aufschreiben. Sie können und sollten spezifische und allgemeine Ziele für sich festlegen. Mein Ziel ist es, dass Sie erfolgreich sind bei dem, was Sie sich vornehmen, und ich Ihnen das hierfür nötige Wissen und wertvolle Tipps gebe.

Doch zurück zu Wolfgang … Er wollte insgesamt 25 Kilogramm abnehmen, und das am liebsten gestern anstatt morgen. Sein langfristiges Ziel war also definiert. Wir starteten unser Trainingsprogramm mit einer einwöchigen Ernährungsanalyse. Im Laufe dieser Woche schrieb Wolfgang haargenau auf, was er an Nahrung und Getränken zu sich nahm. So bekam ich einen guten ersten Eindruck davon, was bei seiner Ernährung optimiert werden konnte. In dieser ersten Woche machten wir also noch keinen Sport, damit Wolfgang sich weiter so ernährte, wie

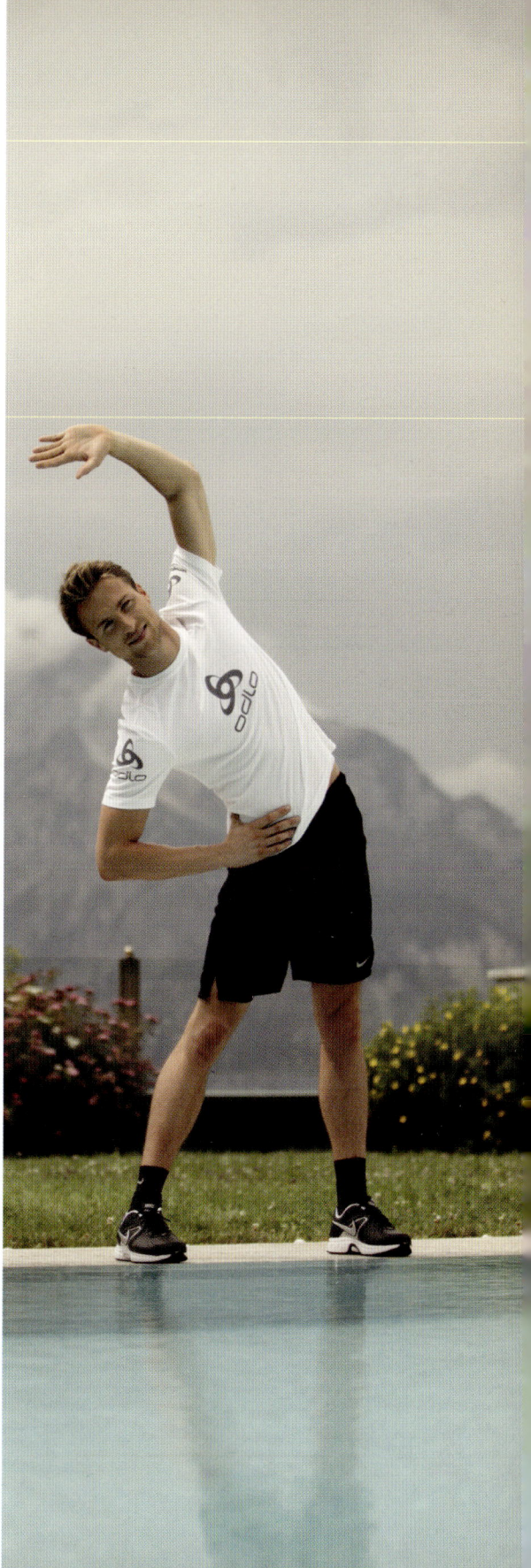

er es zuvor stets getan hatte. So zumindest die Theorie. In der Praxis sieht es meist anders aus. Man hat sich Ziele gesetzt und ist anfangs topmotiviert und möchte am liebsten von heute auf morgen alles ändern. Und wenn man dann auch noch weiß, dass man ab sofort unter Beobachtung steht, möchte man ja nicht schlecht dastehen.

Nachdem ich mit Wolfgang dann ins Trainingsprogramm eingestiegen war und er am Ende fast täglich Sport trieb (ja, richtig gehört), spürte er schnell die ersten Veränderungen an seinem Körper. War er anfangs noch mit einem Gewichtsverlust von einem Kilogramm in zwei Wochen zufrieden, mussten es später schon mindestens zwei sein. An dieser Stelle wird es gefährlich. Man muss eine gute Balance, das heißt die richtige Zielsetzung, finden, um sich nicht selbst die Motivation zu zerstören. Sich Ziele zu setzen ist nicht besonders schwer. Realistische und erreichbare Ziele zu definieren, die auf Dauer motivationsfördernd wirken, ist eine Kunst.

Bei Wolfgang war es dann so, dass ihn der Erfolg nicht mehr zufriedenstellte. Nach zwei anstrengenden Trainingswochen war wieder Waagentag. Vor dem Training hieß es also ab auf die Waage, um zu sehen, was sich getan hatte. Ich hatte ein Kilogramm vorgegeben, und das übertraf Wolfgang sogar noch leicht. Er aber hatte sich mindestens zwei Kilogramm vorgenommen.

Am Abend kam dann eine SMS-Nachricht von Wolfgang: »SOS. Ich brauche Hilfe. Fressanfall. Habe alles geplündert, was der Schrank hergegeben hat.«

Wie kann so was etwas passieren nach einem vermeintlichen Erfolg? Wolfgang

hatte sich einfach mehr erhofft. Er hatte so fleißig trainiert und sogar noch das Zusatzprogramm von mir täglich überboten. Den Ernährungsplan hatte er aus seiner Sicht nahezu perfekt umgesetzt. Und dann das! Nur 1,5 Kilo! Sollte das der Lohn sein für die ganzen Schindereien? Wolfgang erhielt ein Ergebnis, das seine Erwartungen nicht erfüllte. Das zerstörte seine Motivation mit einem Schlag, mit einer kleinen Messung. Was er da noch nicht wusste, waren die Ergebnisse seiner Körperfettmessung. Er hatte in diesen zwei Wochen nämlich gigantische 2,5 Prozent Körperfett verloren, Speckrollen gegen Muskeln getauscht. Sein gutes Gefühl war real, denn er hatte wirklich Großes geleistet. Doch all das ignorierte er in diesem Moment auf der Waage. Er hörte einfach nicht auf sein eigenes Gefühl und ließ sich von dem für ihn so wichtigen Messergebnis täuschen.

Machen Sie nicht den gleichen Fehler, sich zu sehr an bestimmten Messergebnissen zu orientieren. Hören Sie auf Ihr Körpergefühl und setzen Sie sich vernünftige Ziele und Etappenziele, die Sie auch einhalten können, wenn Sie am Ball bleiben. Sie werden sich besser und besser fühlen, Ihre Motivation wird immer weiter zunehmen, und Ihre Waage verliert mehr und mehr an Bedeutung.

Die Waage – Freund oder Feind?

Im Umgang mit der Waage gibt es genau zwei Möglichkeiten: Entweder Sie verbannen die Waage für immer aus Ihrem Le-

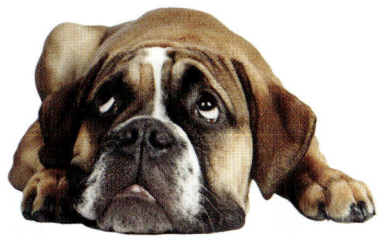

Meine zehn Tipps zum Umgang mit der Waage
(wusste ich es doch, Sie lesen weiter)

1. Nicht täglich wiege das Körpergewicht kann aufgrund von Wassereinlagerungen von einem Tag auf den anderen um über ein Kilo schwanken.
2. Immer gleich nach dem Aufstehen und noch vor dem Frühstück wiegen.
3. Immer die gleiche Bekleidung tragen oder nackt wiegen (Vorsicht, nicht dass der Nachbar gerade schaut).
4. Wiegen Sie sich höchstens einmal in der Woche besser nur alle zwei Wochen.
5. Erwarten Sie nicht zu viel von Ihrer Waage. Sie kann Ihnen nicht die Veränderungen innerhalb Ihres Körpers anzeigen.
6. Handelsübliche Körperfettwaagen sind UNGENAU – nicht umsonst kosten professionelle Geräte mehrere tausend Euro.
7. Die Waage muss immer auf einem festen und geraden Untergrund stehen – sonst sind Verfälschungen vorprogrammiert.
8. Die Waage ist nur ein kleines Hilfsmittel, um Ihren Fortschritt zu zeigen. Achten Sie in erster Linie auf den Sitz Ihrer Bekleidung und Ihr Gefühl.
9. Maßband schlägt Waage – messen Sie regelmäßig Ihren Körperumfang an Taille, Hüfte und Oberschenkeln, um Ihren Fortschritt zu überprüfen.
10. Foto schlägt Maßband – bevor Sie in ein Sportprogramm starten, sollten Sie Fotos von sich im Stehen schießen (frontal, seitlich und Rückansicht in Unterwäsche). So erkennen Sie Ihre Fortschritte am besten. Los, schauen Sie sich an, wie sich Ihr Körper verwandelt.

ben, oder Sie lernen, wie Sie sich richtig mit ihr arrangieren. Ein Waffenstillstand muss her. Entscheiden Sie sich. Waage oder keine Waage, das ist hier die Frage. Die nächsten zehn Tipps sollten Sie nur lesen, wenn Sie sich für das gute Stück entschieden haben.

Kalorien, die Quälgeister

Die Kilokalorie (kcal) ist eine Maßeinheit für Energie. Ein Dank an meinen Mentor Ronny, der mir diesen Satz eingetrichtert hat: »Der erste Satz der Thermodynamik besagt: Energie kann weder zerstört noch geschaffen werden.«

Ihr Körper benötigt jeden Tag eine gewisse Menge an Energie, um Ihre Organe und Muskeln zu betreiben. Nehmen Sie mehr als die benötigte Energie aus der zugeführten Nahrung zu sich, wird der Körper die überschüssigen Kalorien für schlechte Zeiten in Fettdepots einlagern.

Der Bauplan für unseren Körper (DNA) ist uralt. Man hat die DNA von heutigen Menschen mit der unserer Vorfahren verglichen. Was glauben Sie, was dabei herausgekommen ist? Die Baupläne sind seit Tausenden von Jahren nahezu identisch. Der große Unterschied zu früher ist in diesem speziellen Fall nur: Der Homo sapiens wurde zum Homo sitzikus, und der Jäger ist heute nur noch ein Sammler.

Mussten unsere Vorfahren unter höchstem Adrenalinausstoß tagelang der nächsten Mahlzeit nachjagen (oft wurde aus dem Jäger dann der Gejagte), jagen wir heute höchstens noch der kürzesten Schlange an der Supermarktkasse nach. Ein Steinzeitmensch, nennen wir ihn Egon, der mit seinen Freunden ein Tier erlegt hatte, musste mit seinem Stamm oft wochenlang von der Ausbeute leben. Zu gefährlich und anstrengend war die Jagd. Die Evolution hat seinen Körper in genialer Weise auf diesen Umstand eingestellt. Egons Körper schaltete in schlechten Zeiten auf Sparmodus, um so lange wie möglich zu überleben. Nach zwei Wochen Obst und Gemüse war Egon hungrig wie ein Wolf. Am Lagerfeuer fraß er nun Mammut, bis sein Bauch zu platzen drohte. Alle überschüssigen Kalorien wurden direkt für die schlechten Zeiten des Nahrungsmangels in den Fettzellen gespeichert.

Auch heute können wir mit unseren Energiespeichern, dem Körperfett, wochenlang überleben. Den geringen Anteil der Kohlenhydrat- und Eiweißspeicher möchte ich nicht unterschlagen. Das sind aber Peanuts, verglichen mit unseren Fettspeichern. In einem Kilogramm Körperfett sind etwa 7000 Kalorien gespeichert.

Berechnen wir doch einmal die gespeicherte Energie einer schlanken Frau mit einem Körperfettanteil von 20 Prozent (der Durchschnitt liegt deutlich höher). Von den 20 Prozent nehmen wir 15 Prozent. Den kompletten Fettspeicher mit einzurechnen wäre Blödsinn, da sämtliche Organe und Muskeln durch eine geringe Fettschicht geschützt werden müssen. Werte unter 5 Prozent sind bei gesunden Menschen kaum möglich.

Ziehen wir doch Egons Frau Moni zur Berechnung hinzu. Moni wiegt 66,7 Kilogramm.

Das entspricht bei 15 Prozent Körperfett etwa 10 Kilo Fett. Dies wären wiederum 70 000 Kalorien für schlechte Zeiten. Bei einem durchschnittlichen Verbrauch von 2000 Kalorien pro Tag könnte Moni also 35 Tage ohne Nahrung überleben (ohne Wasser allerdings nur wenige Tage und ohne Sauerstoff nur einige Minuten). Nach ein paar Wochen würde dann allerdings ihr Vitamin- und Mineralstoffmangel zu einem massiven Problem führen.

Überlegen Sie gerade, was es heißt, einige Kilogramm Fett abzunehmen?

Die Schokoladendiät

Meine Meinung zu Diäten: Bei einem gesunden Menschen funktionieren ALLE.

Zumindest kurzfristig purzeln die Pfunde. Sie haben verschiedene Namen, zum Beispiel Glyx-, Brigitte-, Formula-, Fit-for-Life-, Hollywood-, Null-, Dr.-Haas-, Reis-, Atkins-, Krautsuppen-, Ananas- oder Schlank-im-Schlaf-Diät. Sie werden unterschiedlich ausgeführt und ganz verschieden vermarktet. Viele meiden sogar das Wort »Diät«, weil es negativ assoziiert wird.

Gießen wir doch mal Öl ins Feuer und halten uns einen Spiegel vor. Sind Sie schon einmal auf so ein vermeintlich wirkungsvolles, neues, gut vermarktetes Abnehmprogramm eingestiegen?

Unter guter Vermarktung verstehe ich ständige Präsenz in Radio, Zeitung und TV. Berühmtheiten, Ärzte oder die vermeintliche Hausfrau aus der Nachbarschaft schwören darauf, dass das beworbene Produkt weniger Kalorien hat, besonders gesund ist oder den

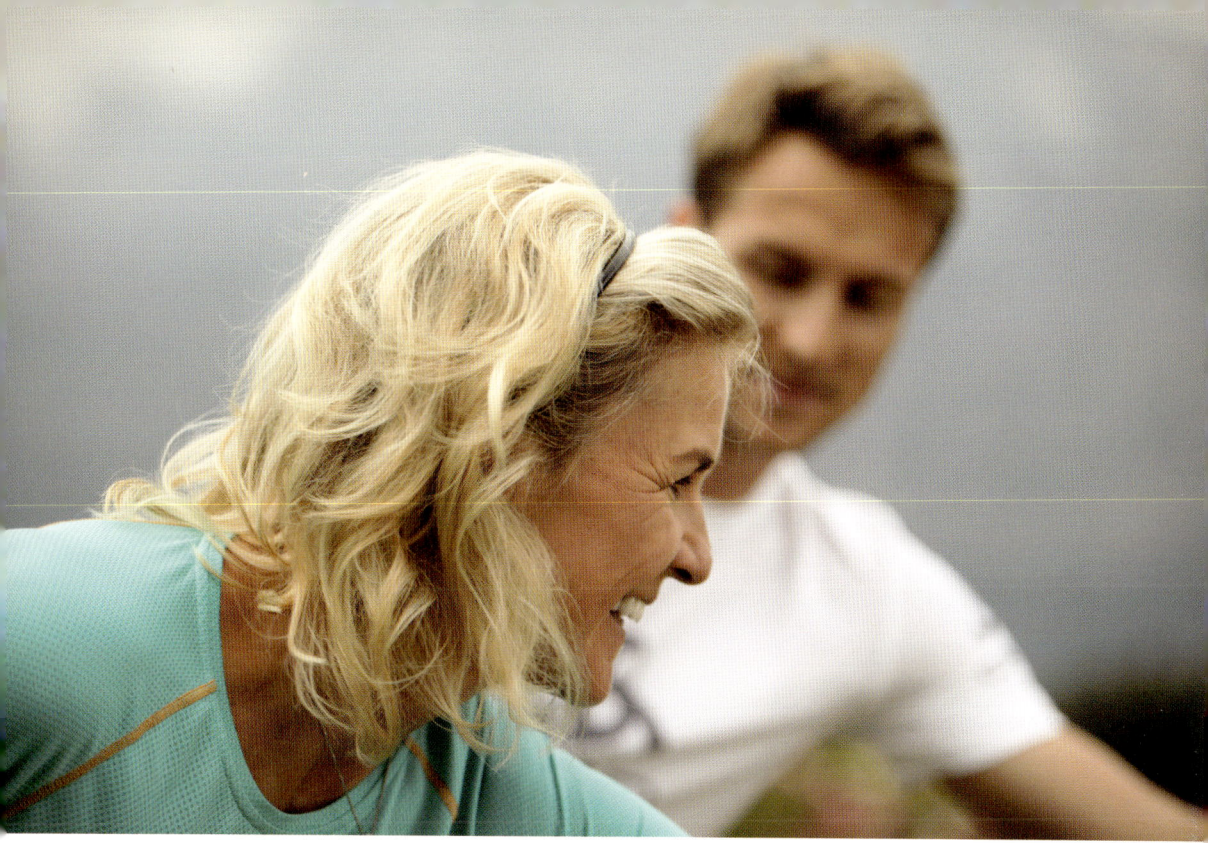

gewünschten, lang ersehnten Erfolg bringt. Es wird sogar Werbung eingesetzt, die direkt ins Unterbewusstsein injiziert wird. Mittlerweile wird das kenntlich gemacht, indem »Unterstützt durch Produktplatzierung« eingeblendet wird, wenn im Morgenfernsehen, in der Daily Soap oder einem Spielfilm bestimmte Produkte ständig verwendet werden. Nur die ständige Wiederholung bringt den gewünschten Erfolg: Wir kaufen. Ein Marketingexperte hat mir einmal gesagt, dass mindestens 25 Wiederholungen benötigt werden, um etwas im Unterbewusstsein zu verankern.

Warum wollen die eigentlich in unser Unterbewusstsein? Ganz einfach. Dann entscheiden Sie sich unbewusst für ein Produkt. Intuitiv. Denken nicht darüber nach. Sie sehen etwas im Supermarkt und wollen es haben. Deshalb ist der Einkaufswagen auch meist voller als der Einkaufszettel.

Laut einer meiner Klientinnen hat jede Frau schon einmal eine Diät gemacht. Das antwortete sie mir jedenfalls auf die Frage in unserem Eingangsgespräch »Haben Sie schon einmal eine Diät gemacht?«.

Nun behaupte ich, dass ich mit Ihnen gemeinsam in fünf Minuten eine wirkungsvolle (»Sie werden abnehmen«-)Diät kreieren kann. Die Diät bekommt dann Ihren Namen. Wenn Sie damit in einigen Jahren Millionen verdienen, schreiben Sie mir doch wenigstens eine Postkarte (meine Adresse wird Ihnen das allwissende Orakel – auch Google genannt – verraten).

Nun aber los. Wir brauchen Zettel und Stift. Da es eine Schokoladendiät wird, schreiben Sie alle Ihre Lieblingssüßigkeiten auf, in denen Schokolade enthalten ist. Jetzt bin ich aber gespannt, wie viele Produkte es sich schon in Ihrem Unterbewusstsein gemütlich gemacht haben. Was? Sie mögen überhaupt keine Schokolade! Na schön. Dann lesen Sie einfach weiter und warten Sie auf die Moral von der Geschichte.

Die Produkte, die nun auf Ihrem Zettel stehen – drei, sechs oder auch zehn –, sind in den nächsten 14 Tagen Ihre Grundnahrungsmittel (ich habe nicht behauptet, dass unsere Diät gesund ist). Sie kaufen die Produkte und studieren die Nahrungsmittelangaben auf der Rückseite der Verpackungen. Ich möchte, dass Sie sich 42 Portionen mit je 200 Kalorien erstellen.

Ich weiß, das ist ein Haufen Arbeit, aber immer noch besser, als jeden Tag Kohlsuppe zu löffeln. Sie können dabei auch Produkte mischen, ganz egal, ob Riegel, Tafel, Dragee, Praline, Bonbon oder Praline küsst Bonbon. Lassen Sie Ihrer Fantasie und Ihren Gelüsten freien Lauf.

Um keine zusätzlichen Kalorien aufzunehmen, gilt es nun, 14 Tage ausschließlich Wasser zu schlürfen. Nun dürfen Sie morgens, mittags und abends eine Ihrer Schokoladenrationen essen (ich sage bewusst nicht naschen, nach zehn Tagen ist es das nämlich nicht mehr …).

Ich garantiere Ihnen, dass Sie mit der Schokoladendiät Gewicht verlieren würden – natürlich würden! Ich möchte ja nicht, dass Sie das wirklich machen! Jeder gesunde Erwachsene würde bei der täglichen Zufuhr von 600 Kalorien abnehmen, weil dies weit unter dem täglichen Kalorienbedarf liegt. Schon für das Betreiben unserer Organe werden mehr als 900 Kalorien benötigt.

Egal, welcher Hokuspokus davor- oder dahintersteht – bei einer Diät werden die aufgenommenen Kalorien reduziert (manchmal moderat, oft extrem). Wenn Sie weniger Kalorien zu sich nehmen, als Sie benötigen, nehmen Sie ab.

Dies nennt man eine negative Energiebilanz. Bei unserer Schokoladendiät (gesündere Wege abzunehmen folgen) waren wir nur auf den Erfolg aus. Koste es, was es wolle. Die Versorgung mit lebenswichtigen Vitaminen und Mineralstoffen, Nachhaltigkeit oder die Auswirkungen auf den Organismus habe ich dabei völlig ignoriert. Bin ich damit der Einzige?

Die Moral von der Geschichte: Extreme Reduktionsdiäten haben den großen Nachteil, dass man das abgenommene Gewicht sehr schnell wieder auf den Rippen hat.

Sobald man sich wieder »normal« (also wie vorher) ernährt, bewegt sich der Zeiger auf der Waage wie von Geisterhand wieder nach oben. Dieser Vorgang hat einen berühmt-berüchtigten Namen: Jo-jo-Effekt.

Um den Jo-jo-Effekt zu verhindern, sollten Sie neben einer gezielten Muskelkräftigung eines beachten: Reduzieren Sie Ihre Kalorienzufuhr nicht zu extrem. Schon gar nicht von heute auf morgen. Denken Sie hierbei nicht in Tagen und Wochen, sondern in Monaten. Man futtert sich die leidigen Kilos ja in der Regel auch nicht in zwei Wochen an. Merken Sie sich eines: Ihr Körper ist auf alles vorbereitet und ein Meister der Anpassung. Das ist in diesem speziellen Fall aber leider kein Vorteil. Setzen Sie Ihren Körper auf extreme Sparflamme, dann wird er auch besonders intensiv darauf reagieren. Vor allem dann, wenn Sie sich wieder normal ernähren. Er zahlt es

Ihnen heim, das verspreche ich Ihnen. Noch einmal. Schrittweise über viele Wochen Kalorien moderat reduzieren. Geben Sie Ihrem Körper Zeit, sich langsam auf die neue Situation einzustellen. Hören Sie auf Ihren Körper. Wenn Sie nur noch schlapp und kraftlos sind, dann haben Sie ihm wahrscheinlich schon zu viele Kalorien und Nährstoffe entzogen. Wenn Sie Ihr Wunschgewicht erreicht haben, dann wenden Sie das gleiche Prinzip bei der Kalorienerhöhung an. Sind Sie in dieser Zeit auch noch fleißig und aktiv mit Ihrem Sportprogramm, dann werden Sie den Jo-jo-Effekt diesmal austricksen. Ihre Muskeln werden ihm dann einfach eine überbraten.

Ei, Ei, Ei, das Erste

Was wäre ein Fitnessbuch ohne eine eindringliche Empfehlung, mehr Protein zu essen? Es muss doch einen Grund geben, warum so viele Fitnessgurus darauf schwören!

Kommen Sie mit auf einen kurzen Ausflug ins Theoretische.

Protein nennt man umgangssprachlich Eiweiß. Proteinshakes, die es in jedem Supermarkt zu kaufen gibt, sind also Eiweißshakes. Beim Blick auf die Nährwertangaben werden Sie dann feststellen, dass verschiedene Aminosäuren aufgeführt sind (Leucin, Valin u.v.m.). Das Nahrungseiweiß ist aus 22 verschiedenen Aminosäuren zusammengesetzt, von denen unser Körper neun dringend benötigt, da er sie nicht aus anderen Aminosäuren herstellen kann und daher mit der Nahrung aufnehmen muss.

Proteine sind die Grundbausteine sämtlicher Lebewesen. Einzelne Aminosäuren bilden die Basis. Zum Glück besitzen die schlauen Bausteine die Fähigkeit, sich kettenartig miteinander zu verbinden. So ist es möglich, dass sich tierische und pflanzliche Aminosäuren zusammentun. Fähigkeiten, die der einen Säure fehlen, ergänzt die andere. Der mensch-

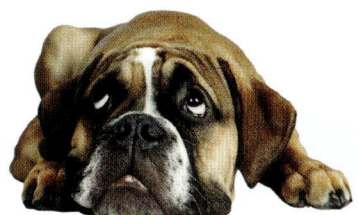

Proteinbedarf

Normalbürger . . . . 0,8 g pro Kilogramm Körpergewicht
Ausdauersportler . . . . . 1,2 – 1,4 g pro Kilogramm Körpergewicht
Kraftsportler . . . . 1,6 – 2 g pro Kilogramm Körpergewicht
In einer Diät . . . . + 0,5 g pro Kilogramm Körpergewicht zum Normalbedarf

liche Körper wandelt die Nahrungsproteine dann in körpereigenes Protein um. Die Kombination aus verschiedenen pflanzlichen oder auch tierischen Eiweißen kann er meist besonders gut verwerten, da sich die unterschiedlichen Aminosäuren oft gut ergänzen. Der Organismus kann also nie 100 Prozent des Nahrungsproteins in körpereigenes Protein umwandeln.

Diese Kombinationen versprechen besonders viel:

- Kartoffeln mit Ei
- Linsengerichte mit Reis
- Müsli mit Milch oder Joghurt
- Vollkornpfannkuchen
- Pellkartoffeln mit Quark
- Bohnen und Mais

Fleisch und Fisch enthalten aber auch sehr viel Eiweiß.

Zum besseren Verständnis: Um eine Hauswand zu errichten, benötigen Sie verschiedene Baustoffe: Ziegel, Beton, Dämmstoffe, Putz und Fassadenfarbe. Wenn alle Baustoffe gekonnt miteinander verbunden werden, entsteht das Endprodukt, die Wand.

Im Körper sind es keine Wände, sondern Muskeln, Haut, Haare, Nägel und Organe, die aus den Aminosäuren zusammengebaut werden.

Sechs weitere Argumente für Eiweiß:

- Es wird im Gegensatz zu überschüssigen Kohlenhydraten nicht in Fett umgewandelt.
- Es hat einen niedrigen Kaloriengehalt. Ein Gramm Eiweiß hat 4,1 kcal (1 Gramm Alkohol 7,0 kcal, 1 Gramm Fett 9,3 kcal).
- Es dient als Baustoff für unsere Verbündeten beim Abnehmen, die Muskeln.
- Es unterstützt die Immunabwehr durch Bildung von Antikörpern (Körperpolizei zur Virenabwehr).
- Es ist Baustoff für Enzyme und Hormone, daher wichtig für die Verdauung und den gesamten Stoffwechsel.
- Eiweiß ist ideal bei Abnehmprogrammen.

Was wir von Sabine lernen können

Ein ganz wichtiger Proteinjunkie im Körper ist das Immunsystem. Es besteht aus über einem Kilogramm des wertvollen Baustoffes. Wie Sie sicher wissen, ist das Immunsystem unser Schutzschild, um Viren und Bakterien und somit Krankheiten abzuwehren. Sportler haben durch die Trainingsbelastungen einen stark erhöhten Bedarf an Eiweiß. Ihre Körperzellen schreien geradezu danach – wie eine Kindergeburtstagsrunde, die lautstark und mit Gabeln trommelnd die versprochenen Spaghetti einfordert.

Vor einigen Wochen hatte ich zum Thema Eiweiß und Immunsystem meinen persönlichen Aha-Effekt mit meiner Klientin Sabine. Sabine bereitet sich gerade auf ihren ersten Triathlon vor. Sie absolviert ein sehr hohes Trainingspensum (zweimal täglich mehr als eine Stunde Training), um in allen drei Disziplinen zu bestehen. Bereits am Anfang des Jahres, als sie ihr Training intensivierte, wurde sie nach wenigen Wochen krank. Eine schwere Erkältung setzte sie außer Gefecht. Davon erholt, begann sie erneut mit dem Training. Nach einigen Wochen trainierte sie dann wieder sehr intensiv. Kurz darauf zog sich ihr Freund eine Grippe zu, und zwei Tage später lag sie auch schon wieder flach. Diesmal dauerte es fast zwei Wochen, bis sie wieder richtig gesund war. Noch nicht einmal einen Monat später war sie erneut verschnupft.

Eine krankheitsbedingte Trainingspause wirft einen Sportler in der persönlichen Leistungsfähigkeit immer wieder weit zurück. Jeder Neustart ist demotivierend, da man deutlich hinter den eigenen Höchstleistungen zurückbleibt.

Also suchten wir nach dem Auslöser für die ständigen Krankheiten. Es schien fast so, als wolle ihr Körper ihr das Training verbieten. Ich vermutete einen Vitamin- und Mineralstoffmangel durch das viele Training und empfahl ihr, die Gemüse- und Obstrationen zu erhöhen und die Trainingsintensität zu verringern.

Einige Tage später und ohne dass ich darüber nachdachte, machte es auf einmal »bing«, und ein Licht ging an. Eiweiß, das war ihr Problem! Ich hatte einen ganz wichtigen Punkt die ganze Zeit übersehen. Sie ist Vegetarierin. Na und, sagen Sie? Erinnern Sie sich an das vorherige Kapitel? Eiweiß ist der Hauptbaustein für das Immunsystem.

Dadurch, dass sie fast nur pflanzliche Aminosäuren zu sich genommen hatte, konnte Sabine ihren hohen Proteinbedarf nicht decken. In der Folge wurde ihr Immunsystem geschwächt. Ihr Schutzschild funktionierte nicht mehr richtig, und Viren und Bakterien hatten freie Bahn.

Sollten Sie sehr oft kränkeln (unabhängig davon, ob Sie viel Sport betreiben oder nicht), empfehle ich Ihnen, Ihre Bluteiweißwert untersuchen zu lassen. Vielleicht nehmen auch Sie durch Ihre Ernährung nicht genügend essenzielle Aminosäuren zu sich.

Sabine trainiert nun seit Wochen ohne gesundheitliche Probleme. Da sie nicht zum Fleischesser werden wollte und auch ihren täglichen Speiseplan aus zeitlichen Gründen nicht grundlegend umstellen kann, nimmt sie nun zusätzlich Aminosäuren in Form eines Proteinshakes zu sich.

Der amerikanische Aha-Effekt

In diesem Kapitel geht es um Fett. Ja, FETT. Fett, das sind gesättigte, einfach ungesättigte und mehrfach ungesättigte Fettsäuren. Während die mehrfach ungesättigten Fettsäuren für den Körper unentbehrlich sind, da er sie nicht selbst herstellen kann, sollte man darauf achten, dass man den Anteil an den ungesunden gesättigten Fettsäuren möglichst gering hält.

Die gesättigten Fettsäuren sind oft schwer als solche auszumachen. Sie stecken vor allem in Süßwaren und Gebäck sowie in Fisch-, Fleisch- und Milchprodukten. Der prozentuale Anteil variiert bei vielen Lebensmitteln sehr stark. Werfen Sie einen Blick auf die Nährwertangaben auf der Rückseite eines Nahrungsmittels, so können Sie einen übermäßigen Verzehr der gesättigten Fettsäuren bereits beim Einkaufen verhindern. Denn diese Fettsäuren haben es in sich. Sie werden ins Fettgewebe eingelagert und vergrößern somit die Unterhautfettreserven. Sie beschleunigen

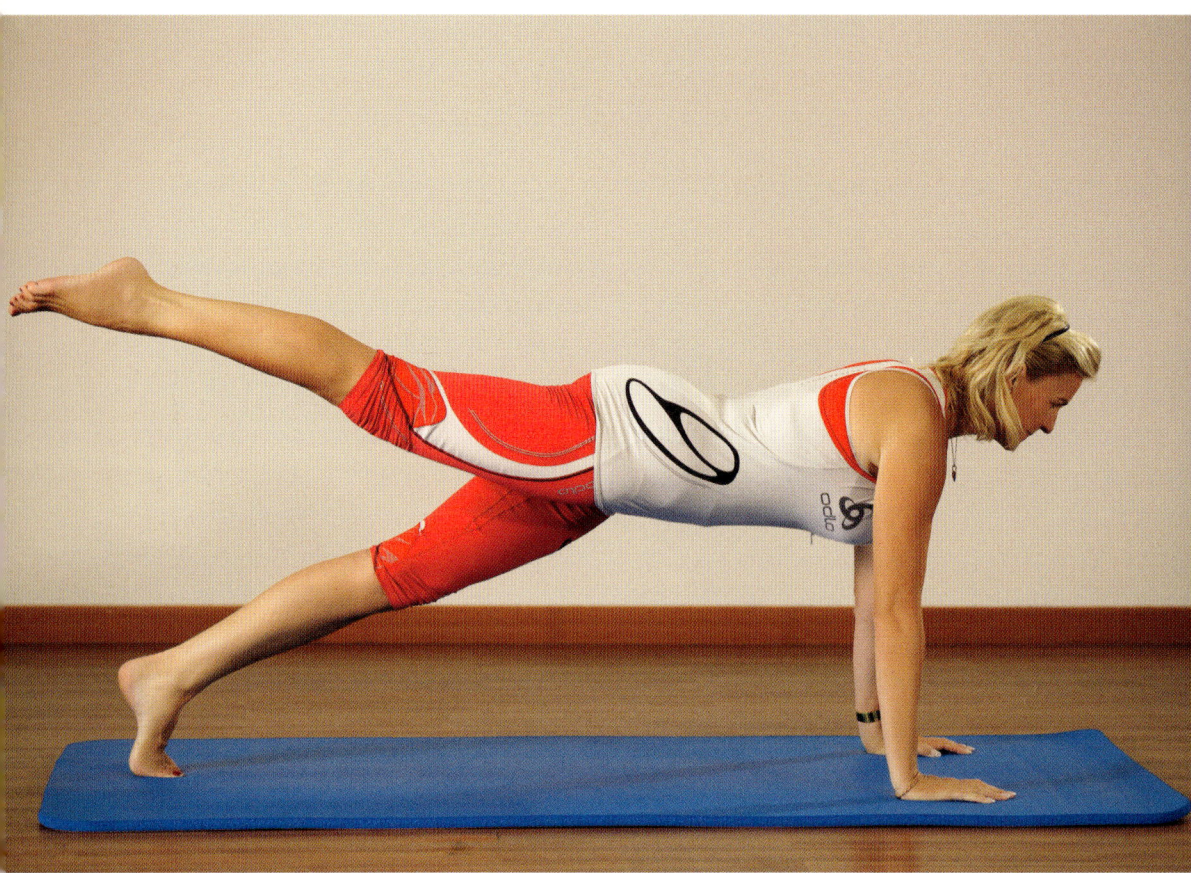

die Arterienverkalkung im Körper und verschlechtern die Insulinempfindlichkeit der Zellen. Indirekt wird ein hoher Verzehr dieser Fette mit einer Reihe von Krebsarten in Verbindung gebracht – dies ist wissenschaftlich allerdings kaum beweisbar.

Die ungesättigten und mehrfach ungesättigten Fettsäuren – besser bekannt als Omega-Fette (z. B. Omega 3 und Omega 6) – sind sehr wichtig für den menschlichen Körper, da er den Großteil von ihnen nicht selbst herstellen kann. Sie sind ein wichtiger Baustein für eine ganze Reihe von Stoffen und werden daher

kaum im Fettgewebe gespeichert. Wussten Sie, dass man die niedrige Herzinfarktrate im Mittelmeerraum zum Teil auf einen erhöhten Verzehr von Olivenöl (enthält reichlich einfach ungesättigte Fettsäuren) in dieser Gegend zurückführt?

Weitere positive Effekte der ungesättigten Fettsäuren

- Blutdrucksenkung
- Entzündungshemmung
- Verbesserung der Fließeigenschaften des Blutes

Die ungesättigten Fettsäuren kommen vor allem in Ölen (kalter Zustand), Nüssen, fetten Meeresfischen und in Leinsamen vor.

Dass Fette in unserem Organismus weitere wichtige Funktionen haben, sehen Sie hier:

- Energiespeicherung im Unterhautfettgewebe (das größte Energiedepot im Körper)
- Transport von fettlöslichen Vitaminen (A, D, E, K)
- Schutzschicht für empfindliche Organe
- Schutz vor Körperwärmeverlust

Ich habe als Personal Trainer in Nordamerika gearbeitet und kann Ihnen eines sagen: »Low fat«-Produkte sind dort der absolute Renner. Die Bevölkerung in Kanada und vor allem in den USA ist für das Thema Fett ganz besonders sensibilisiert. Fettarme Produkte springen einem in jedem Supermarkt ins Auge. Dieser Trend ist längst auch in unseren Gefilden angekommen. Auch unsere Supermärkte sind voll von besonders fettarmen Produkten. Die Verpackungen der Nahrungsmittel sind dann oft in Rosa oder Pinktönen gehalten und zeigen Maßbänder oder ähnlich aussagekräftige Symbole, mit denen gezielt Frauen angesprochen werden sollen.

Die pfiffigen Marketingexperten der großen amerikanischen Lebensmittelkonzerne haben diesen Braten schon viel früher gerochen. Wir schauen also über den Großen Teich, um zu sehen, ob sich das *low fat eating* in den letzten Jahrzehnten positiv ausgewirkt hat. Was denken Sie?

Klären wir zuerst, wie man Übergewicht und Fettleibigkeit feststellt.

Der BMI (Body-Mass-Index) ist das Verhältnis von Körpergewicht zu Körpergröße im Quadrat. Der BMI wird herangezogen, wenn es darum geht, Übergewicht und Fettleibigkeit zu definieren. Bei einem BMI von über 25 gilt man als übergewichtig, bei über 30 als fettleibig (adipös).

Der Nachteil des BMI ist, dass er überhaupt nicht aussagt, wie sich das Körpergewicht zusammensetzt. Eine sehr muskulöse Person kann genauso wie eine Person mit sehr hohem Körperfettanteil vom BMI her als fettleibig eingestuft werden. In den 80er-Jahren, als Arnold Schwarzenegger Mister Universum wurde, hatte er auch einen BMI von knapp 30 – Arnold fettleibig? Man kann ihm einiges nachsagen, aber ein fetter Terminator war er nicht. Der bedeutend wichtigere Wert ist daher der Körperfettanteil.

Zurück zu den Amerikanern. Der durchschnittliche US-Soldat war in den 50er-Jahren rund 10 Kilogramm leichter als heutige Rekruten. In den 60er-Jahren wogen die Footballspieler in der amerikanischen Profiliga durchschnittlich 100 Kilogramm. Heute wiegen schon fast 600 Profispieler über 135 Kilo. In den 70ern galten laut dem Center for Disease Control rund 15 Prozent der US-Bürger als fettleibig. Nach letzten statistischen Erhebungen (National Health and Nutrition Survey 2009–2010) sind mittlerweile 35,7 Prozent der amerikanischen Erwachsenen fettleibig. Die Zahlen bei Kindern, Frauen und unterschiedlichen Bevölkerungsgruppen sind sogar noch deutlich stärker angestiegen. Eine Erklärung für den massiven Gewichtsanstieg der Amerikaner ist ein Gegentrend zum *low fat*: der starke Anstieg an Kohlenhydraten in den

Nahrungsmitteln von über 20 Prozent in den letzten 30 Jahren.

Fast Food mästet die amerikanischen Kids eben nicht nur mit übermäßigem Fett, sondern vor allem mit Unmengen von Kohlenhydraten. Selbst wenn man einige Prozent muskulöse amerikanische Terminators aus der Statistik streichen würde, wäre eines doch immer noch klar: Diese »Low fat«-Geschichte ist paradox. Weniger Fett in der Nahrung und doch mehr Fett auf den Rippen.

Auslöser für Übergewicht ist demnach nicht allein der Fettgehalt der Nahrungsmittel. Ihr Fokus sollte immer auf der gesamten Kalorienzufuhr und Nährstoffzusammensetzung Ihrer Nahrungsmittel liegen.

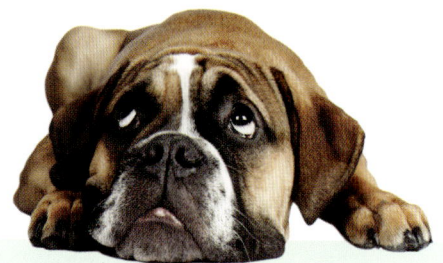

Einteilung der Kohlenhydrate und ihre Wirkungsweisen

Bezeichnung	Wirkungsweise	Beispiele	Vorkommen
Einfachzucker (Monosaccharide)	werden sehr schnell aufgenommen und liefern kurzfristig sehr viel Energie	Traubenzucker Fruchtzucker Schleimzucker	Süßigkeiten Obst Milchprodukte
Zweifachzucker (Disaccharide)	werden schnell aufgenommen und liefern in wenigen Minuten viel Energie	Rohrzucker Malzzucker Milchzucker	Haushaltszucker, Limo Malzbier Milch und Milchprodukte
Mehrfachzucker (Oligosaccharide)	werden langsamer aufgenommen und liefern längerfristig Energie	Künstliche Zuckerstoffe	Energiedrinks, Toast, Zwieback
Vielfachzucker (Polysaccharide)	werden langsam aufgenommen und liefern über Stunden Energie	Stärke	Kartoffeln, Teigwaren, Reis, Getreide, Vollkornprodukte, Gemüse, Hülsenfrüchte

Achterbahn für Profis

Erinnern Sie sich an Ihre letzte Achterbahnfahrt?

Ich behaupte ganz frech, dass Ihre letzte Achterbahnfahrt nicht länger als zehn Stunden zurückliegt. Was ich damit meine? Ihren Blutzuckerspiegel.

Die Energie für unsere Achterbahn liefern uns Kohlenhydrate. Sie gehören neben Eiweiß und Fetten zu den Hauptnährstoffen des Körpers. Um gleich Klartext zu reden: Kohlenhydrate sind Zucker und Stärke. Man unterscheidet Einfach-, Zweifach-, Mehrfach- und Vielfachzucker, die sich in Aufbau und Funktionsweise unterscheiden. Das zu wissen und zu verstehen ist besonders wichtig.

Was passiert im Körper, nachdem wir Kohlenhydrate verzehrt haben?

Nach dem Verzehr von Kohlenhydraten erhöht sich der Blutzuckerspiegel. Die verschiedenen Zuckerarten werden dabei unterschiedlich schnell vom Körper aufgenommen. Die Einfach- und Zweifachzucker sorgen für einen sofortigen starken Anstieg des Blutzuckerspiegels. Die Erklärung dafür ist sehr einfach. Die verschiedenen Zuckerarten bestehen aus mehr oder weniger komplexen Bindungen (Kettengliedern). Der Körper zerlegt alle Zuckerarten, bis nur noch einzelne Kettenglieder übrig sind. Nur so kann er die Kohlenhydrate verwerten. Da Einfach- und Zweifachzucker nur über ein beziehungsweise zwei Kettenglieder verfügen, kann er diese sehr schnell aufnehmen. Für Mehrfach- und Vielfachzucker benötigt er wesentlich länger. Dadurch ist der Blutzuckeranstieg bei diesen komplexeren Kohlenhydraten auch weniger steil und verteilt sich über mehrere Stunden.

Insulin, das Masthormon

Steigt der Blutzuckerspiegel, schüttet die Leber Insulin aus. Das Insulin wirkt wie ein Schlüssel, der die Muskelzellen öffnet, um den Zucker in die kleinen Kraftwerke der Muskeln einzulassen. Insulin hemmt den Fettabbau in den Muskelzellen, da bei hohem Blutzuckerspiegel genügend Energie durch den Zucker zur Verfügung steht. Überschüssiger Zucker wird vom Körper in Fett umgewandelt und im Fettgewebe eingelagert.

Isst man Gerichte oder Lebensmittel, die sowohl Zucker als auch Fett enthalten, zum Beispiel ein Brot mit Butter und Käse oder ein Croissant mit Marmelade, ist der dick machende Effekt noch größer. Das Insulin wird durch den gleichzeitigen Fettkonsum noch langsamer abgebaut, weil der Körper erst das Fett vom Zucker abtrennen muss, wodurch der Blutzuckerspiegel länger erhöht bleibt. So wird die Fettverbrennung über Stunden gehemmt.

Besteht dieser ungesunde Zustand des Zucker- und Fettüberschusses über Jahre hinweg, nimmt mit der Zeit außerdem die Wirkungskraft des Insulins ab. Irgendwann schließt es die Zellen einfach nicht mehr auf. Diese Krankheit nennt sich Diabetes.

Vermeiden Sie es, über den Tag verteilt ständig Zwischenmahlzeiten mit Zucker zu sich zu nehmen. Vor allem wer viele süße Getränke zu sich nimmt, löst ständig die Insulin-antwort aus. Es macht über die Jahre hinweg einen riesigen Unterschied, ob Sie drei- bis viermal am Tag Kohlenhydrate essen oder fünf- bis achtmal. Das summiert sich und nutzt Ihren Schlüssel schneller ab.

In sechs Schritten zum eigenen Ernährungsplan

Schritt 1: Berechnung des Grundumsatzes

Zuerst müssen Sie Ihren täglichen Gesamtkalorienbedarf ermitteln. Wie das geht, bringe ich Ihnen in den folgenden Abschnitten Schritt für Schritt bei.

Der Grundumsatz (GU) ist die Energie, die der Körper benötigt, um alle Lebensvorgänge ungestört aufrechtzuerhalten, zum Beispiel Herzschlag, Atmung, Hirntätigkeit, Leber- und Nierenfunktionen. Der Grundumsatz wird durch Geschlecht, Körpergewicht, Körpergröße, Alter und Körperzusammensetzung bzw. den Anteil von fettfreier Masse und Körperfett eines Menschen beeinflusst. Männer haben genetisch bedingt mehr Muskelmasse und dadurch auch einen höheren GU.

Säuglinge haben im Verhältnis zu ihrer Körpergröße den höchsten GU, Senioren den niedrigsten. Das erklärt sich durch den altersbedingten Abbau von Muskelmasse und die Verlangsamung des Stoffwechsels.

Wenn Ihre Mama darauf schwört, dass sie sich seit Jahren gleich ernährt und früher ihr Gewicht gehalten hat, jetzt aber immer dicker wird, können sie ihr das folgendermaßen erklären: »Da dein Körper früher mehr Energie verbraucht hat, konntest du auch mehr essen, ohne zuzunehmen. Nun verbraucht dein Körper aufgrund des höheren Alters wesentlich weniger Energie, und wenn du dich nach wie vor gleich ernährst, wirst du dadurch nun zunehmen.«

Formel zur Berechnung des Grundumsatzes (Harris/Benedict 1919)

Frauen:

GU (kcal) = 655 + (9,6 x Gewicht in kg) + (1,9 x Größe in cm) – (4,7 x Alter in Jahren)

Männer:

GU (kcal) = 66,5 + (13,8 x Gewicht in kg) + (5 x Größe in cm) – (6,8 x Alter in Jahren)

Ihr Grundumsatz beträgt _____ kcal.

Schritt 2: Berechnung des Aktivitätsumsatzes

Der Aktivitäts- oder Leistungsumsatz entsteht durch jegliche körperliche Aktivität. Natürlich ist Ihr Energieverbrauch deutlich niedriger im Schlaf, als wenn Sie eine Runde joggen. Ebenso macht es einen Unterschied, ob Sie gerade am Schreibtisch arbeiten oder einen Yogakurs leiten.

Die international standardisierte Formel zur Berechnung des Gesamtenergiebedarfs ist die PAL-Formel (PAL = *physical activity level*). Diese Formel unterscheidet, ob Sie arbeiten, schlafen oder ein Hobby ausüben.

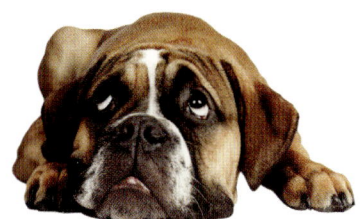

PAL-Werte verschiedener körperlicher Aktivitäten (nach DGE 2000 leicht modifiziert)

Tätigkeit	PAL-Wert
Schlaf	0,95
ausschließlich sitzende/liegende Lebensweise (Alter, Krankheit)	1,2
wenig oder geringe körperliche Aktivität (Schreibtischarbeit)	1,4–1,5
zeitweilig gehende/ stehende Tätigkeit (Kraftfahrer, Laborant), leichte Freizeitaktivität	1,6–1,7
überwiegend gehende/stehende Tätigkeit (Hausarbeit, Verkäuferin), Sporteinheit	1,8–1,9
körperlich anstrengende Arbeit (Bauarbeiter, Landwirt), intensive Sporteinheit	2,0–2,4

Nun müssen Sie aufschreiben, welche Tätigkeiten Sie wie lange ausüben. Hier sollten Sie ein wenig Fingerspitzengefühl beweisen. Gerade bei sportlichen Aktivitäten kann der Kalorienverbrauch sehr unterschiedlich sein – je nach Sportart und danach, wie intensiv man sie betreibt (ein Fußballtormann verbraucht in 90 Minuten sportlicher Aktivität weniger Kalorien als eine Tänzerin).

Schlaf: _____ Stunden x _____ PAL-Wert
Arbeit: _____ Stunden x _____ PAL-Wert
Freizeit: _____ Stunden x _____ PAL-Wert

PAL-Formel =
(PAL Schlaf
+ PAL Arbeit
+ PAL Freizeit) / 24

Setzen Sie Ihre Werte ein.

____Schlaf +____Arbeit +____Freizeit) / 24

= _____ Gesamt-PAL

Ein Rechenbeispiel für Claras Montag:
8 Stunden Schlaf: 8 x PAL 0,95 = 7,6
9 Stunden Schreibtischarbeit: 9 x PAL 1,4 = 12,6
7 Stunden leichte Freizeitaktivität:
7 x PAL 1,6 = 11,2
(7,6 + 12,6 + 11,2) / 24 =
1,31 [Gesamt-PAL Clara]

Schritt 3: Gesamtkalorienbedarf ermitteln – so wissen Sie, was Sie brauchen

Ihr Energiebedarf ist sehr stark davon abhängig, wie Ihr Tagesablauf aussieht. Wenn Ihre Tage

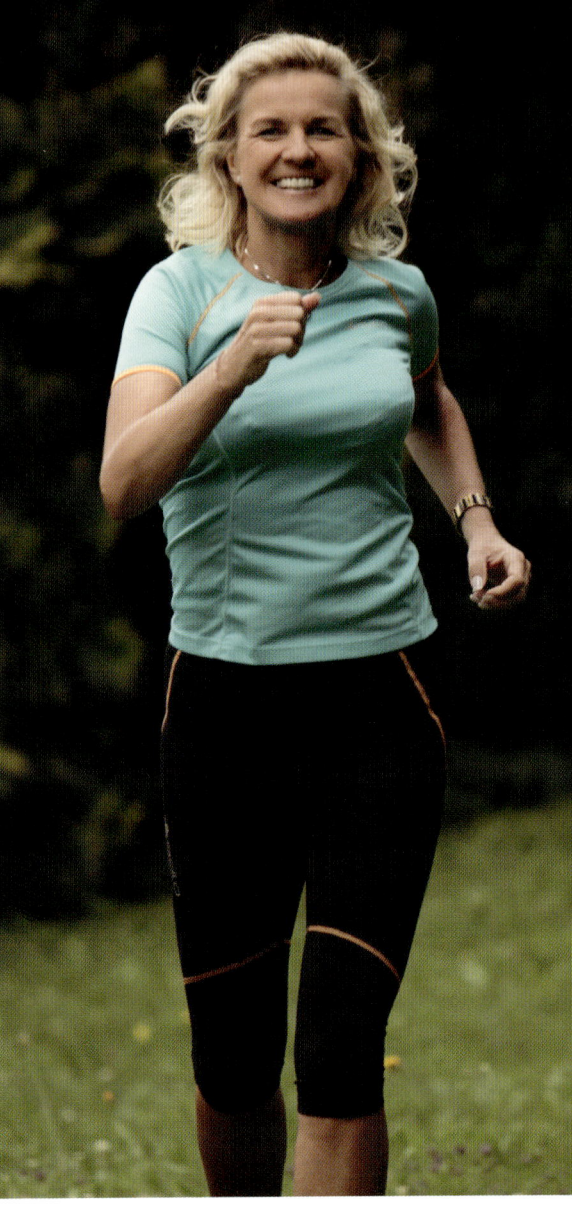

sehr unterschiedlich verlaufen, ist möglicherweise auch der Energiebedarf sehr unterschiedlich. In diesem Fall berechnen Sie verschiedene Tage, zum Beispiel einen Werktag und einen Wochenendtag, multiplizieren den Werktag-PAL dann mit 5, den Wochenend-PAL mit 2, addieren beides und teilen es durch 7. Das Ergebnis ist Ihr Wochendurchschnittswert.

Wenn Ihre Tage sehr ähnlich sind, bilden Sie bei der Tagesberechnung bereits Durchschnittswerte. In der Regel ist es gar nicht nötig, jeden Tag einzeln zu berechnen, das bleibt eine Fleißaufgabe für besonders Motivierte.

Gesamt-PAL-Wert x Grundumsatz = gesamter Energiebedarf

_____Gesamt-PAL-Wert x _____ Grundumsatz = _____ Ihr gesamter Energiebedarf

Nun kennen Sie Ihren gesamten Energiebedarf und können einschätzen, was unsere Schokoladendiät (600 Kalorien pro Tag) für eine extreme Kalorienreduzierung bedeutet hätte.

Wenn Sie jetzt einen eigenen Ernährungsplan erstellen wollen, müssen Sie, um abzunehmen, unter Ihrem Gesamtenergiebedarf liegen und, um zuzunehmen, darüber. Um Ihr Gewicht konstant zu halten, sollten Sie genau so viele Kalorien essen, wie Sie verbrauchen. Das trifft natürlich auch zu, wenn Sie an einem Tag leicht darüber liegen und an einem anderen Tag wieder leicht darüber. Der Durchschnitt ist entscheidend.

Um wie viele Kalorien Sie Ihre tägliche Nahrungsaufnahme nun erhöhen oder ab-

senken sollten, dazu kann ich Ihnen keine allgemeine Empfehlung geben – dies ist von Person zu Person sehr unterschiedlich. Hierbei müssen viele Faktoren einbezogen werden. Ich persönlich gehe mit meinen Kunden langsam und schrittweise vor und reduziere Kalorien meist nur moderat. Ich setze vor allem auf Krafttraining, um mehr Muskelgewebe aufzubauen, und auf Bewegung, Bewegung, Bewegung, um Kalorien zu verbrennen. Wir suchen möglichst mehrere Ausdauersportarten, die meine Kunden gerne machen, und in diesen müssen sie sich dann abstrampeln.

Ein Rechenbeispiel, wie Sie Ihr Gewicht um etwa ein Kilogramm in der Woche reduzieren können:

tägliche Reduzierung des Gesamtkalorienbedarfs um 700 kcal x 7 Tage = 4900 kcal
5 Sporteinheiten mit einem Durchschnittsverbrauch von 420 kcal = 2100 kcal

Dies sind in Summe 7000 kcal. So viele Kalorien müssen Sie durch Ernährung und Sport einsparen, um ein Kilogramm Körperfett abzubauen.

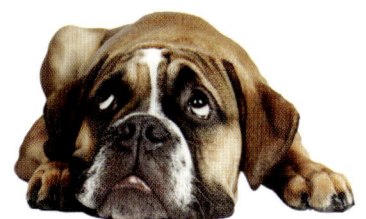

Schritt 4:
Ernährungsprotokoll – so erfahren Sie, was Sie zu sich nehmen

Wenn Sie Ihre jetzige Ernährungsweise analysieren wollen, sollten Sie ein Ernährungsprotokoll führen und auswerten. Dazu gibt es mittlerweile sehr viele PC-Programme, Apps (zum Beispiel Calorieguard) oder kostenfreie Internetseiten.

Schreiben Sie alles auf, was Sie zu sich nehmen. ALLES. Je genauer, desto exakter wird das Ergebnis, deshalb werden auch Getränke aufgeschrieben. Sie ermitteln dann anschließend die Kalorien, Fette, Proteine, Kohlenhydrate, Vitamine und Mineralstoffe, die Sie während der Zeit zu sich genommen haben.

Ihr Protokoll sollte mindestens über eine ganze Woche laufen, da man sich an Arbeitstagen meist anders ernährt als am Wochenende.

Ein Ernährungsprotokoll können Sie ganz einfach anlegen. Das sieht dann in etwa so aus:

Tag/Datum	Menge	Nahrungsmittel	Vorkommen
So erhalten Sie einen Überblick, wie viele Tage Sie schon protokolliert haben.	Am besten in Gramm aufschreiben, denn die meisten Programme werten dies auch aus.	Die genaue Bezeichnung hilft bei der Auswertung.	Die Kalorien ermittelt das Programm nach der Eingabe von Nahrungsmittel und Menge. Alternativ können Sie eine Kalorientabelle verwenden.

Schritt 5:
Soll-Ist-Vergleich

Die in Ihrem Protokoll verzeichneten Ist-Werte vergleichen Sie dann mit den Soll-Werten (berechneter Gesamtenergiebedarf). Dabei ist die Zielsetzung wieder ganz wichtig. Wenn jemand abnehmen oder zunehmen (ja, diese seltenen Geschöpfe gibt es auch) möchte, vergleicht man den täglichen Kalorienbedarf der Person mit den tatsächlich zugeführten Kalorien.

Möchte eine Person einfach fitter und energiegeladener werden, liegt das Augenmerk eher auf den Vitaminen und Mineralstoffen. Bei vielen Personen überschneiden sich diese Ziele, und die gute Nachricht ist:

Wenn man die Ernährung umstellt und mehr Sport betreibt, reguliert der Körper sehr viel selbst zum Positiven. Im unteren Bild sehen Sie, wie so eine Auswertung aussehen kann.

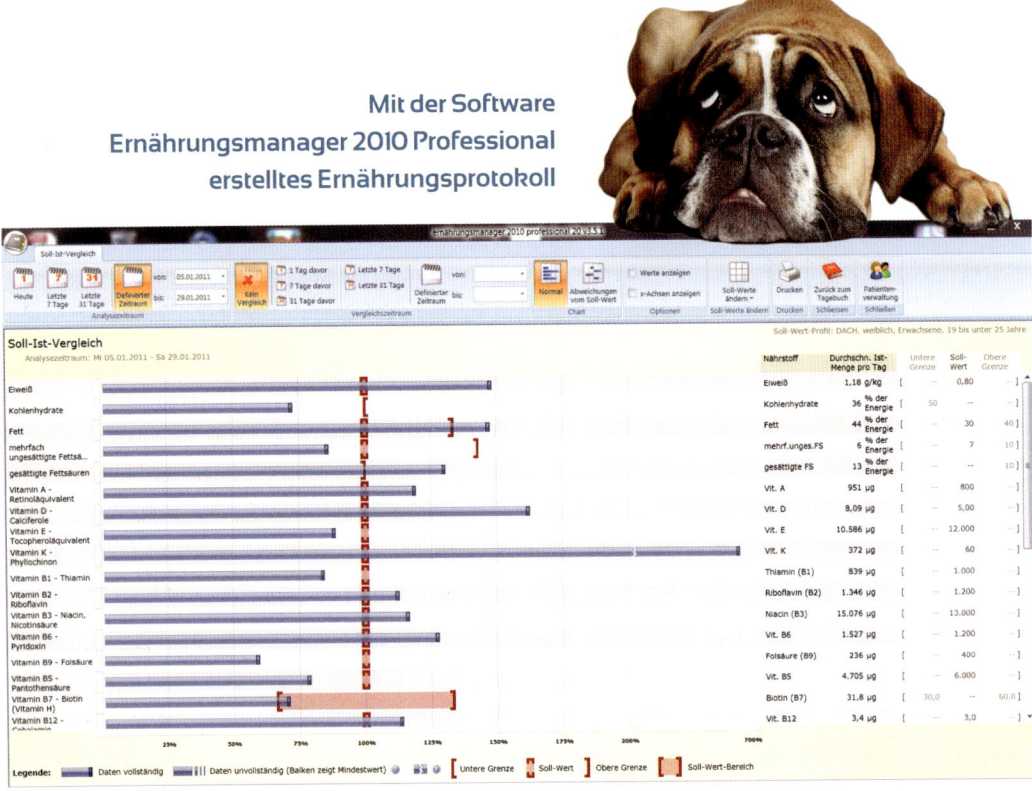

Mit der Software Ernährungsmanager 2010 Professional erstelltes Ernährungsprotokoll

Schritt 6:
Ihr eigenes Ernährungsprogramm erstellen

Erstellen Sie, wie bei der Schokoladendiät beschrieben, drei Portionen für Frühstück, Mittag- und Abendessen. Wenn Sie Gewicht verlieren wollen, müssen die drei Mahlzeiten

in Summe unter Ihrem Gesamtkalorienbedarf liegen. Das setzt eine gewisse Planung voraus. Selbst wenn Sie das Ganze nur eine Woche durchziehen, werden Sie in dieser Woche unglaublich viel über Ihre bisherige Ernährungsweise lernen. Das wird Ihnen helfen, sich langfristig bewusster zu ernähren.

13 weitere Tipps zur Gewichtsreduktion

1. Stoffwechselcheck und Test auf Unverträglichkeiten. Ihr Stoffwechsel ist an allen Verwertungsprozessen im Körper beteiligt, und mögliche Unverträglichkeiten können gewisse Funktionen, die das Abnehmen unterstützen, verhindern. Lassen Sie sich von einem Experten in diesen beiden Bereichen austesten, wenn Sie den Verdacht haben, dass Sie gewisse Lebensmittel nicht vertragen bzw. schlecht verwerten oder verdauen können.

2. Keine Mahlzeiten überspringen. Heißhungerattacken lassen den Blutzuckerspiegel ansteigen und die Fettreserven anwachsen. Versuchen Sie, sich auf drei sättigende Mahlzeiten am Tag zu beschränken, um eine ständige Insulinausschüttung zu vermeiden (diese hemmt den Fettabbau).

3. Regelmäßig frühstücken. Das Frühstück ist eine wichtige Energieversorgung, nachdem der Körper in der Nacht regeneriert und repariert hat. Wird es einfach weggelassen, rächt sich der Körper mit Muskelabbau. Frühstücken Sie gut und ausgiebig.

4. Essen öfter dämpfen, dünsten, kochen oder backen. Möchten Sie Ihr Essen braten, dann empfiehlt sich eine beschichtete Pfanne.

5. Ausreichend Wasser trinken. Ist der Körper dehydriert, reagiert er oft mit Hunger, obwohl er eigentlich Durst hat. Trinken Sie mehr, und die Rezeptoren in Ihrem Magen senden ein Sättigungsgefühl an Ihr Gehirn. Mindestens zwei Liter pro Tag sind empfehlenswert.

6. Kleine Portionen. Versuchen Sie, Ihre Portionen zu verkleinern. Studien zeigten: Je mehr auf dem Teller liegt, desto mehr isst man.

7. Planen Sie Ihre Mahlzeiten. Es gibt nichts Schlimmeres, als mit Hunger an der Arbeit oder in einem Meeting zu sitzen. Planen Sie Ihr Mittagessen, um nicht im Stress das nächste Fast-Food-Restaurant zu stürmen.

8. Mehr Eiweiß statt Kohlenhydrate. Eiweiß dient dem Körper als Baustoff, macht länger satt und wird nicht wie überschüssige Kohlenhydrate in Fett umgewandelt.

9. Keine Kohlenhydrate im Abendessen. Lassen Sie abends die Kohlenhydrate weg, damit der Blutzuckerspiegel schneller abfällt und der Körper über Nacht Fettreserven abbaut.

10. Inhaltsstoffe ansehen. Schauen Sie sich beim Einkaufen regelmäßig die Nährwertangaben auf der Verpackungsrückseite an. Ähnliche Produkte haben oft sehr verschiedene Inhaltsstoffe. Nach einer Zeit entwickeln Sie ein Gefühl für die Nährwerte Ihrer Lebensmittel.

11. Überlegt trinken. Säfte, alkoholische Drinks, Erfrischungsgetränke und auch koffeinhaltige Getränke werden vom Körper als Nahrung angesehen, haben meist viele Kalorien und hemmen den Fettabbau.

12. Mehr Muskeln. Treiben Sie Sport, um Muskeln aufzubauen und Kalorien zu verbrennen. Optimal ist ein Mix aus Krafttraining und Ausdauertraining drei- bis viermal in der Woche für 30 bis 60 Minuten.

13. Mehr Bewegung im Alltag. Nehmen Sie die Treppe und nicht den Aufzug. Gehen Sie zum Einkaufen und lassen Sie das Auto stehen. Bewegen, bewegen, bewegen. Mehr Kalorien werden verbrannt, und Sauerstoff belebt den Körper.

Das
Schweinehund-
Workout

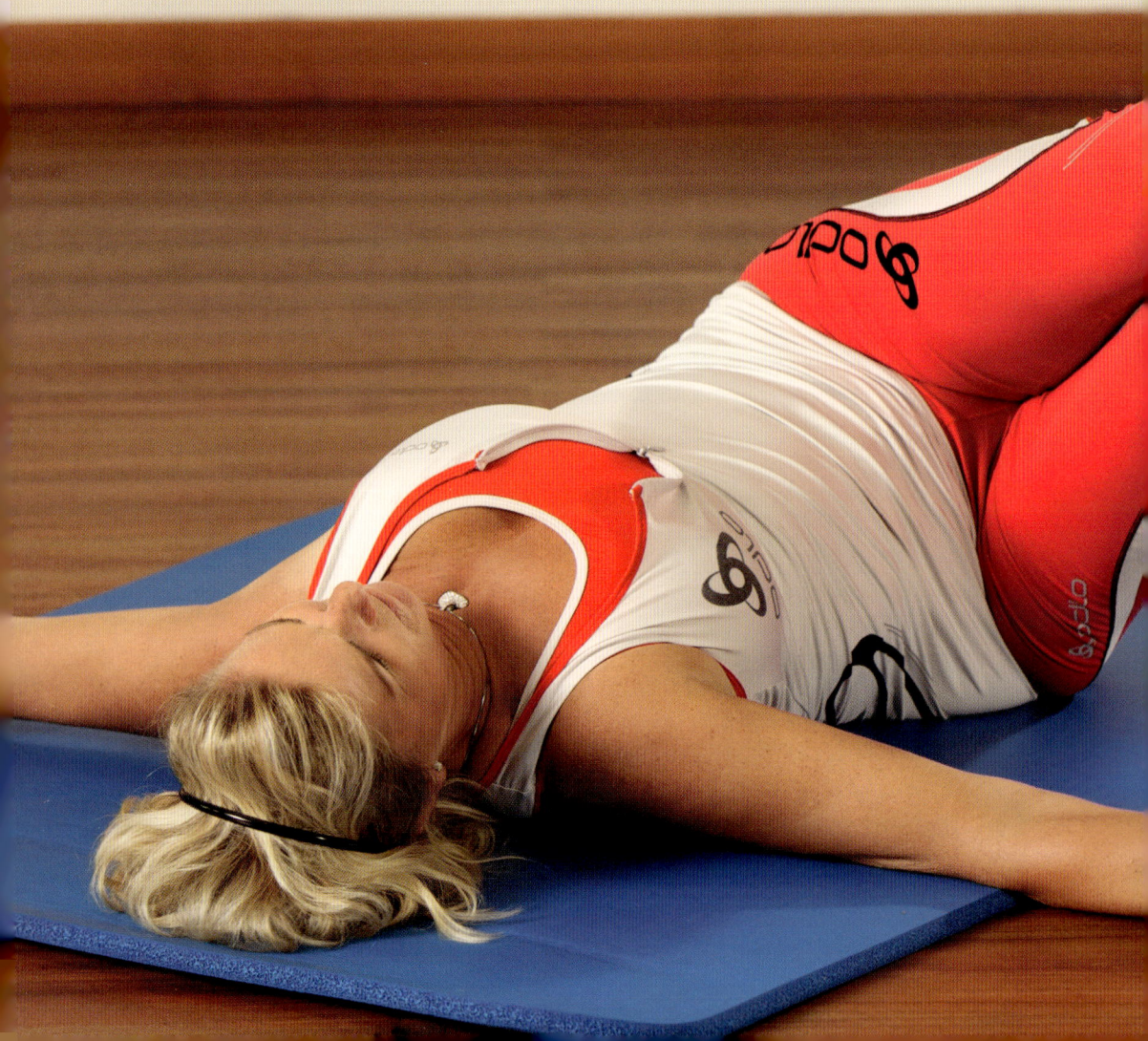

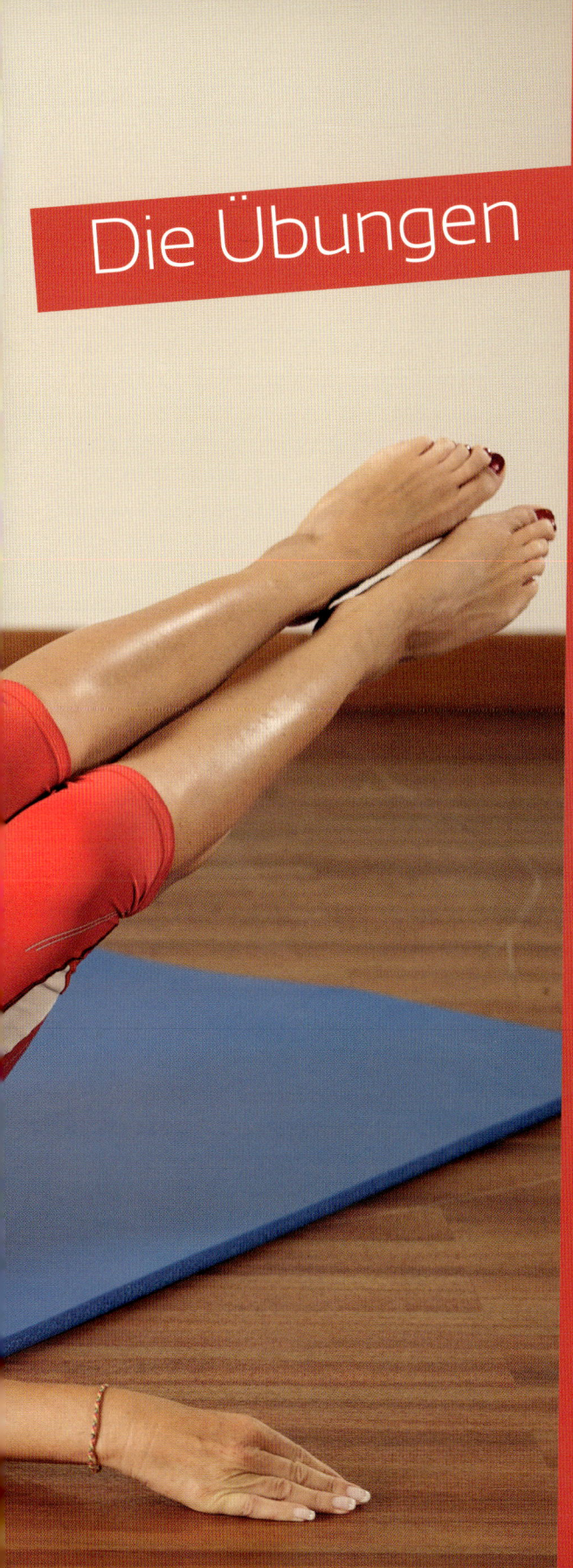

Die Übungen

Auf den folgenden Seiten stellen wir Ihnen das Schweinehund-Übungsprogramm vor, das Hera und ich speziell für die viel beschäftigten Superweiber von heute entwickelt haben. Es besteht aus drei zeitsparenden Workouts, die den ganzen Körper trainieren, den Schwerpunkt aber jeweils auf eine »Problemzone« – Beine, Bauch, Rücken – legen. Jedes Programm beginnt mit etwas einfacheren Übungen und steigert sich dann fortlaufend. Auf drei Kräftigungsübungen folgt meist eine Dehn- und Flexibilitätsübung, welche die bei der Kräftigung aufgebaute Muskelspannung absenkt. Zudem bekommen Sie auf diese Weise eine kleine Verschnaufpause und bleiben motiviert am Ball.

Zusätzlich zu den drei Workouts bieten wir ein Warm-up und ein Cool-down, das Sie vor beziehungsweise nach jedem Training durchführen sollten. Wenn Sie sehr fit sind, können Sie auch zwei oder sogar alle drei Workouts hintereinander ausführen. Achten Sie aber stets auf die richtige Ausführung der Übungen und pausieren Sie, wenn Ihre Technik leidet.

Das komplette Workout-Programm zum Mitmachen finden Sie auch auf der DVD *Und täglich grüßt der Schweinehund.*

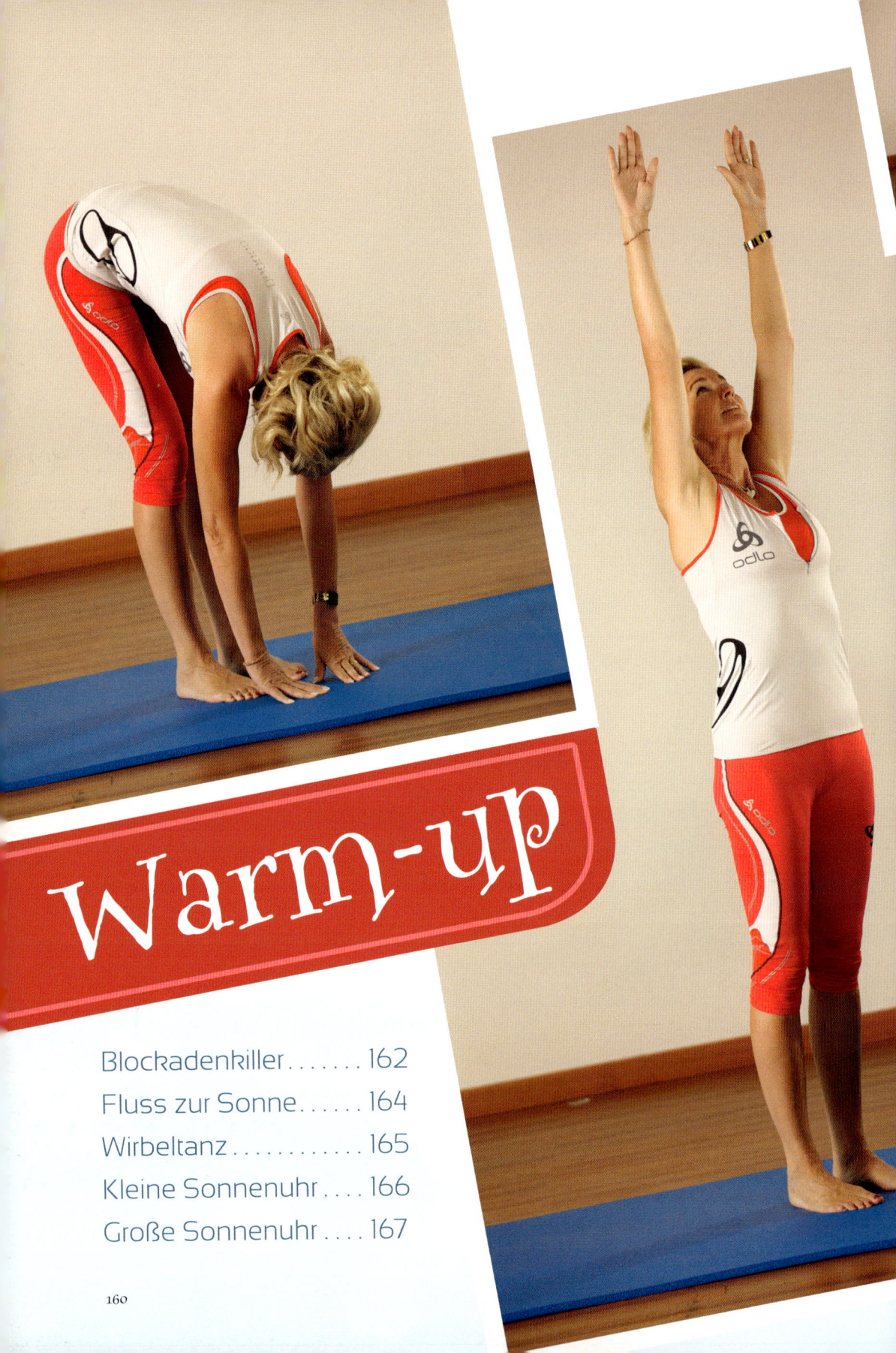

Warm-up

Blockadenkiller 162

Fluss zur Sonne 164

Wirbeltanz 165

Kleine Sonnenuhr 166

Große Sonnenuhr 167

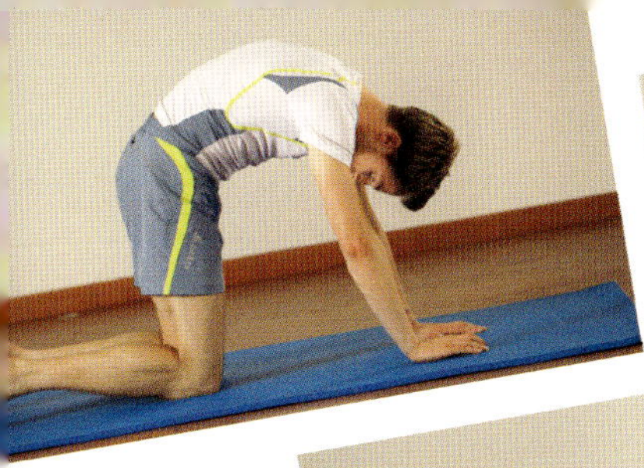

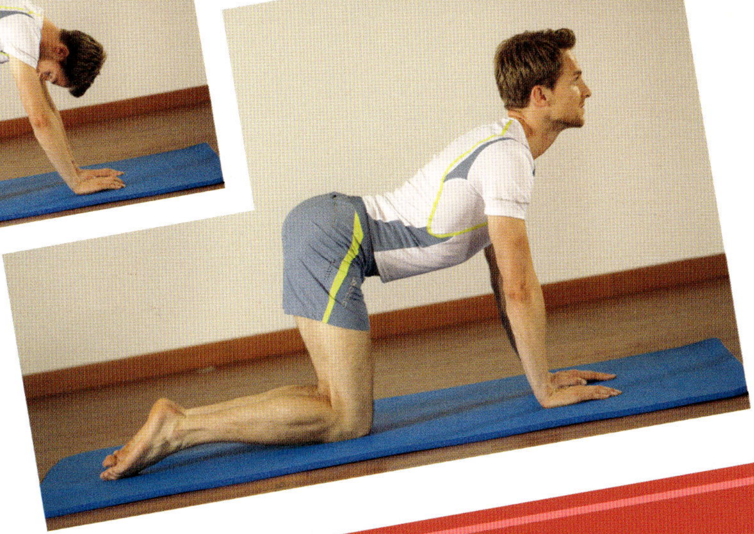

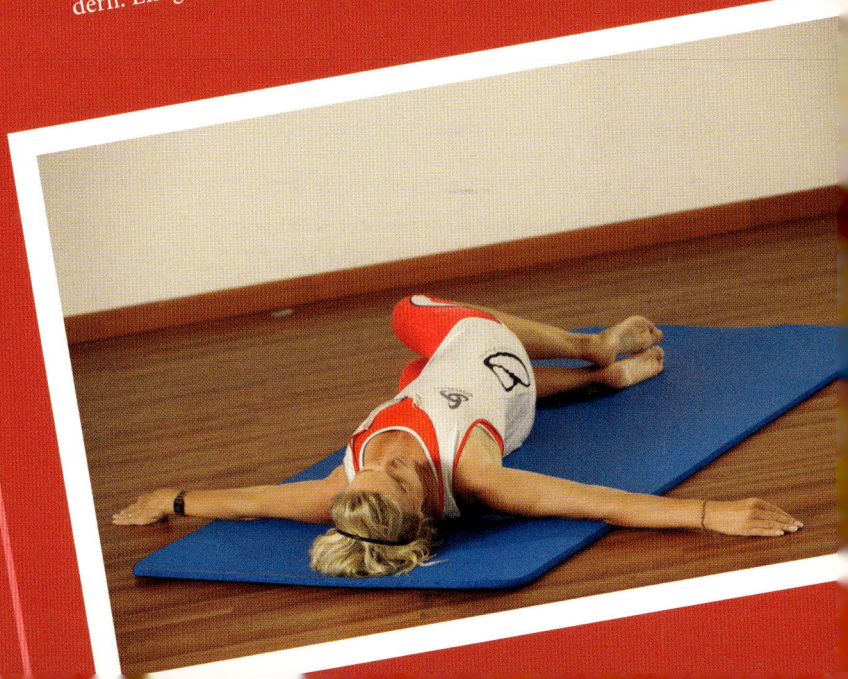

Die Erwärmung ist ein ganz wichtiger Teil Ihres Trainings, Sie sollten niemals darauf verzichten. Das Warm-up vor dem Training bereitet Ihren gesamten Körper auf die kommenden Belastungen vor. Das Herz-Kreislauf-System wird angekurbelt, die Muskeln, Sehnen und Bänder werden durchblutet und somit erwärmt.

Ein ganz wichtiger Aspekt der Erwärmung ist die Vorbereitung der Gelenke. Ähnlich wie die beweglichen Teile in einem Motor mit Öl werden sie mit einer Gelenkflüssigkeit geschmiert. Diese Schmiere soll Reibung und somit den Verschleiß und die Abnutzung der Gelenke verhindern. Ein gutes Training beginnt also bereits bei der Erwärmung.

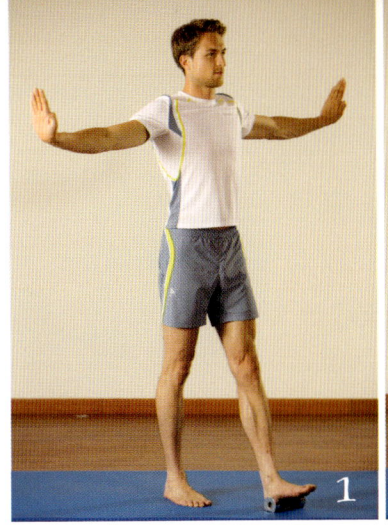
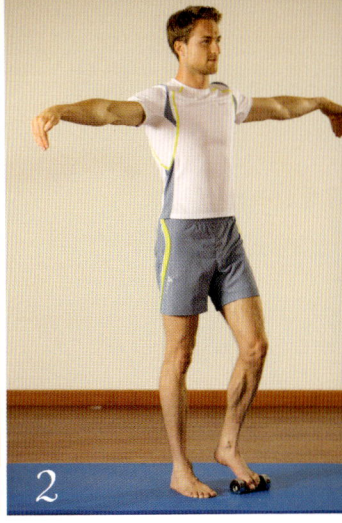

Wunderbar! Eine Fußmassage, wie der eigene Ehemann sie nicht besser hinkriegt! Besonders weil der ja selten bei der Sache, nämlich den Füßen, bleibt. Verspannungen an den Fußsohlen lösen sich, und wer dran glaubt, der hat bestimmt demnächst eine super Verdauung!

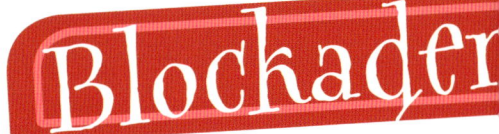

▥ Diese Bereiche trainieren Sie besonders
Lösen der Verspannungen in der Fußsohle

▥ So beginnen Sie
Stellen Sie sich barfuß auf eine Yogamatte und legen Sie eine kleine Hantel, einen Tennisball oder einen Besenstiel vor Ihre Füße.

▥ So wird's gemacht
Platzieren Sie einen Fuß auf dem ausgewählten Gegenstand und rollen Sie langsam die ganze Fußsohle darüber. Spüren Sie schmerzhafte Punkte auf und kreisen Sie mehrmals mit wechselndem Druck über diese Stellen. Ihre Arme halten Sie dabei auf Schulterhöhe zur Seite ausgestreckt. Erwärmen Sie gleichzeitig Ihre Handgelenke, indem Sie die Handflächen abwechselnd nach oben und unten zum Körper ziehen. Wechseln Sie dann den Fuß und kreisen Sie, während Sie die Fußsohle massieren, die gestreckten Arme, um das Schultergelenk auf die kommenden Belastungen vorzubereiten.

▥ Mein Tipp
Mit dieser Übung können Sie sehr gut testen, ob Sie Ihre Beine einseitig belasten. Wenn das der Fall sein sollte, werden Sie deutliche Unterschiede im linken und rechten Fuß spüren. Gründe dafür können Hüftfehlstellungen, Kniefehlstellungen (O-Bein, X-Bein), Probleme in den Sprunggelenken oder Muskeldysbalancen (etwa durch alte Verletzungen oder Schonhaltungen) sein.

▥ Wie oft? Wie lang?
Mit jedem Fuß 6-mal 8 bis 10 Sekunden lang kreisen. Gleichmäßig weiteratmen.

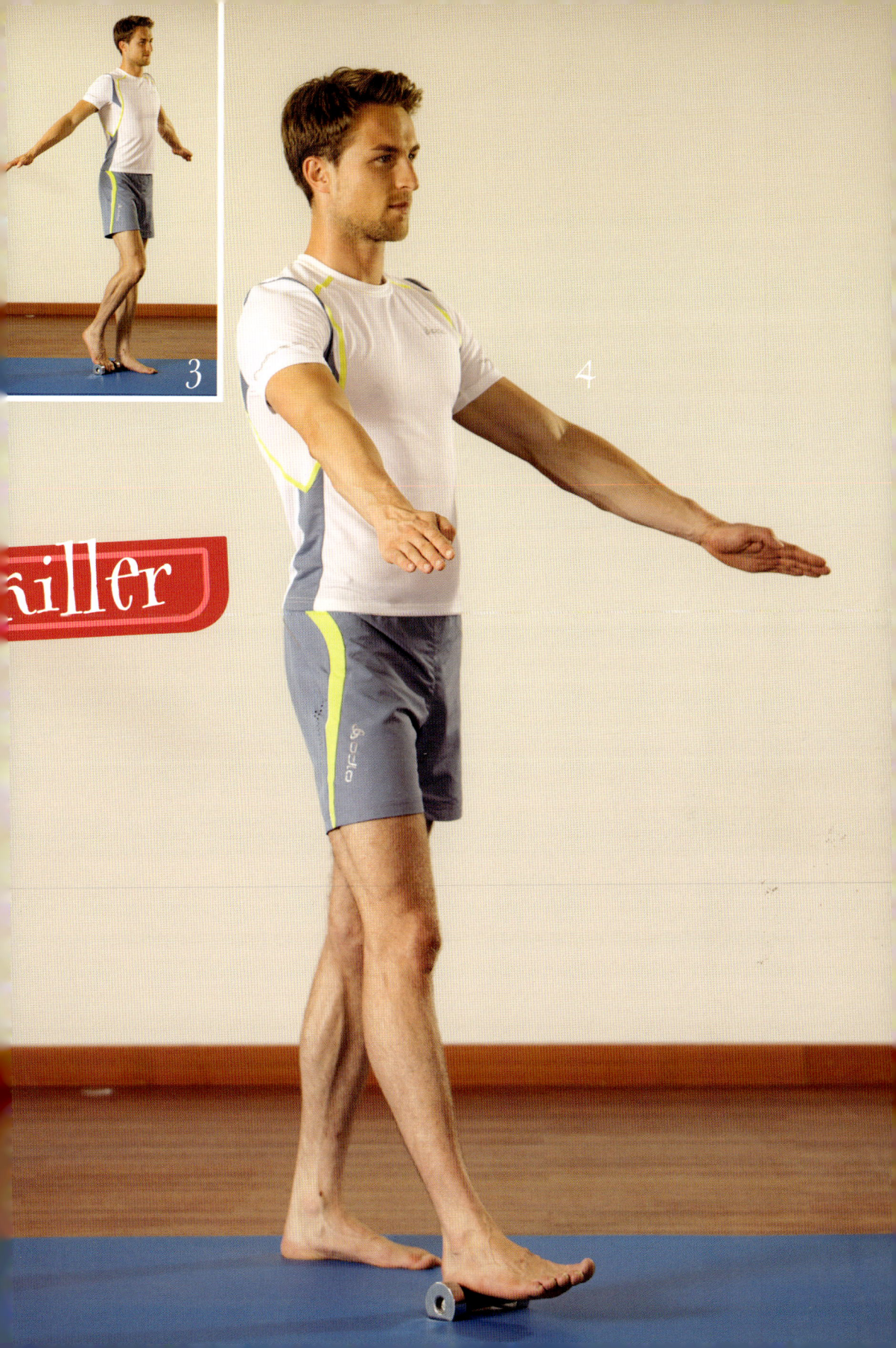

3

4

iller

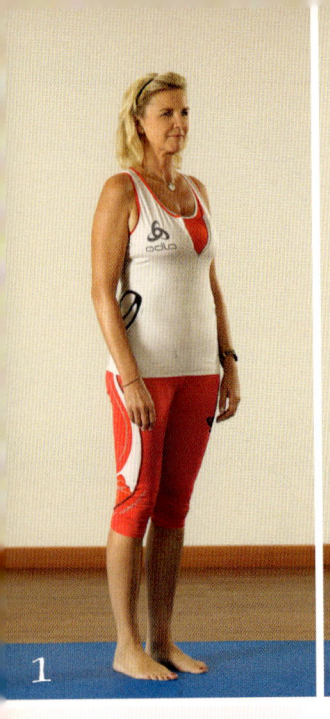
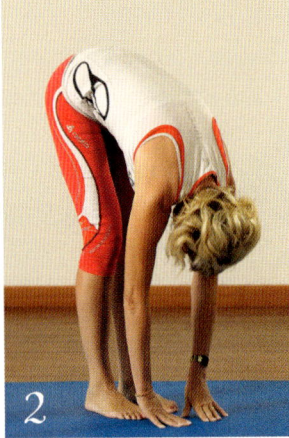
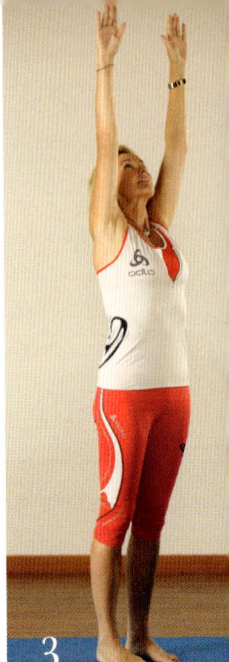

1

2

3

Natürlich eine feine Dehnübung. Aber mental kann man hier die negative Energie in den Boden stopfen und sich die gute vom Himmel pflücken. Ich bin bereit für eine kraftspenden-de Stunde ganz für mich allein!

Vom Fluss zur Sonne

▌ Diese Bereiche trainieren Sie besonders
Dehnung der Oberschenkelrückseite, Aktivierung der Lendenwirbelsäule und Schultermuskulatur.

▌ So beginnen Sie
Stellen Sie sich auf Ihre Matte. Die Füße sind hüftbreit geöffnet, die Arme lassen Sie locker zum Boden hängen.

▌ So wird's gemacht
Beugen Sie den Oberkörper zum Boden. Führen Sie Ihre Finger langsam mög-lichst weit in Richtung Zehenspitzen (ausatmen). Halten Sie die Dehnung am tiefsten Punkt . Rollen Sie nun die Wirbelsäule langsam wieder auf (einatmen). Strecken Sie Ihre Arme zur Decke und machen Sie sich lang.

▌ Mein Tipp
Versuchen Sie, bei jeder Ausatmung mit den Fingerspitzen weiter nach unten zu kommen

▌ Wie oft? Wie lang?
Wiederholen Sie den ganzen Bewegungsablauf 5-mal und halten Sie die Deh-nung am tiefsten Punkt 5 bis 8 Sekunden.

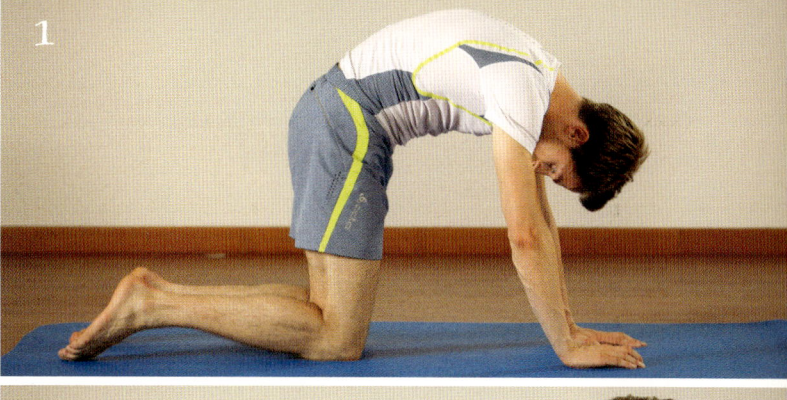

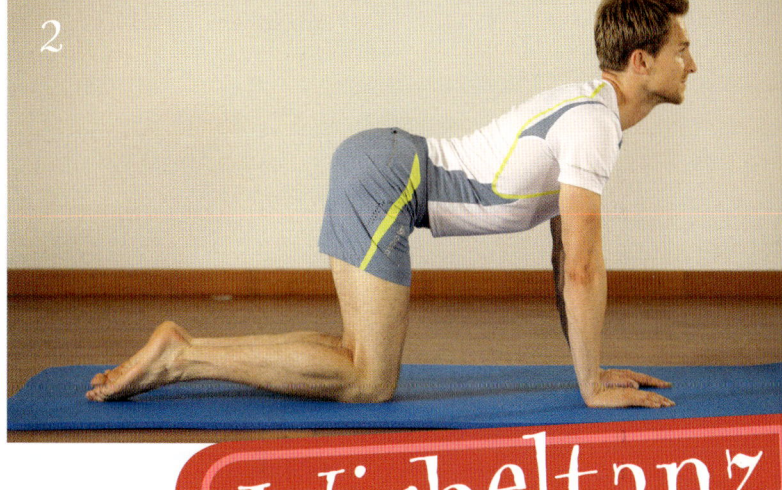

Löst alle Verspannungen im Rücken, besonders morgens, nach dem anstrengenden Schlafen! Wir dürfen uns wohlig und ausgiebig wie eine Katze räkeln. I Im! Schön!

Wirbeltanz

▮ Diese Bereiche trainieren Sie besonders
Unterer Rücken, Mobilisierung der gesamten Wirbelsäule.

▮ So beginnen Sie
Knien Sie sich im Vierfüßlerstand auf Ihre Matte und halten Sie Ihren Kopf gerade in Verlängerung der Wirbelsäule.

▮ So wird's gemacht
Wölben Sie den Rücken auswärts, sodass er einen Katzenbuckel bildet (ausatmen). Halten Sie die Dehnung einen Moment. Bewegen Sie den Oberkörper dann nach unten vorne, bis der Rücken ein Hohlkreuz bildet (einatmen), und halten Sie die Dehnposition für einige Sekunden.

▮ Mein Tipp
Versuchen Sie diese Übung möglichst rhythmisch auszuführen und jeden Wirbel bewusst wahrzunehmen. Haben Sie hierbei Schmerzen in der Wirbelsäule, sollten Sie dringend einen Arzt aufsuchen.

▮ Wie oft? Wie lang?
10-mal von der Katzenbuckel- in die Hohlkreuzposition und die Dehnpositionen jeweils etwa 3 Sekunden halten.

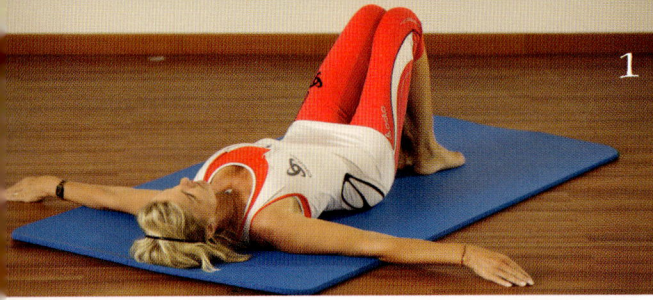

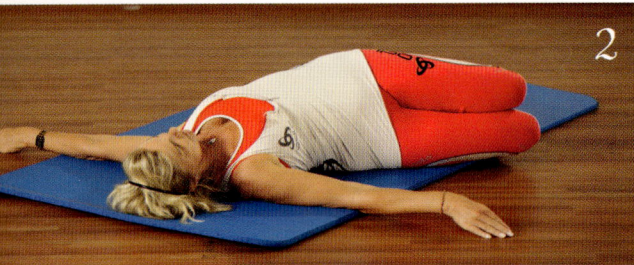

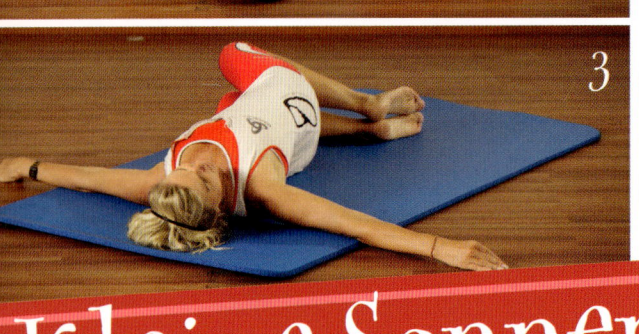

Aah, immer noch herr-lich entspannend! In Lieblingsstellung, auf dem Rücken liegend, schön über den einge-rosteten Lendenwirbel nach links und rechts kippen. Rückenmassa-ge und Bauchmuskel-training in einem.

Kleine Sonnenuhr

■ Diese Bereiche trainieren Sie besonders
Mobilisierung der Lendenwirbelsäule und Dehnung des Schultergürtels.

■ So beginnen Sie
Legen Sie sich auf den Rücken, Ihre Arme ruhen in Verlängerung der Schultern ausgestreckt auf dem Boden. Die Beine stellen Sie angewinkelt auf die Matte, die Knie berühren sich.

■ So wird's gemacht
Kippen Sie beide Beine langsam zur Seite in Richtung Boden. Halten Sie die Dehnung am tiefsten Punkt. Bringen Sie die Beine wieder in die Ausgangsposition zurück und senken Sie sie dann langsam zur Gegenseite ab.

■ Mein Tipp
Achten Sie darauf, dass Sie diese Bewegung sehr langsam ausführen. Ihre Schulterblätter sollten sich nicht vom Boden lösen, die Beine sollten die ganze Zeit zusammenbleiben.

■ Wie oft? Wie lang?
10-mal zu jeder Seite und die Dehnung etwa 3 Sekunden halten.

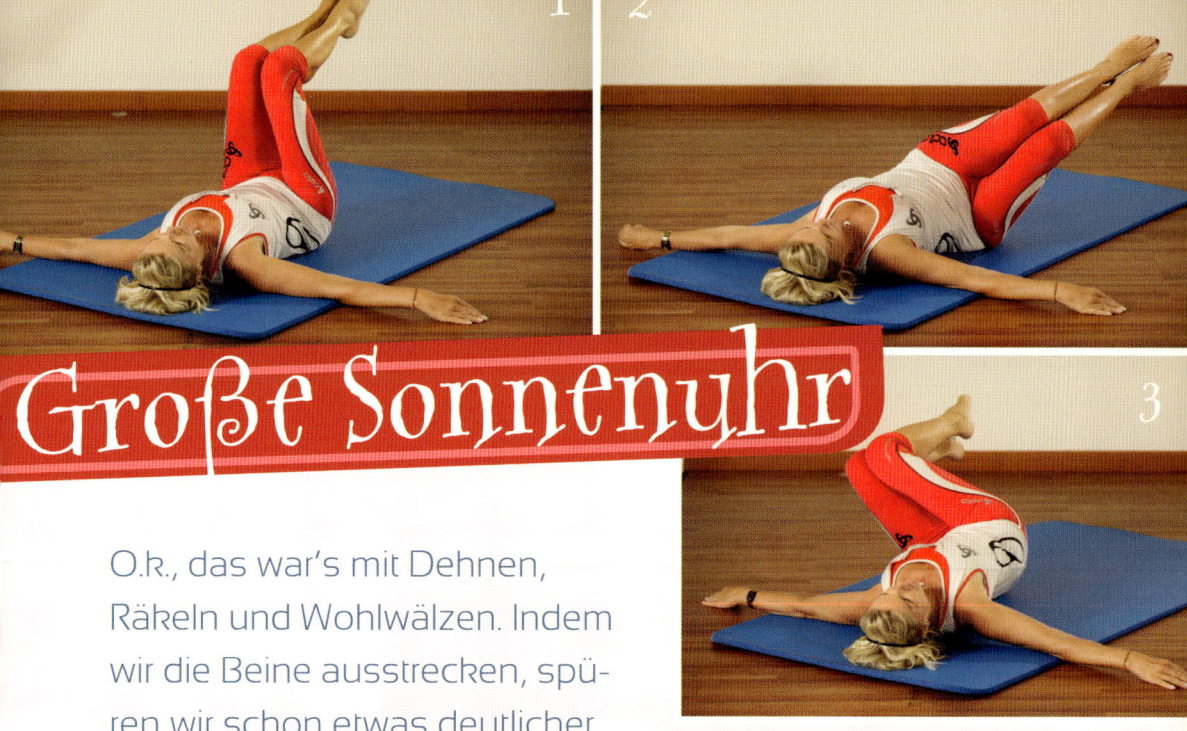

Große Sonnenuhr

O.k., das war's mit Dehnen, Räkeln und Wohlwälzen. Indem wir die Beine ausstrecken, spüren wir schon etwas deutlicher unsere schrägen Bauchmuskeln. Der Schweinehund ahnt: Jetzt wird's ernst.

▥ Diese Bereiche trainieren Sie besonders

Mobilisierung der Lendenwirbelsäule, Dehnung des Schultergürtels und des unteren Rückens.

▥ So beginnen Sie

Legen Sie sich auf den Rücken, Ihre Arme ruhen in Verlängerung der Schultern ausgestreckt auf dem Boden. Die Beine halten Sie im 90-Grad-Winkel angewinkelt in der Luft.

▥ So wird's gemacht

Kippen Sie beide Beine langsam zur Seite in Richtung Boden. Halten Sie die Dehnung am tiefsten Punkt. Bringen Sie die Beine wieder in die Ausgangsposition zurück und senken Sie sie dann langsam zur Gegenseite ab.

▥ Mein Tipp

Durch die angewinkelten Beine wird die Bewegung noch intensiver. Achten Sie ganz besonders darauf, dass sich Ihre Schulterblätter nicht vom Boden lösen. Wenn Sie die Schultern am Boden halten, ist es normalerweise nicht möglich, mit den Beinen den Boden zu berühren.

▥ Wie oft? Wie lang?

5-mal zu jeder Seite und die Dehnung 5 bis 8 Sekunden halten.

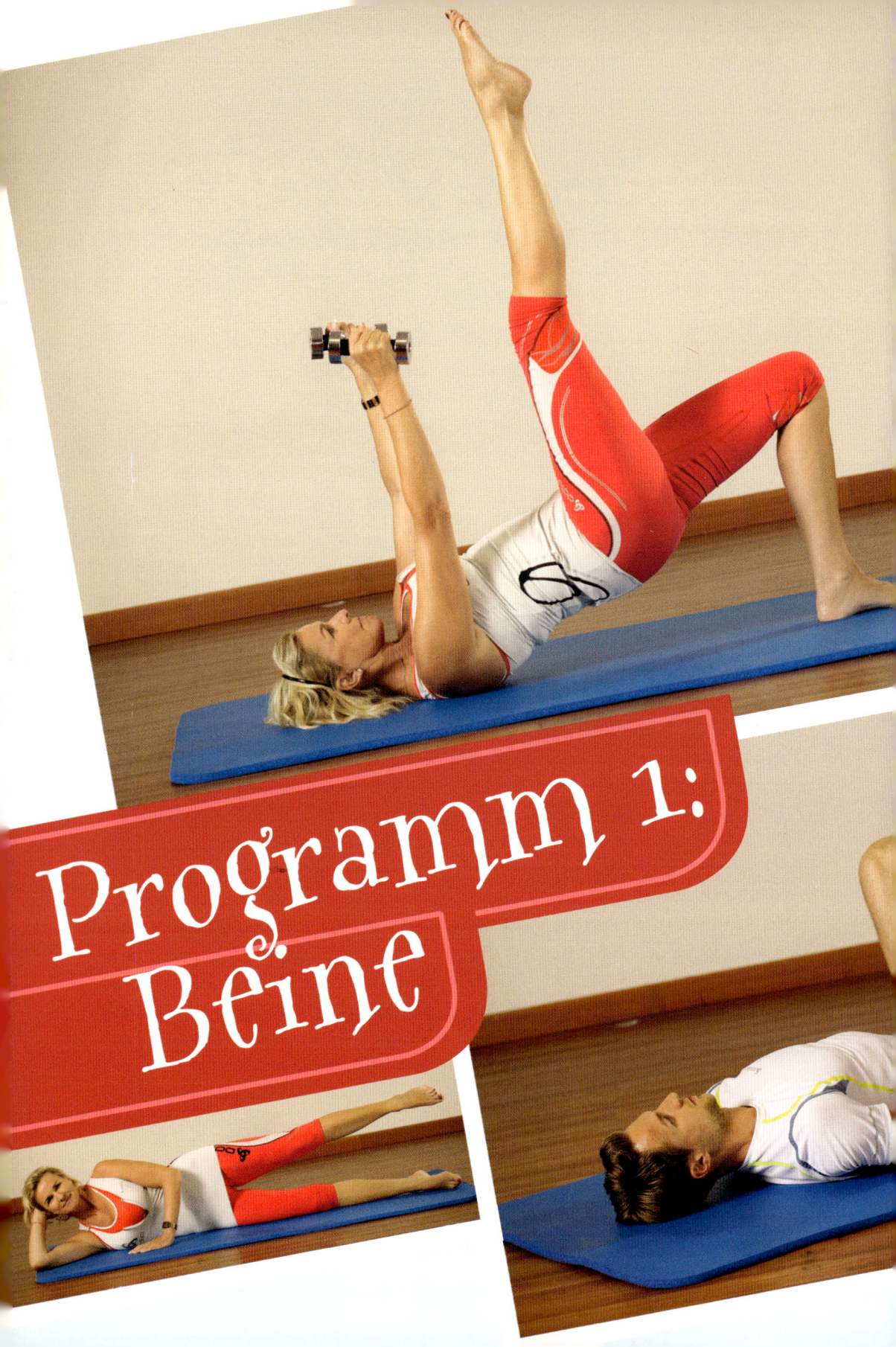

Programm 1:
Beine

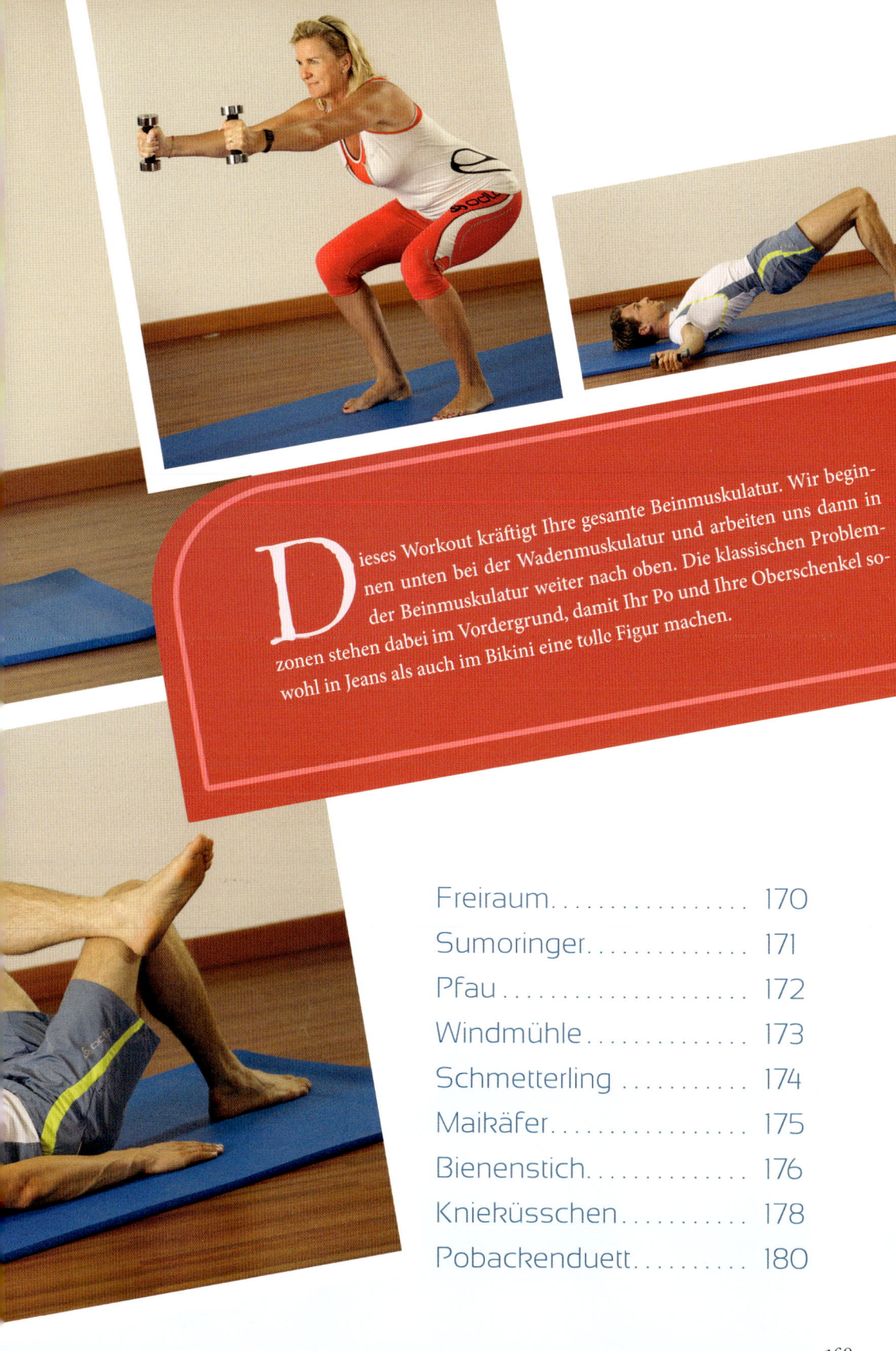

Dieses Workout kräftigt Ihre gesamte Beinmuskulatur. Wir beginnen unten bei der Wadenmuskulatur und arbeiten uns dann in der Beinmuskulatur weiter nach oben. Die klassischen Problemzonen stehen dabei im Vordergrund, damit Ihr Po und Ihre Oberschenkel sowohl in Jeans als auch im Bikini eine tolle Figur machen.

Freiraum. 170

Sumoringer. 171

Pfau 172

Windmühle. 173

Schmetterling 174

Maikäfer. 175

Bienenstich. 176

Knieküsschen. 178

Pobackenduett. 180

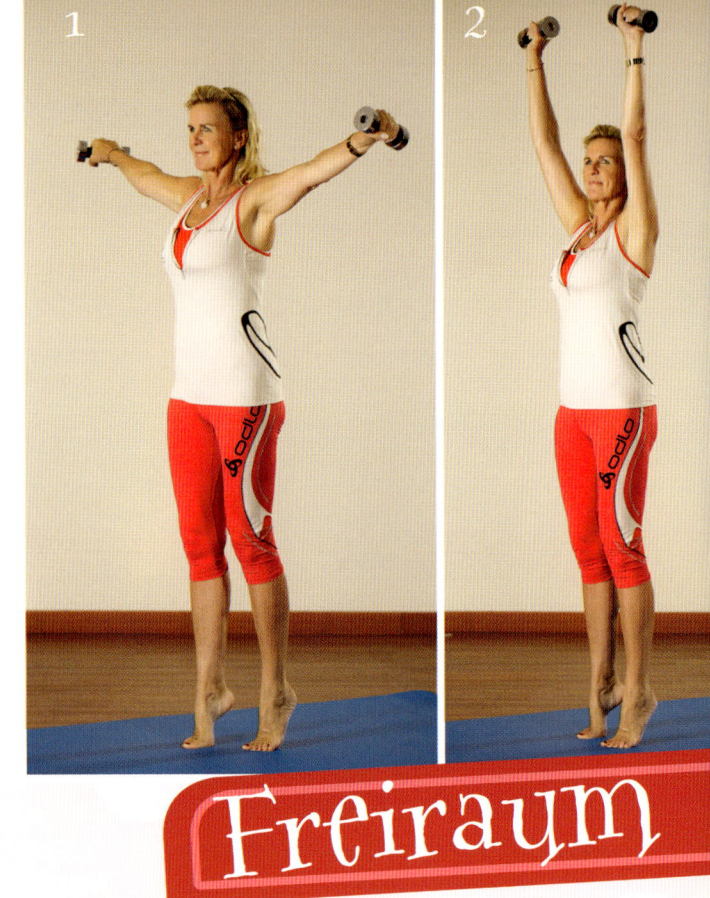

Indem wir die Hanteln zur Seite und nach oben ausstrecken, so weit es geht, verschaffen wir uns Freiraum. Den brauchen wir, und den nehmen wir uns jetzt. Niemand wird uns in der nächsten Stunde zu nahe rücken. Auch nicht der innere Schweinehund!

Freiraum

▌ Diese Bereiche trainieren Sie besonders
Wadenmuskulatur, seitliche Schultermuskulatur und Balance.

▌ So beginnen Sie
Stellen Sie sich mit hüftbreit geöffneten Füßen auf die Matte. In den Händen halten Sie zwei Kurzhanteln oder mit Wasser gefüllte Plastikflaschen.

▌ So wird's gemacht
Gehen Sie auf die Zehenspitzen und heben Sie dabei gleichzeitig beide Arme auf Schulterhöhe an (ausatmen). Senken Sie die Fersen und Arme wieder ab (einatmen). Gehen Sie dann wieder auf die Zehenspitzen und führen Sie die Arme dabei über dem Kopf zusammen (ausatmen). Senken Sie Fersen und Arme wieder ab. Dieser Bewegungsablauf ist ein Durchgang. Führen Sie die beiden Armbewegungen abwechselnd aus und gehen Sie dabei immer wieder auf die Zehenspitzen.

▌ Mein Tipp
Ihre Füße sollten nicht nach außen wegkippen, denn das könnte Ihre Sprunggelenke überlasten. Wenn Sie die Fersen zwischen den Wiederholungen nicht ganz am Boden absetzen, trainieren Sie Ihre Waden noch effektiver.

▌ Wie oft? Wie lang?
Beginnen Sie mit 10 Durchgängen und steigern Sie sich im Laufe der Zeit auf 25.

Vielleicht nicht die grazilste Stellung, doch wer diese
Übung beherrscht, muss nie wieder verzweifelt an ab-
geschlossenen öffentlichen Toilettentüren rütteln!

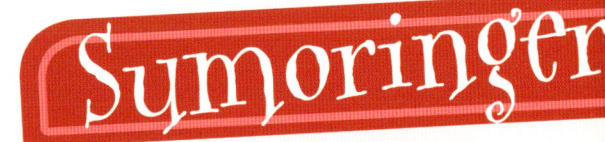

**▥ Diese Bereiche trainieren
Sie besonders**
Oberschenkel- und Schultermuskulatur.

▥ So beginnen Sie
Stellen Sie sich mit hüftbreit geöffneten Beinen, angewinkelten Armen und Kurzhanteln in den Händen auf Ihre Matte.

▥ So wird's gemacht
Beugen Sie die Beine und senken Sie Ihr Gesäß Richtung Boden ab. Strecken Sie
dabei Ihre Arme gerade nach vorne aus (ausatmen). Richten Sie sich wieder auf
und ziehen Sie dabei Ihre Arme zum Körper heran (einatmen).

▥ Mein Tipp
Achten Sie darauf, dass Sie Ihr vorderes Knie nicht über die Fußspitze hinaus-
schieben, und strecken Sie Ihr Gesäß ganz bewusst nach hinten. So entlasten Sie
Ihre Knie und trainieren Ihre Oberschenkel noch effektiver.

▥ Wie oft? Wie lang?
Beginnen Sie mit 10 Wiederholungen und steigern Sie sich im Laufe der Zeit
auf 25.

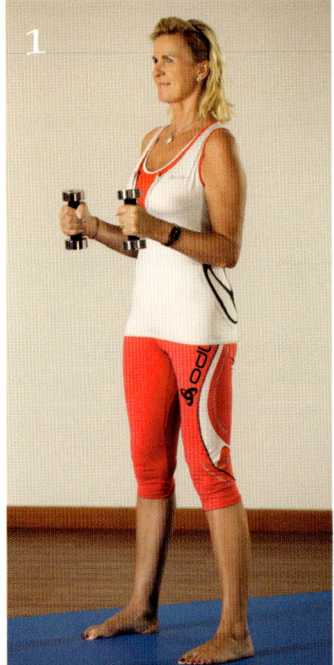

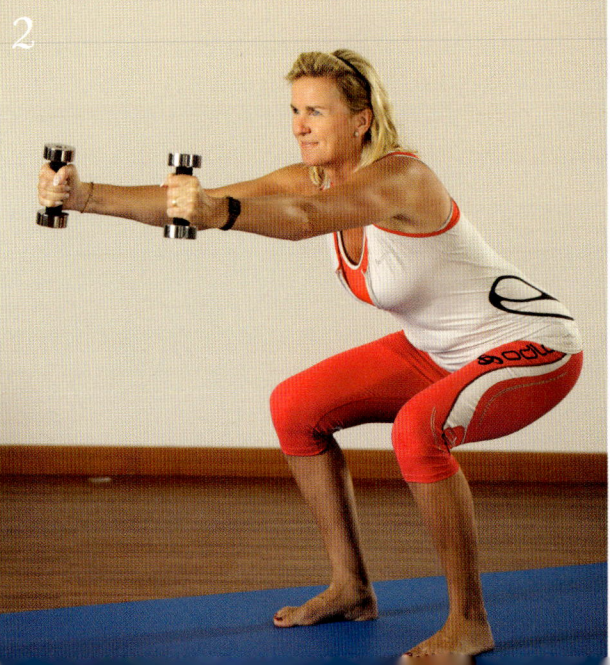

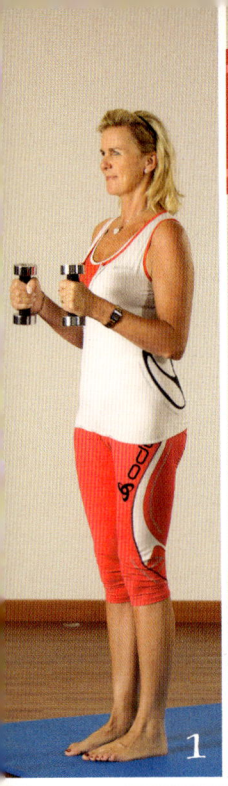
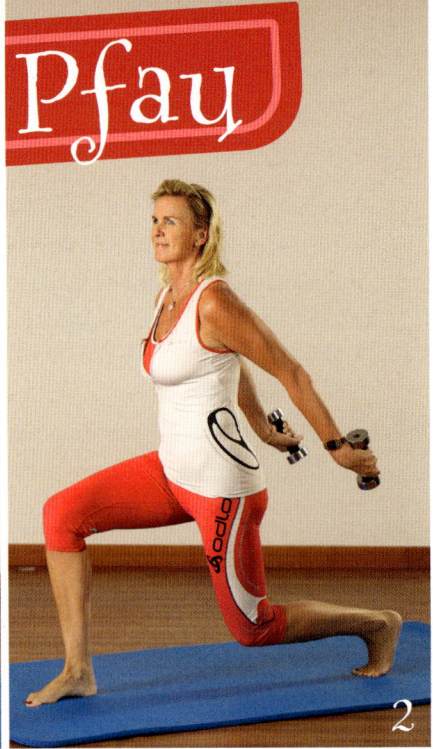

Pfau

1

2

Ausfallschritte erinnern mich sehr an die Demuts- bekundungen in meiner katholischen Jugend. Wenn man sich aber vor- stellt, ein stolzer Pfau zu sein, macht diese Übung viel mehr Spaß! Denken Sie an das tolle Abend- kleid, in dem Sie grazil einen Raum betreten.

▮ Diese Bereiche trainieren Sie besonders
Oberschenkelmuskulatur und Oberarmrückseiten.

▮ So beginnen Sie
Stellen Sie sich an den vorderen Rand Ihrer Matte, halten Sie Ihre Arme angewinkelt am Körper und Kurzhanteln in beiden Händen.

▮ So wird's gemacht
Machen Sie mit einem Bein einen großen Ausfallschritt nach hinten und senken Sie das linke Knie zur Matte ab, ohne diese zu berühren. Strecken Sie dabei Ihre Arme hinter den Körper (ausatmen). Führen Sie Ihr Bein und Ihre Arme dann wieder in die Startposition zurück (einatmen).
Führen Sie zunächst alle Wiederholungen mit einem Bein aus und anschließend ebenso viele mit dem anderen.

▮ Mein Tipp
Achten Sie darauf, dass Sie Ihr vorderes Knie nicht über die Fußspitze hinausschie- ben. Damit vermeiden Sie eine hohe Belastung im Knie, und die Übung wird effektiver für Ihre Oberschenkelmuskulatur. In der Endposition sollten beide Beine in einem 90-Grad-Winkel gebeugt sein. Üben Sie die richtige Ausführung vor einem Spiegel oder indem Sie den vorderen Fuß an eine Wand stellen. Der Oberkörper sollte die ganze Zeit aufrecht sein.

▮ Wie oft? Wie lang?
Beginnen Sie mit 8 Wiederholungen pro Bein und steigern Sie mit der Zeit auf 15.

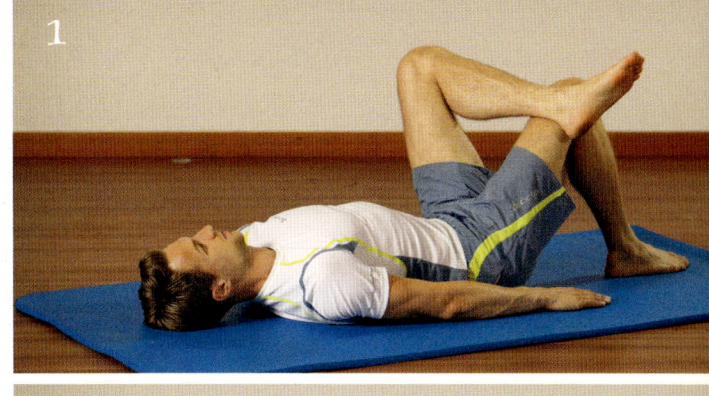

Hurra, eine Entspannungsübung, genau zur richtigen Zeit! Also, Pfauenfedern abmontieren, auf den Popo plumpsen und die Dehnung genießen. Es sollte in den Pobacken ziehen. »Wohlweh« nennt man das.

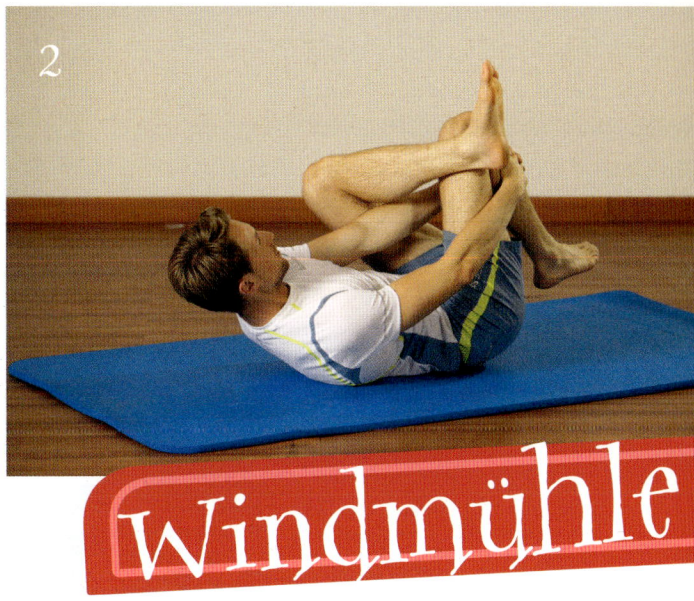

Windmühle

▦ Diese Bereiche trainieren Sie besonders
Dehnung der äußeren Gesäßmuskulatur.

▦ So beginnen Sie
Legen Sie sich in Rückenlage mit angewinkelten Beinen auf Ihre Matte und schlagen Sie das linke über das rechte Bein.

▦ So wird's gemacht
Heben Sie das aufgestellte rechte Bein und Ihren Oberkörper langsam vom Boden an und umgreifen Sie mit Ihren Armen das rechte Schienbein. Ziehen Sie nun das rechte Bein langsam zum Körper heran und halten Sie diese Dehnung einige Sekunden. Wechseln Sie nun die Seite.

▦ Mein Tipp
Je stärker Sie Ihr Schienbein zum Körper heranziehen, desto intensiver spüren Sie die Dehnung auf der Gesäßaußenseite.

▦ Wie oft? Wie lang?
Abwechselnd 3 Wiederholungen mit jedem Bein, die Dehnung jeweils etwa 10 Sekunden halten.

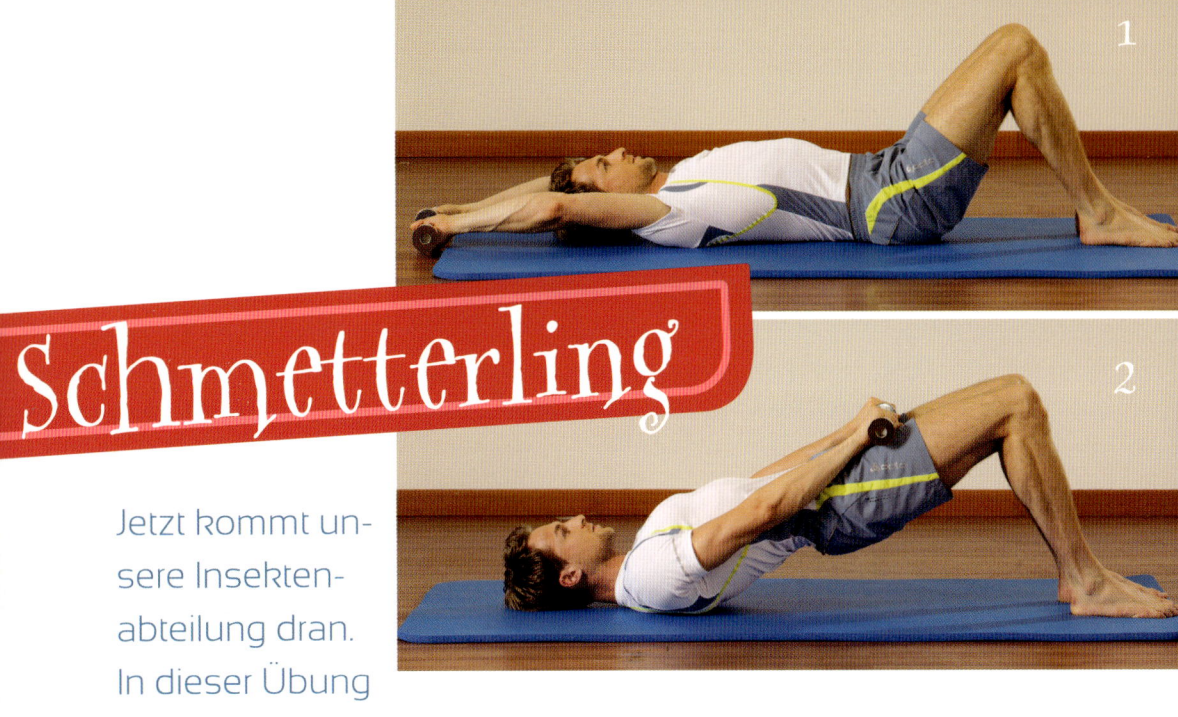

Schmetterling

Jetzt kommt unsere Insektenabteilung dran. In dieser Übung heben wir unser Becken vom Boden wie eine Zugbrücke, um die Pomuskeln zu stärken. Mental lasse ich gern negative Eindrücke und blöde Leute unter meinem Allerwertesten hindurchgleiten. Sie gehen mir sozusagen am A... vorbei.

▉ Diese Bereiche trainieren Sie besonders
Gesäß, unterer Rücken und Schultermuskulatur.

▉ So beginnen Sie
Legen Sie sich mit angewinkelten Beinen in Rückenlage auf Ihre Matte. Strecken Sie Ihre Arme mit den Kurzhanteln in den Händen hinter Ihrem Kopf aus.

▉ So wird's gemacht
Heben Sie Ihr Gesäß von der Matte an, bis Ihr Körper von den Schultern bis zu den Knien eine gerade Linie bildet, und führen Sie gleichzeitig Ihre gestreckten Arme in Richtung der Oberschenkel (ausatmen). Senken Sie Ihre Arme und das Gesäß wieder in die Startposition ab (einatmen).

▉ Mein Tipp
Achten Sie darauf, dass das Tempo der Bewegung Ihrem Atemrhythmus entspricht. So können sich Ihre Wirbel an die Bewegung anpassen, und Ihre untere Rückenmuskulatur wird intensiver gekräftigt.

▉ Wie oft? Wie lang?
Beginnen Sie mit 12 Wiederholungen und steigern Sie sich auf 25.

Hilflos liegt das arme Panzertier auf dem Rücken und versucht zu fliegen. Da haben wir was gemeinsam: Die Schwerkraft hält uns davon ab. Dennoch verleiht diese Übung Flügel: in Form von straffen Pomuskeln, einem starken Rückgrat und definierten Oberarmen.

▥ Diese Bereiche trainieren Sie besonders
Unterer Rücken und Brustmuskulatur.

▥ So beginnen Sie
Legen Sie sich mit angewinkelten Beinen in Rückenlage auf die Matte. Strecken Sie Ihre Arme mit den Kurzhanteln in den Händen auf Schulterhöhe zur Seite aus.

▥ So wird's gemacht
Heben Sie Ihr Gesäß an, bis Ihr Körper von den Schultern bis zum Knie eine gerade Linie bildet, und halten Sie es während der ganzen Übung über der Matte. Strecken Sie Ihr linkes Bein gerade in die Luft (ausatmen) und schließen Sie dabei die Arme vor der Brust. Senken Sie Ihre Arme und das Bein dann wieder ab, ohne das Gesäß abzusenken (einatmen). Strecken Sie anschließend Ihr rechtes Bein in die Luft, verschließen Sie gleichzeitig Ihre Arme vor der Brust und senken Sie beides wieder ab. Dieser Bewegungsablauf ist ein Durchgang.

▥ Mein Tipp
Versuchen Sie, Ihr Gesäß während der gesamten Übung so weit wie möglich über dem Boden zu halten. Damit trainieren Sie Ihren unteren Rücken noch intensiver. Achten Sie darauf, dass Ihr Becken nicht zur Seite kippt.

▥ Wie oft? Wie lang?
Beginnen Sie mit 10 Durchgängen und steigern Sie sich im Laufe der Zeit auf 20.

Maikäfer

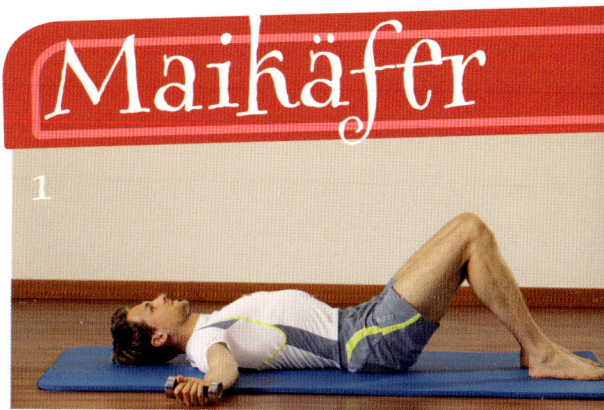

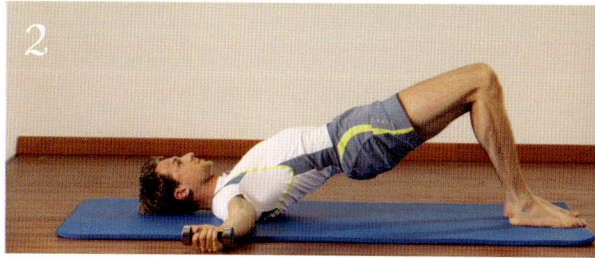

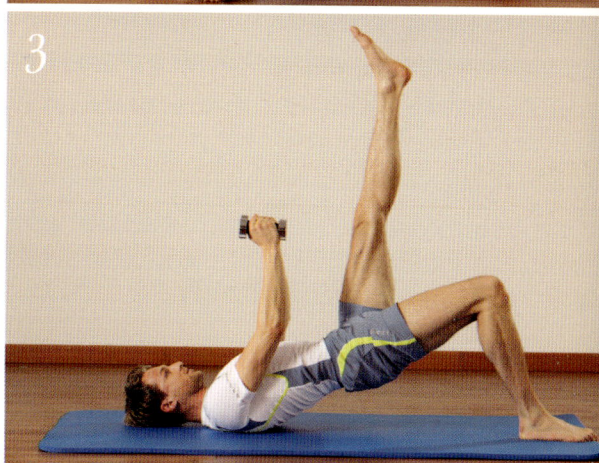

Bienenstich

Ja, das tut schon mal ein bisschen weh! Während wir mit der großen Zehe die Decke oder den Himmel zu erreichen versuchen, sticht es ganz schön im Hintergesicht. Aber besser ein selbst erarbeiteter straffer Popo als ein dicker Hintern von zu viel Buttercremetorte.

▦ Diese Bereiche trainieren Sie besonders
Gesäß, Oberschenkelrückseite und Oberarmmuskulatur.

▦ So beginnen Sie
Legen Sie sich mit angewinkelten Beinen in Rückenlage auf Ihre Matte. Die Arme sind angewinkelt, und Sie halten zwei Kurzhanteln in den Händen.

▦ So wird's gemacht
Strecken Sie das linke Bein zur Decke und heben Sie dabei das Gesäß von der Matte an. Führen Sie gleichzeitig die Arme nach oben über die Brust (ausatmen). Senken Sie Ihre Arme und Ihr Bein ganz zum Boden ab (einatmen). Führen Sie zuerst alle Wiederholungen mit dem linken Bein aus und dann ebenso viele mit dem rechten.

▦ Mein Tipp
Heben Sie Ihr Gesäß am Anfang nicht zu weit an, denn die Hüfte kippt dabei gern zur Seite, wodurch die Übung uneffektiv wird. Üben Sie das Anheben des Gesäßes vorher mit der Übung »Schmetterling«. Wenn Sie es perfekt beherrschen, können Sie sich an den Bienenstich wagen. Intensiver wird die Übung, wenn Sie Po und Arme zwischen den Wiederholung nur bis knapp über die Matte absenken, aber nicht ganz ablegen.

▦ Wie oft? Wie lang?
Beginnen Sie mit 5 Wiederholungen pro Bein und steigern Sie sich im Laufe der Zeit auf 15 Wiederholungen.

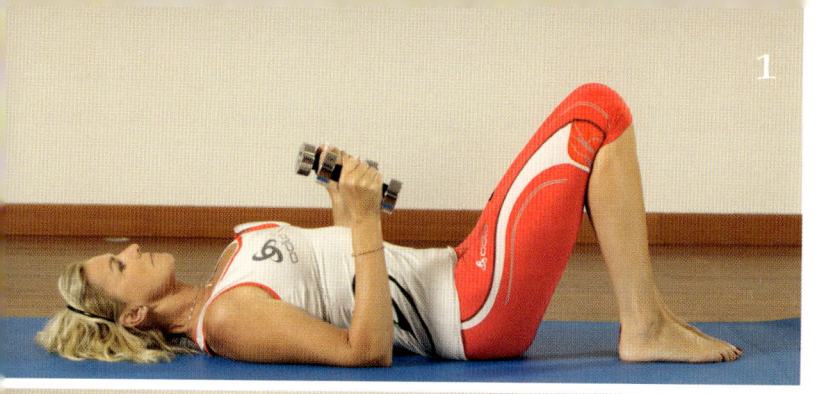

1

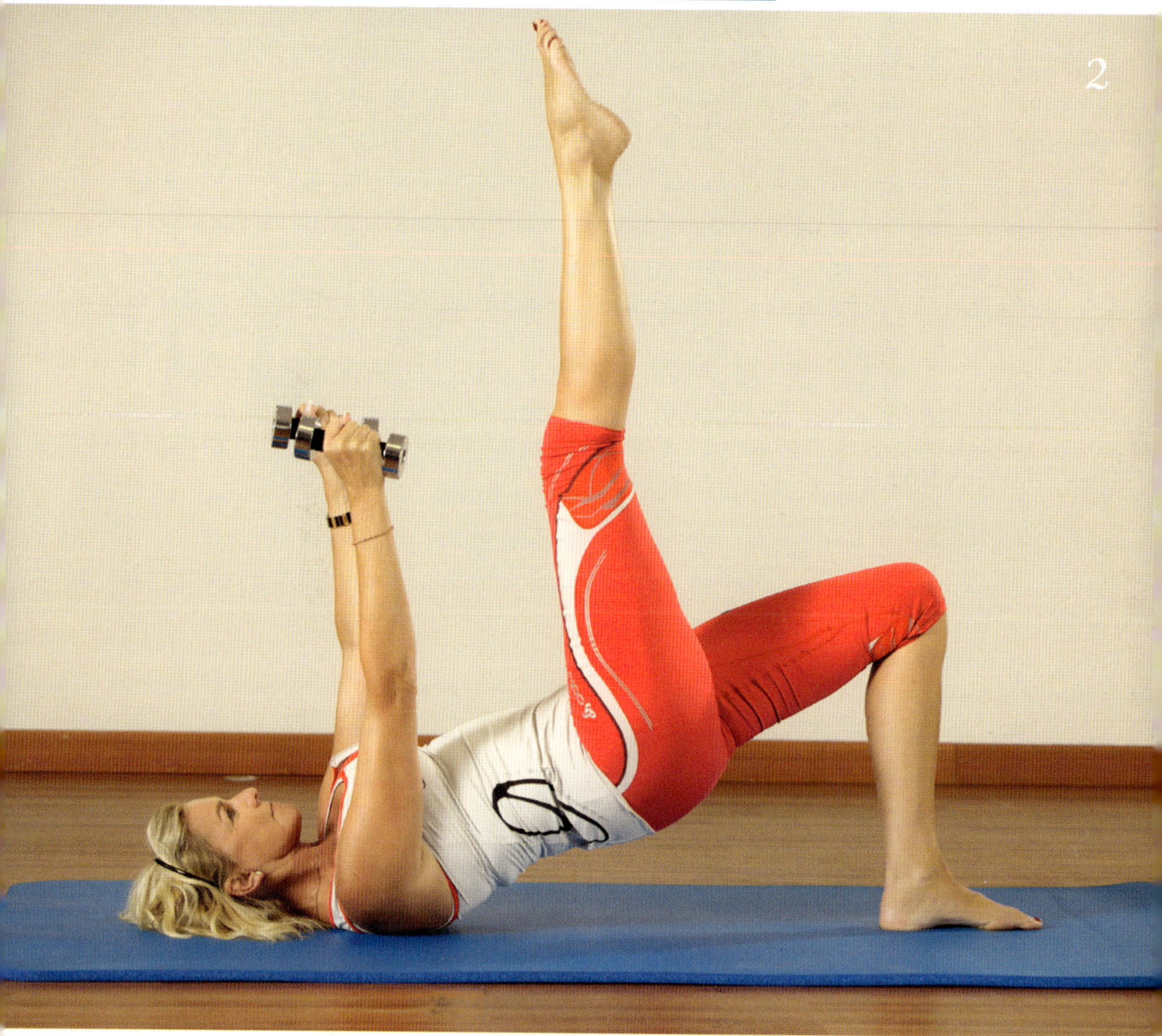

2

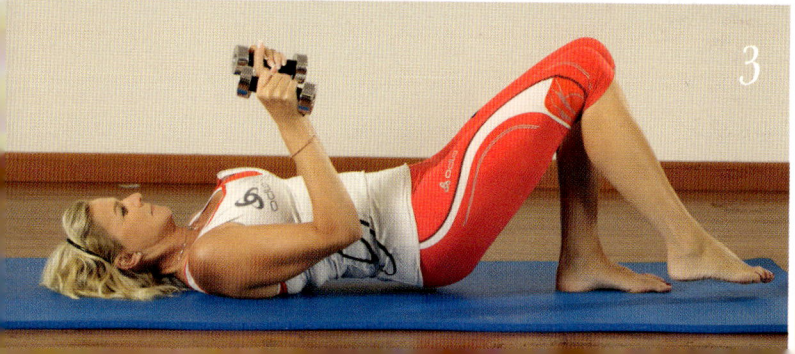

3

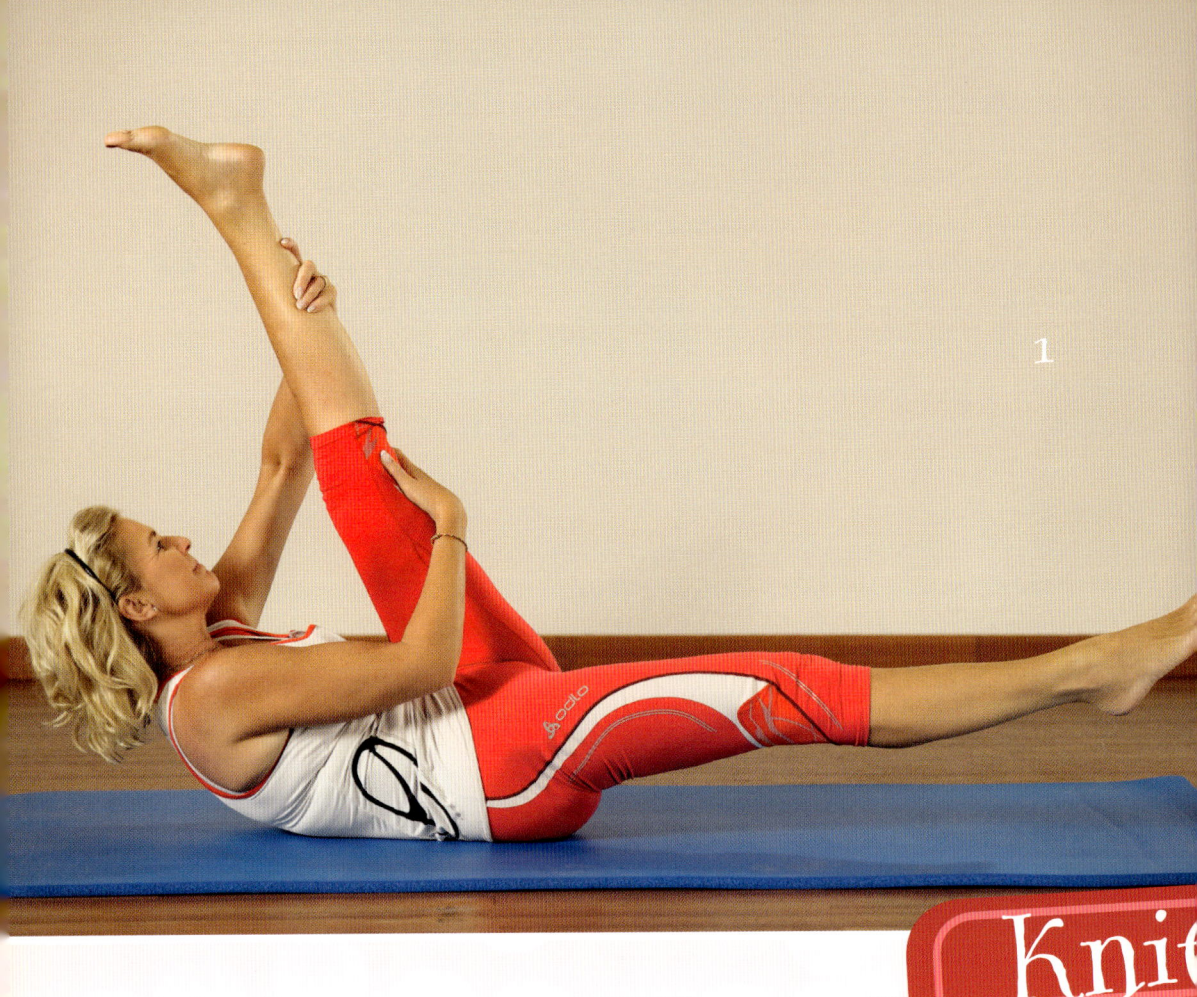

1

Kni

Guten Freunden gibt man doch ein Küsschen, und wenn es die eigenen Knie sind, die einen nie im Stich lassen, kann man sie aus lauter Dankbarkeit auch mal abküssen. Dabei fühlt man regelrecht, wie die Kniesehnen länger und schlanker werden.

▥ Diese Bereiche trainieren Sie besonders
Dehnung der gesamten Beinrückseite und Kräftigung der mittleren Bauch-muskulatur.

▥ So beginnen Sie
Legen Sie sich in Rückenlage auf Ihre Matte, die Arme sind seitlich am Körper ausgestreckt.

▥ So wird's gemacht
Heben Sie Ihren Oberkörper leicht an, rollen Sie Ihre Wirbelsäule ein und he-ben Sie Ihre Beine gestreckt bis knapp über die Matte an (ausatmen). Ziehen

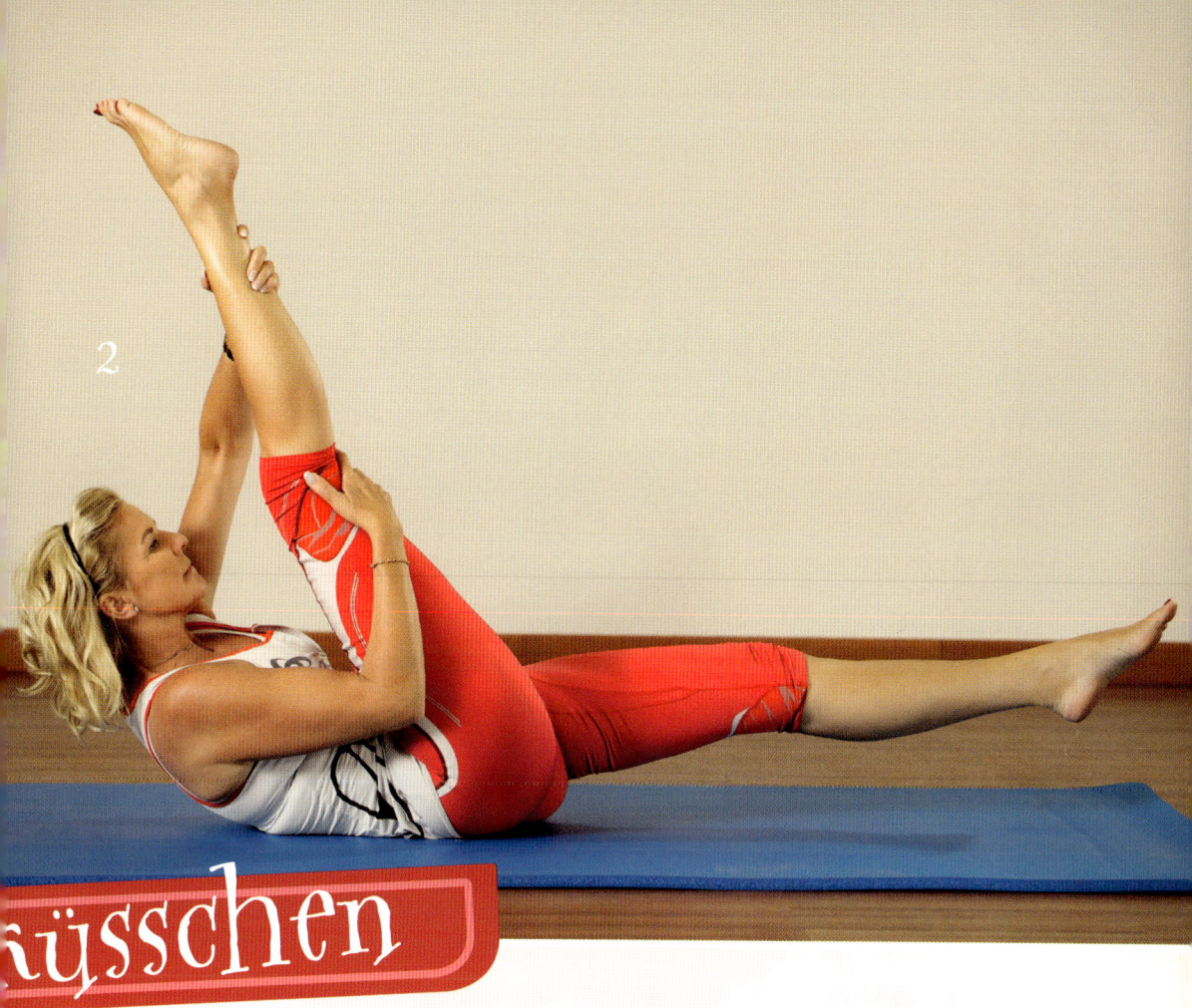

2

üsschen

Sie Ihr gestrecktes linkes Bein so weit wie möglich zum Körper und umgreifen Sie es dann mit beiden Händen an der Wade oder der Kniekehle. Ziehen Sie es weiter zum Körper heran, bis Sie eine Dehnung auf der Beinrückseite spüren. Wechseln Sie dann die Seite und ziehen Sie das rechte Bein zum Oberkörper.

▥ Mein Tipp

Sollte Ihre Bauchmuskulatur anfangs nicht stark genug sein, um den Oberkörper über der Matte zu halten, lassen Sie ihn zunächst noch liegen, während Sie die Beine abwechselnd heranziehen.

▥ Wie oft? Wie lang?

Ziehen Sie Ihre Beine abwechselnd je 10- bis 12-mal zum Körper und halten Sie die Dehnung jeweils für 5 Sekunden.

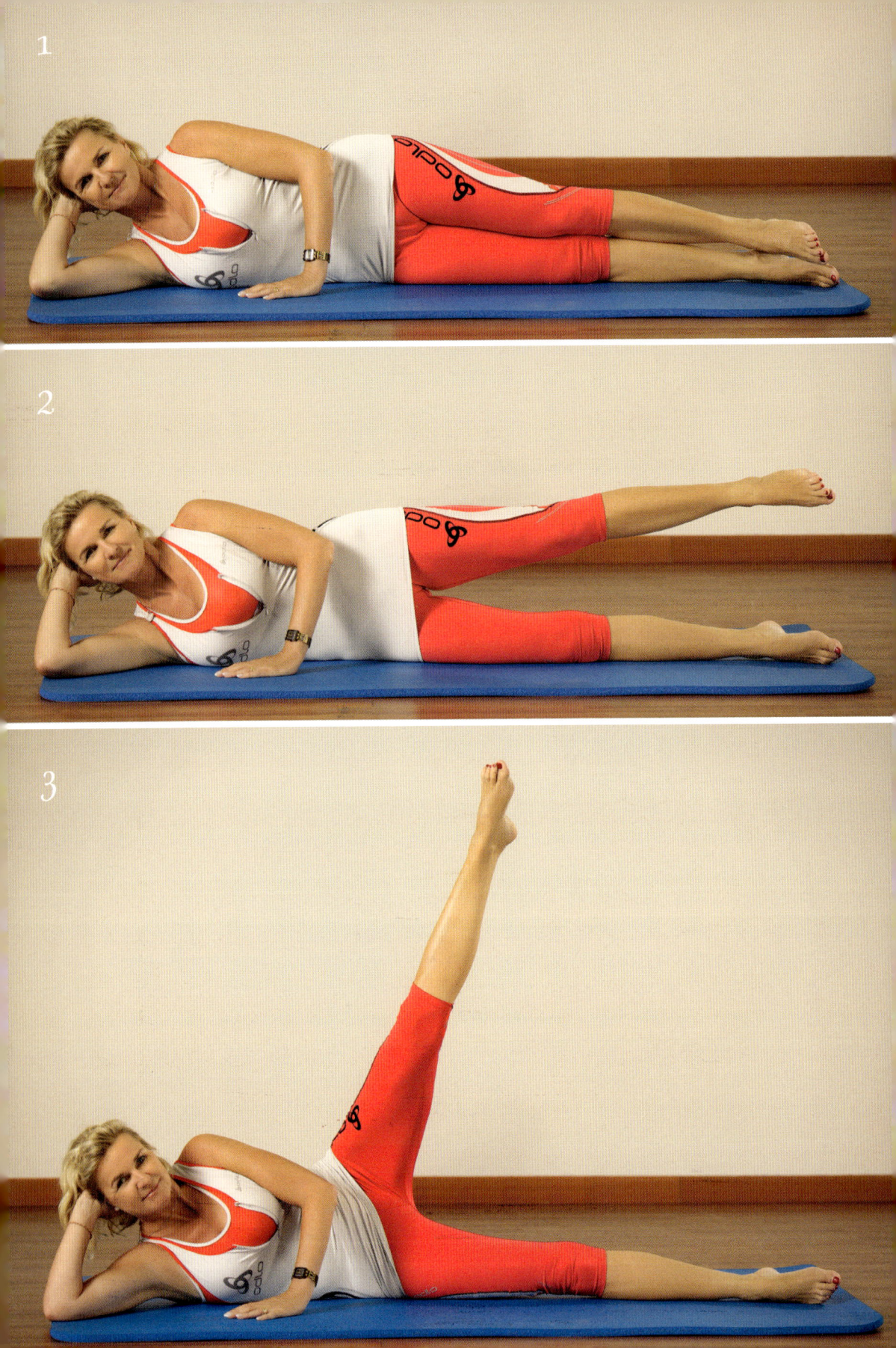

1

2

3

Pobackenduett

Das ist die einzige Übung, die Florian nicht besser konnte als ich. Das liegt daran, dass es eine typische Mädchen-übung ist. Ich liebe das »Solo für Pobacke«, das im Nach-hinein durch wohliges Kribbeln zu einem harmonischen Duett wird. Diese intensive Arbeit an Gesäß- und Ober-schenkelmuskeln wird sich auszahlen!

▨ Diese Bereiche trainieren Sie besonders
Gesäßmuskulatur und Oberschenkel-innenseite.

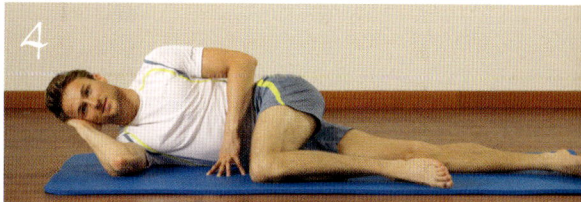

▨ So beginnen Sie
Legen Sie sich seitlich auf die Matte. Die Beine liegen aufeinander, den oberen Arm können Sie vor dem Körper ablegen, mit dem unteren Arm Ihren Kopf stützen.

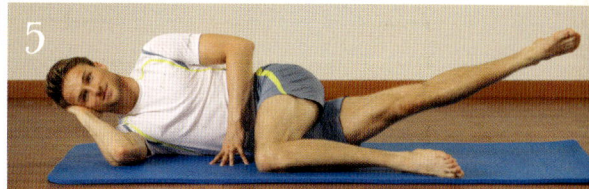

▨ So wird's gemacht
Heben Sie das obere Bein leicht an und lassen Sie es 10-mal in kleinen Bewegungen vorwärtskreisen. Heben und senken Sie das Bein anschließend 10-mal zur Decke an. Beim nächsten Durchgang lassen Sie das obere Bein 10-mal etwas weiter oben kreisen und heben und senken es dann wieder 10-mal. Beim dritten Durchgang heben Sie das Bein noch weiter an, um es 10-mal kreisen zu lassen, gefolgt von 10-mal Heben und Senken. Zuletzt legen Sie das obere Bein angewinkelt vor sich auf die Matte und heben dann das untere Bein so weit wie möglich von der Matte an. Wippen Sie mit dem Bein in dieser Position 15- bis 30-mal auf und ab. Dann wechseln Sie die Seite und führen die Übung mit dem anderen Bein aus.

▨ Mein Tipp
Kreisen und heben Sie das Bein in einem langsamen, gleichmäßigen Rhythmus. So wird die Übung noch effektiver für Ihre Gesäßmuskeln.

▨ Wie oft? Wie lang?
Einsteiger können anfangs nur den ersten Durchgang ausführen und sich dann auf drei Durchgänge steigern.

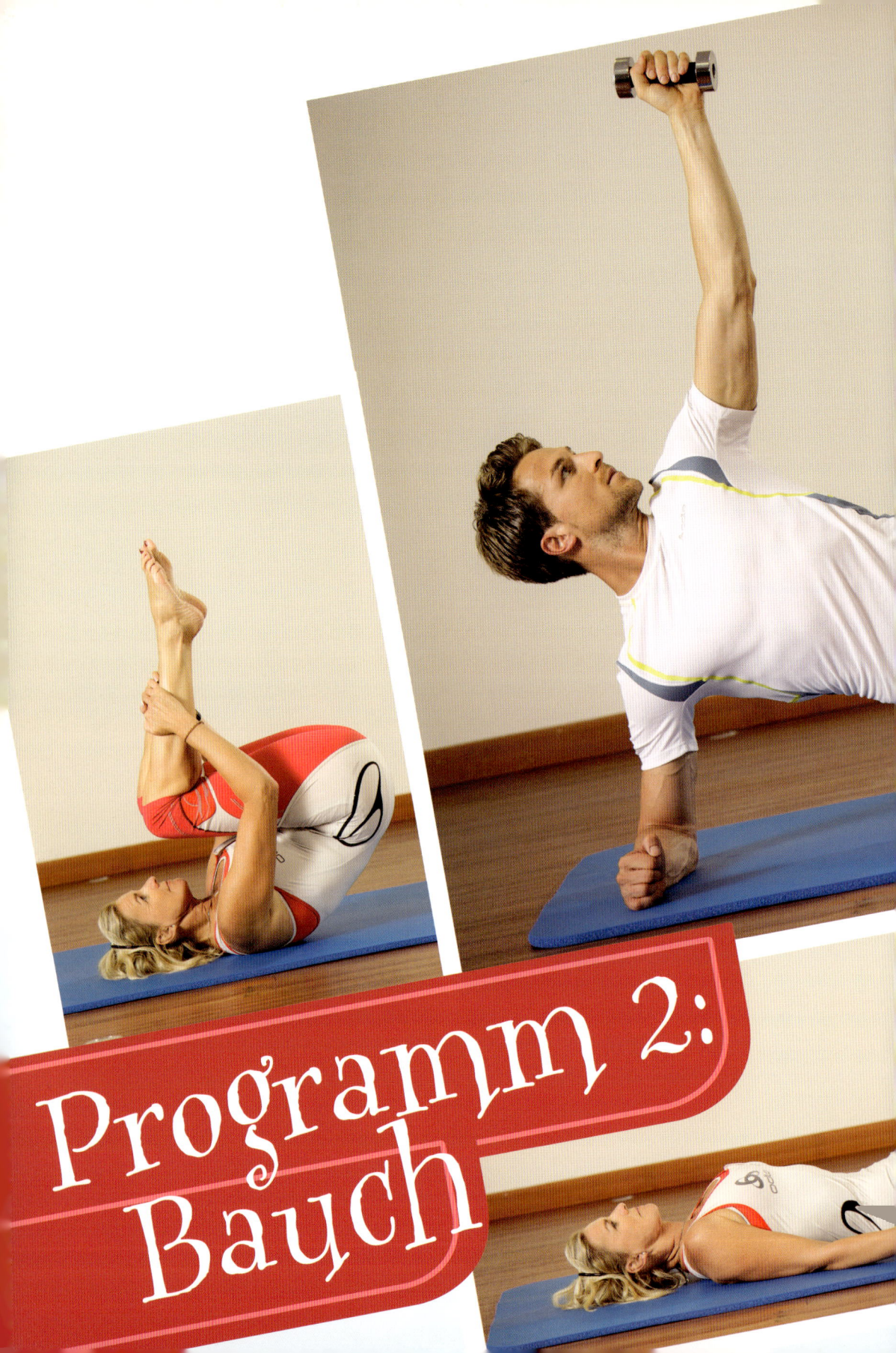

Programm 2: Bauch

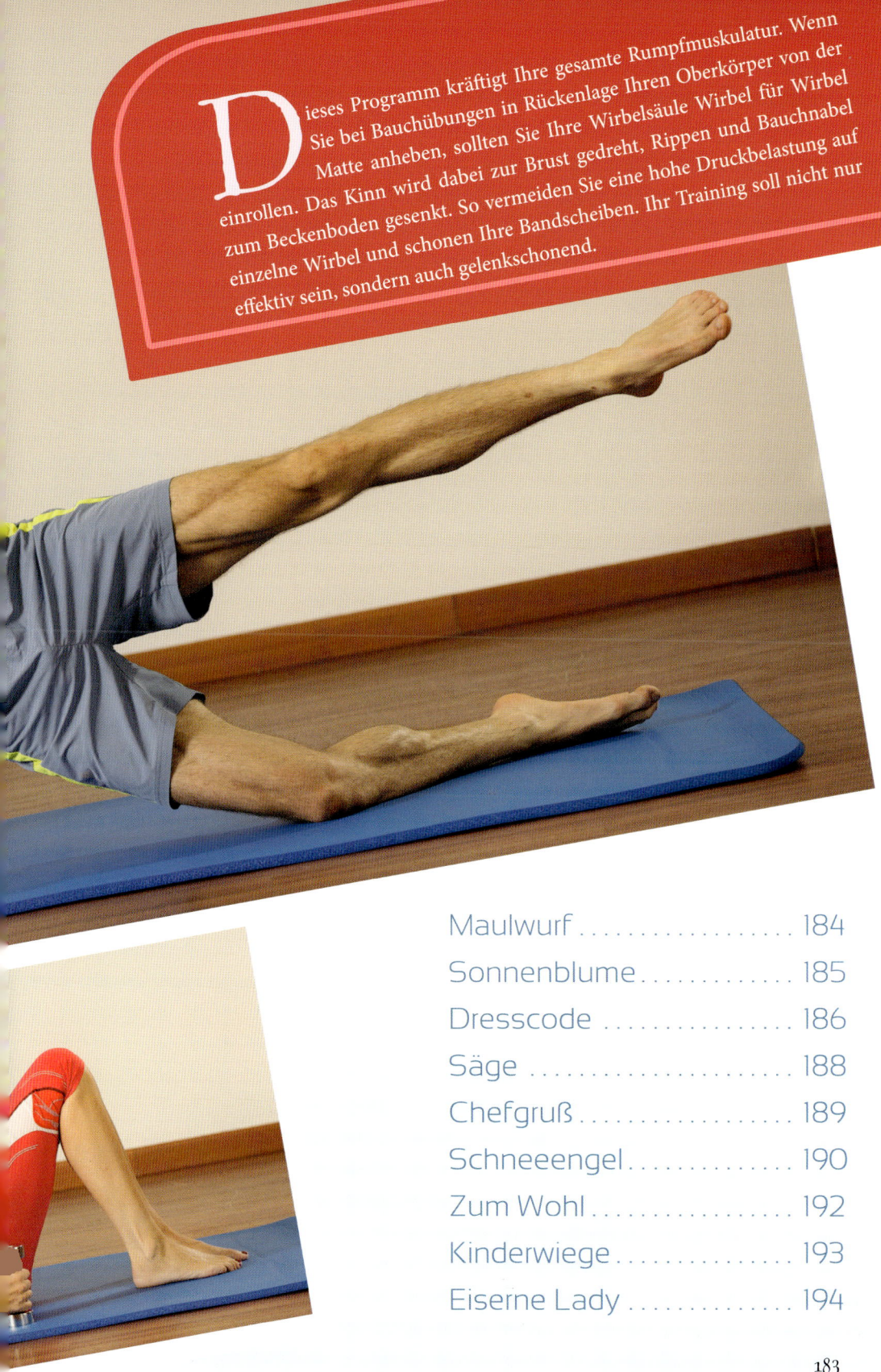

Dieses Programm kräftigt Ihre gesamte Rumpfmuskulatur. Wenn Sie bei Bauchübungen in Rückenlage Ihren Oberkörper von der Matte anheben, sollten Sie Ihre Wirbelsäule Wirbel für Wirbel einrollen. Das Kinn wird dabei zur Brust gedreht, Rippen und Bauchnabel zum Beckenboden gesenkt. So vermeiden Sie eine hohe Druckbelastung auf einzelne Wirbel und schonen Ihre Bandscheiben. Ihr Training soll nicht nur effektiv sein, sondern auch gelenkschonend.

Maulwurf 184

Sonnenblume 185

Dresscode 186

Säge 188

Chefgruß 189

Schneeengel 190

Zum Wohl 192

Kinderwiege 193

Eiserne Lady 194

Ich mag alle Übungen in Seitenlage. Der Maulwurf verlangt uns einiges ab, da wir dabei die ganze Zeit die Hüfte über dem Boden halten. Dazu noch das emsige Baggern: Nie wieder werde ich mich über Maulwurfshügel ärgern. Die leisten ja richtig was, die kleinen, blinden Schaufeltiere!

▌ Diese Bereiche trainieren Sie besonders
Seitliche Bauch- und Gesäßmuskulatur.

▌ So beginnen Sie
Legen Sie sich auf Ihrer rechten Seite auf die Matte. Ihre Beine liegen angewinkelt übereinander. Mit dem rechten Unterarm stützen Sie sich auf der Matte ab, in der linken Hand halten Sie eine Kurzhantel.

▌ So wird's gemacht
Heben Sie den Oberkörper von der Matte an, sodass nur noch der rechte Unterschenkel und Unterarm die Matte berühren und Ihr Körper von den Schultern bis zu den Knien eine gerade Linie bildet. Halten Sie diese Position. Strecken Sie nun Ihren linken Arm zur Decke und heben Sie gleichzeitig Ihr linkes Bein an (einatmen). Senken Sie Bein und Arm ab und drehen Sie Ihren Oberkörper nach vorne ein. Führen Sie Ihren linken Arm unter dem Körper durch (ausatmen). Richten Sie sich wieder auf und führen Sie die nächste Wiederholung aus.

▌ Mein Tipp
Sollte diese Übung am Anfang zu schwierig sein, beginnen Sie damit, nur das Gesäß seitlich anzuheben und abzusenken. Ihr Unterarm sollte sich direkt unter der Schulter befinden. Mit dem Blick folgen Sie immer Ihrer Hantel.

▌ Wie oft? Wie lang?
Auf jeder Seite 3 Mal. Steigern Sie sich auf 10 Mal.

Maulwurf

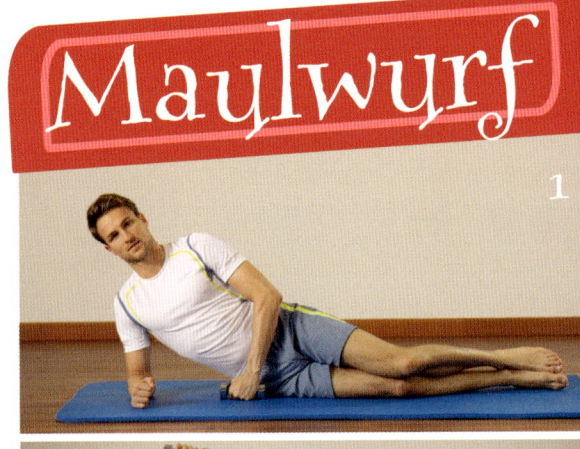

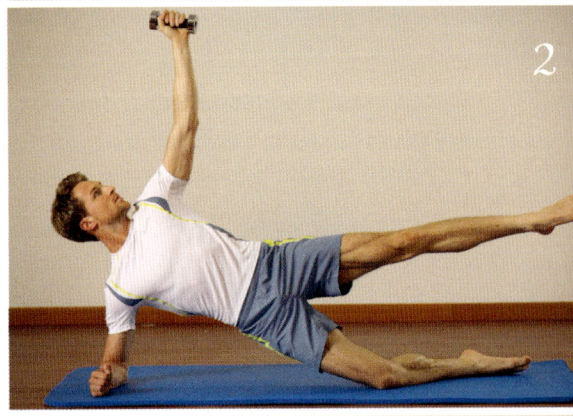

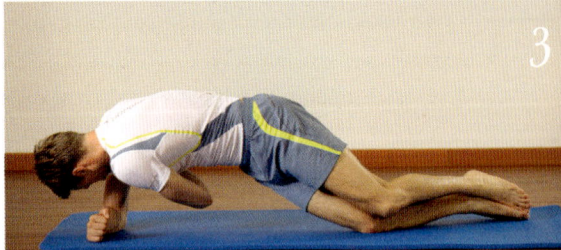

Eine meiner Lieblingsübungen! Wer seine Bauchmuskeln im Griff hat, kann der Schwerkraft trotzen und erst zur Hälfte, dann zur Gänze der Sonne entgegenblicken! Kleiner Tipp für Einsteigerinnen: mit dem Ellbogen am Anfang ein wenig nachhelfen. Irgendwann klappt's dann auch so.

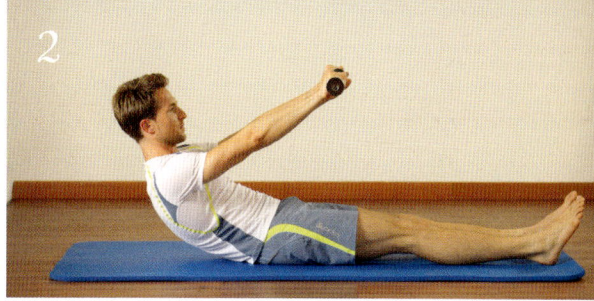

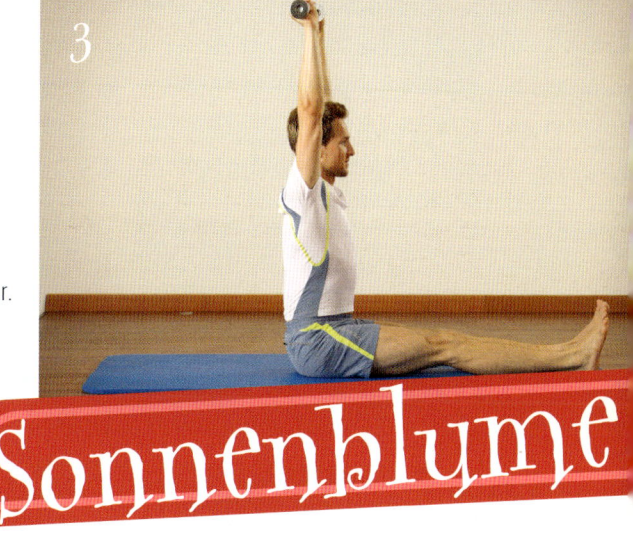

▦ Diese Bereiche trainieren Sie besonders
Mittlere Bauch- und Schultermuskulatur.

▦ So beginnen Sie
Legen Sie sich auf den Rücken. Die Arme sind seitlich neben dem Körper ausgestreckt, in den Händen halten Sie Kurzhanteln.

Sonnenblume

▦ So wird's gemacht
Heben Sie mit angespannten Bauchmuskeln Ihren Oberkörper halbhoch an, indem Sie Ihre Wirbelsäule langsam einrollen. Heben Sie gleichzeitig Ihre Arme schräg nach vorne an (ausatmen). Senken Sie Arme und Oberkörper langsam wieder ab (einatmen). Bei der nächsten Wiederholung heben Sie den Oberkörper an, bis Sie eine sitzende Position erreichen und Ihre Arme zur Decke gestreckt sind. Rollen Sie sich langsam wieder aus und beginnen Sie den nächsten Durchgang.

▦ Mein Tipp
Um mit der Übung noch intensiver den Bauch zu trainieren, senken Sie sich nur halb so schnell ab, wie Sie sich aufrichten.

▦ Wie oft? Wie lang?
Beginnen Sie mit 5 Durchgängen und steigern Sie sich auf 12.

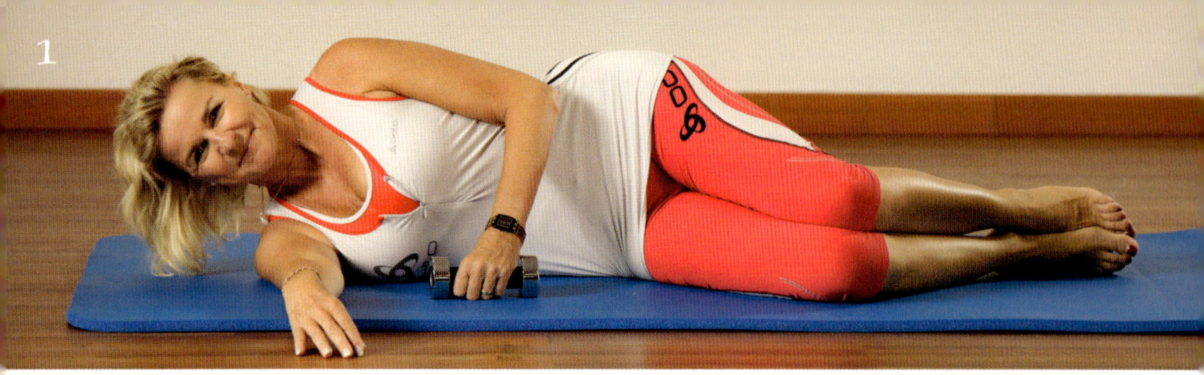

1

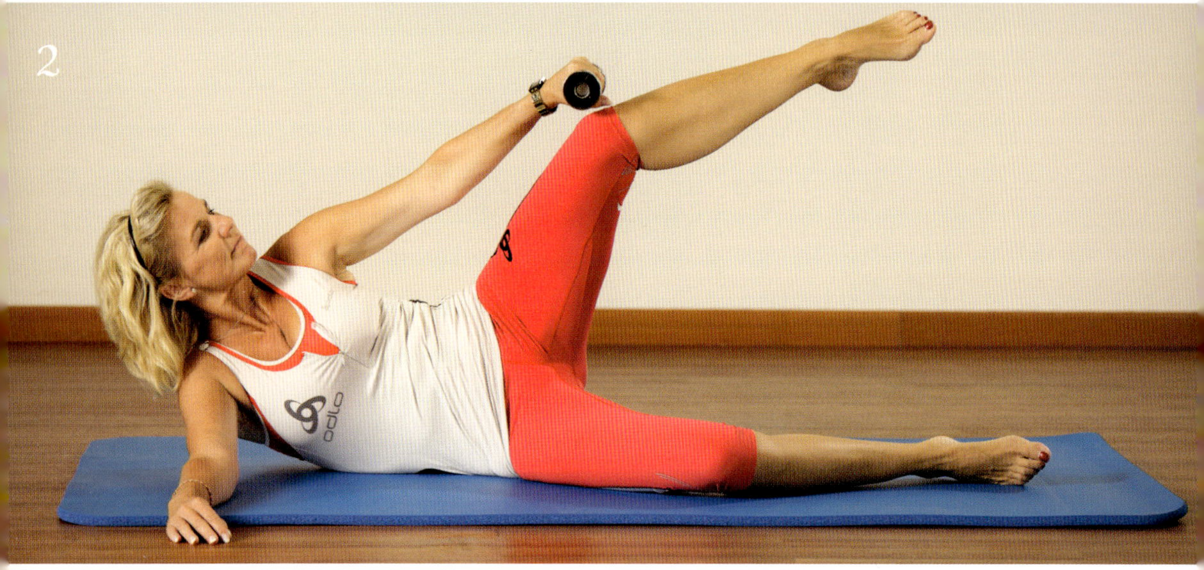

2

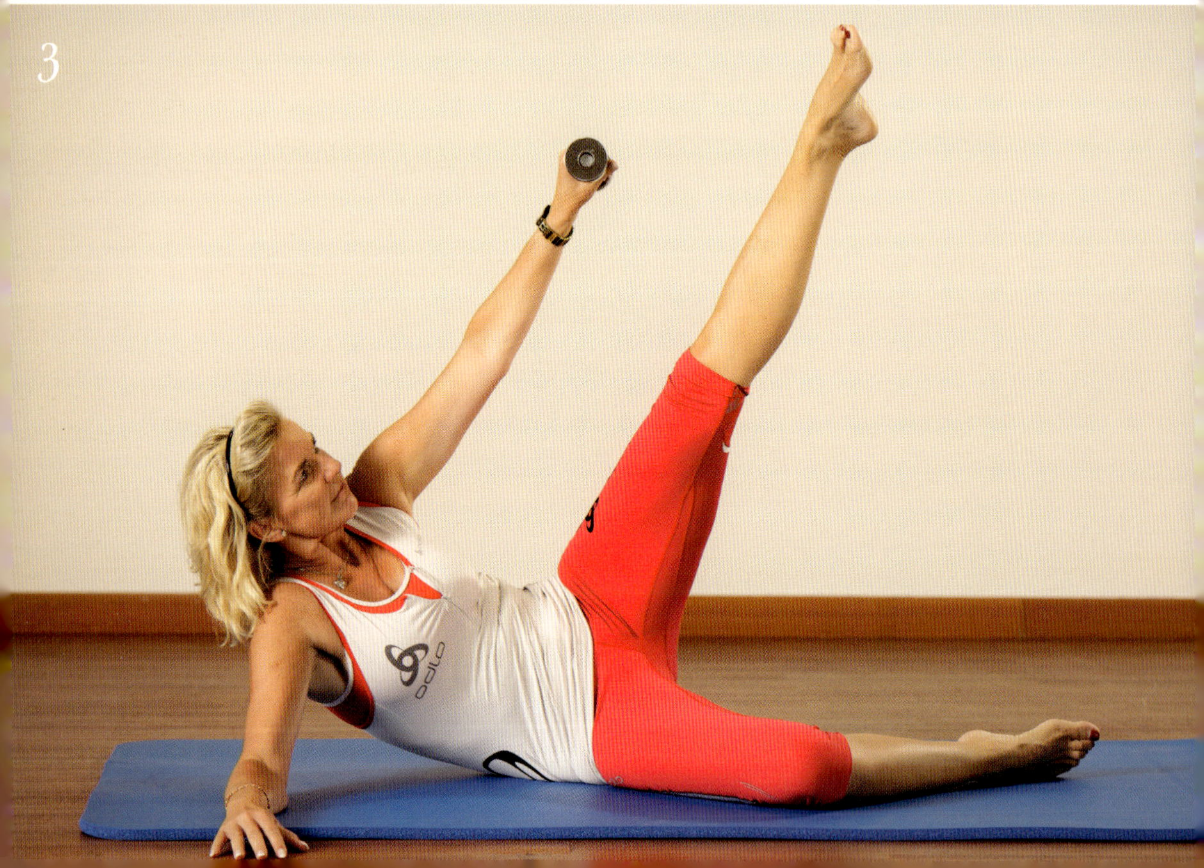

3

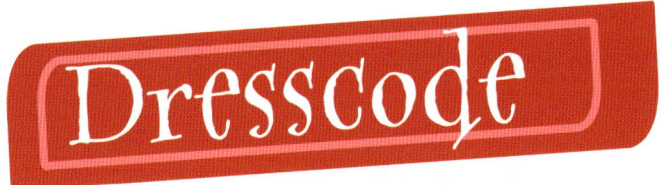

Dresscode

Stellen Sie sich vor, Sie liegen auf Ihrem Bett und über-legen, was Sie am Abend bei einer tollen Einladung anzie-hen wollen: das Kurze oder das Lange? Beides wird schon bald toll an Ihnen aussehen, bei der schlanken Taille, die Sie sich erarbeiten! Und wegen der zusätzlichen Hantel-arbeit sind auch Spaghettiträger wieder ein Thema.

▓ Diese Bereiche trainieren Sie besonders
Gesäßmuskeln und seitliche Bauchmuskulatur.

▓ So beginnen Sie
Legen Sie sich seitlich auf die Matte. Winkeln Sie Ihre Beine an. Halten Sie eine Kurzhantel in der oberen Hand und den unteren Arm lang gestreckt am Boden vor dem Körper.

▓ So wird's gemacht
Heben Sie Ihren Oberkörper und das obere, angewinkelte Bein von der Matte an und führen Sie die Hantel zum Knie (ausatmen). Gehen Sie zurück in die Ausgangsposition (einatmen). Heben Sie nun Ihren Oberkörper und das obere, gestreckte Bein von der Matte an und führen Sie die Hantel in Richtung des Knö-chels. Senken Sie Ihren Oberkörper, den Arm und das Bein zur Matte ab. Das ist ein Durchgang.

▓ Mein Tipp
Bei dieser Übung können Sie sich anfangs mit dem auf der Matte ausgestreckten Arm stützen. Wenn Ihre seitlichen Bauchmuskeln stärker werden, sollten Sie den Arm immer weniger einsetzen, um noch effektiver zu trainieren.

▓ Wie oft? Wie lang?
Beginnen Sie mit 5 Durchgängen auf jeder Seite und steigern Sie sich auf 15.

Eine herrliche Entspannungsübung für den unteren Rücken, den wir in den letzten Übungen stark gefordert haben. Wir sägen wie die Schwestern von Aschenputtel unsere Zehen ab. Wer sich gestärkt und kräftig genug fühlt, macht diese Übung mit Hanteln.

Säge

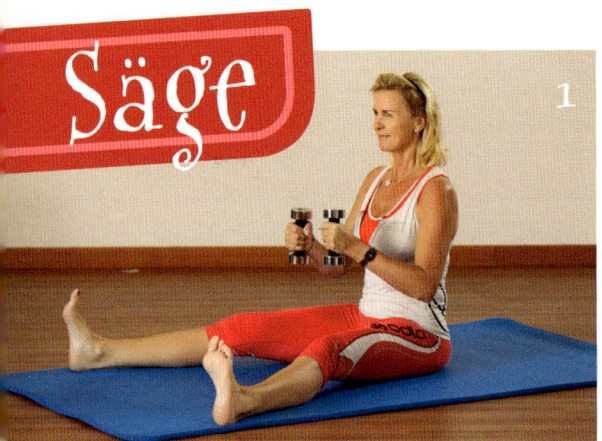

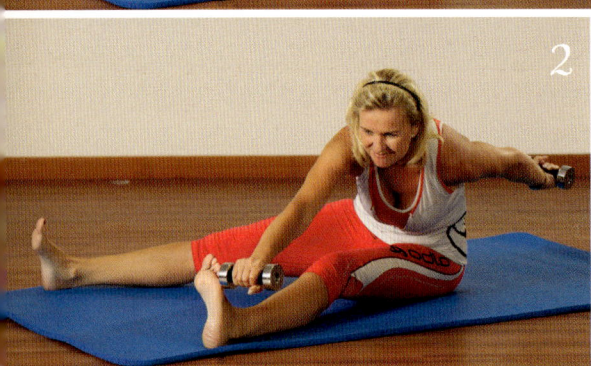

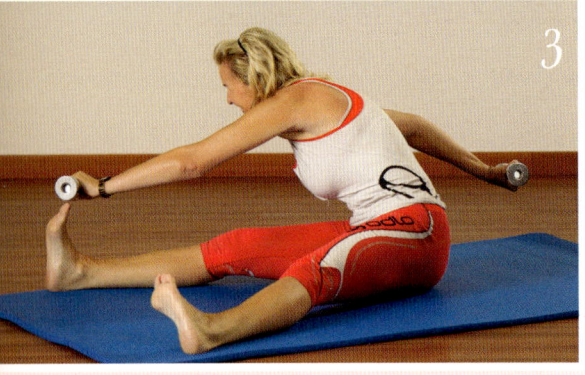

▪ Diese Bereiche trainieren Sie besonders
Mobilisierung der Bandscheiben und Dehnung der gesamten Beinrückseite.

▪ So beginnen Sie
Setzen Sie sich aufrecht mit weit geöffneten Beinen auf Ihre Matte und halten Sie Kurzhanteln in den Händen.

▪ So wird's gemacht
Beugen Sie Ihren Oberkörper und neigen sie ihn in Richtung der linken Fußspitze. Strecken Sie Ihren rechten Arm zum linken Fuß und führen Sie gleichzeitig den linken Arm hinter den Körper. Nun neigen Sie sich zur rechten Fußspitze und führen den linken Arm zum rechten Fuß und den rechten Arm nach hinten.

▪ Mein Tipp
Drehen Sie Ihren Rumpf langsam und arbeiten Sie ohne Schwung. Die Wirbel sollen Zeit haben, sich auf die wechselnden Belastungen einzustellen. Die Dehnung wird noch intensiver, wenn Sie Ihre Fußspitzen zum Körper heranziehen.

▪ Wie oft? Wie lang?
10-mal auf jeder Seite und die Dehnung jeweils für 3 Sekunden halten.

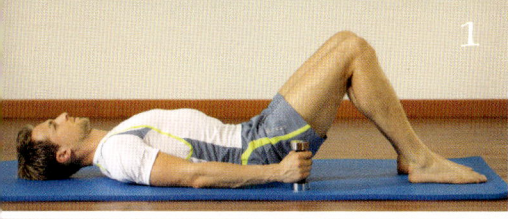

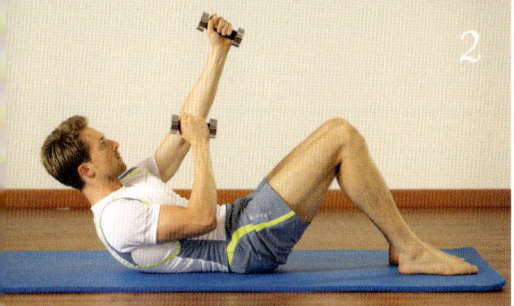

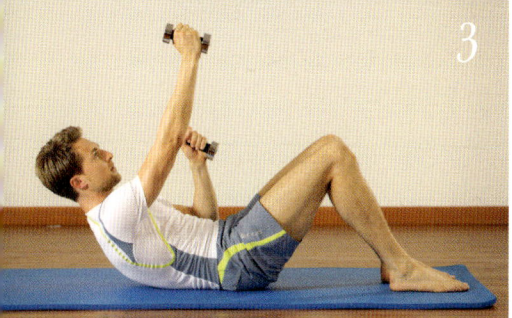

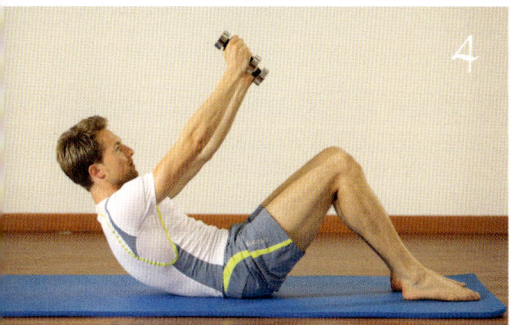

Chefgruß

Hurra! Hier können wir endlich einmal alle unsere Kollegen grüßen und den Chef sogar mit einem Doppelklick. Dass unsere Bauchmuskeln dabei Hochleistungen vollbringen, merken wir gar nicht, so genüsslich verteilen wir die freundschaftlichen Püffe! Jedenfalls kann man danach sehr entspannt ins Büro gehen.

▦ Diese Bereiche trainieren Sie besonders
Mittlere Bauchmuskulatur.

▦ So beginnen Sie
Legen Sie sich mit angewinkelten Beinen in Rückenlage auf die Matte. Die Arme sind seitlich neben dem Körper ausgestreckt, in den Händen halten Sie Kurzhanteln.

▦ So wird's gemacht
Heben Sie den Oberkörper langsam von der Matte an, indem Sie Ihre Wirbelsäule einrollen. Halten Sie die Bauchspannung, strecken Sie die Arme abwechselnd einmal links und rechts zur Decke, und ziehen Sie sie wieder zum Körper (ausatmen). Anschließend strecken Sie beide Arme gleichzeitig zur Decke. Senken Sie Ihren Oberkörper und die Arme dann wieder zur Matte ab (einatmen) und beginnen Sie erneut.

▦ Mein Tipp
Das richtige Einrollen – Wirbel für Wirbel – ist wichtig, um die Wirbelsäule zu schonen und die Bauchmuskeln effektiver zu trainieren. Schieben Sie dazu Ihr Kinn zur Brust und versuchen Sie Ihren Bauchnabel in Richtung Beckenboden abzusenken.

▦ Wie oft? Wie lang?
Beginnen Sie mit 5 Durchgängen und steigern Sie sich auf 15.

Schneeengel

Seien Sie wieder das sorglose Kind, das sich rückwärts im Pulverschnee verewigt. Eine anstrengende Übung für die Bauchmuskeln, aber herrlich, wenn man sie eines Tages beherrscht. Am Anfang kann man heimlich mit den Ellbogen nachhelfen. Merkt keiner, sieht aber toll aus!

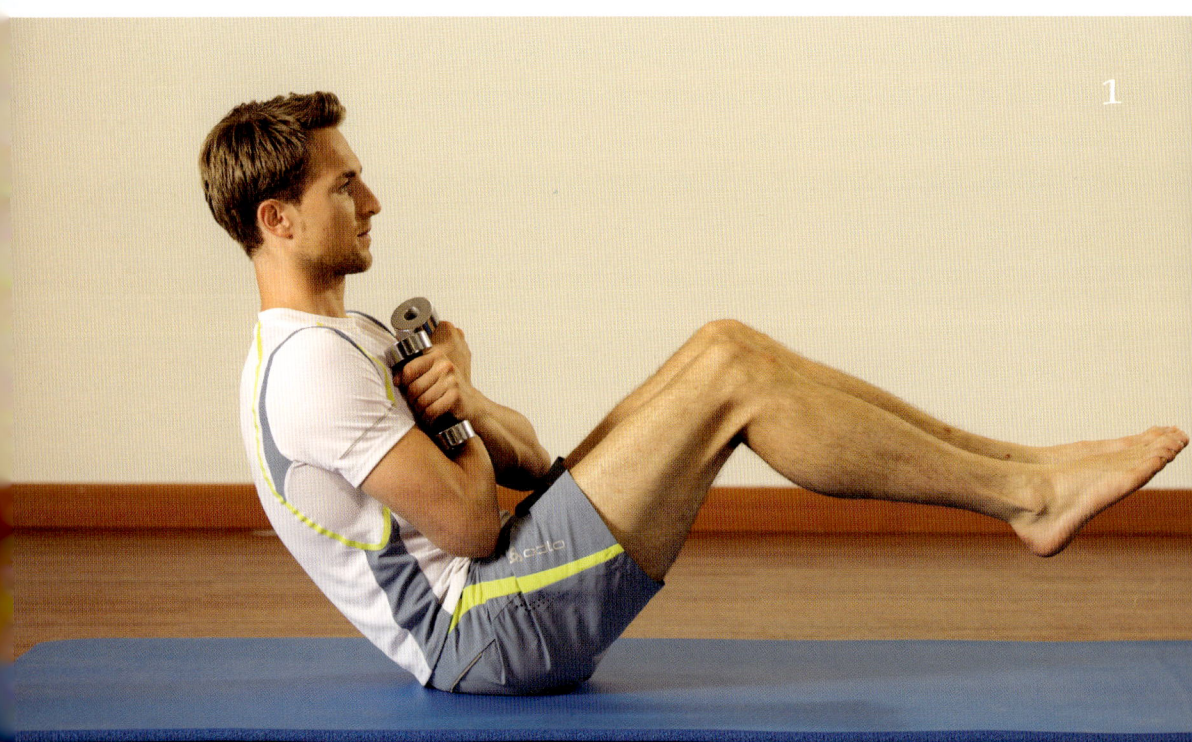

1

▦ Diese Bereiche trainieren Sie besonders

Oberschenkel- und mittlere Bauchmuskulatur.

▦ So beginnen Sie

Setzen Sie sich mit angewinkelten Beinen und Kurzhanteln in den Händen auf die Matte. Heben Sie Ihre Beine langsam von der Matte und halten Sie sie angewinkelt in der Luft. Die Arme verschränken Sie vor der Brust.

▦ So wird's gemacht

Senken Sie Ihren Oberkörper und Ihre Beine langsam zur Matte ab und stoppen Sie knapp über dem Boden. Öffnen Sie zur gleichen Zeit Ihre Arme und strecken Sie sie seitlich auf Schulterhöhe aus (ausatmen). Richten Sie sich langsam wieder auf und ziehen Sie Beine und Arme wieder zum Körper (einatmen).

▦ Mein Tipp

Sollte diese Übung am Anfang noch zu schwierig sein, lassen Sie die Hanteln weg und stützen Sie sich mit beiden Händen auf der Matte ab. Die anspruchsvolle Variante wird in wenigen Wochen machbar sein.

▦ Wie oft? Wie lang?

Beginnen Sie mit 5 bis 8 Wiederholungen und steigern Sie sich auf 15.

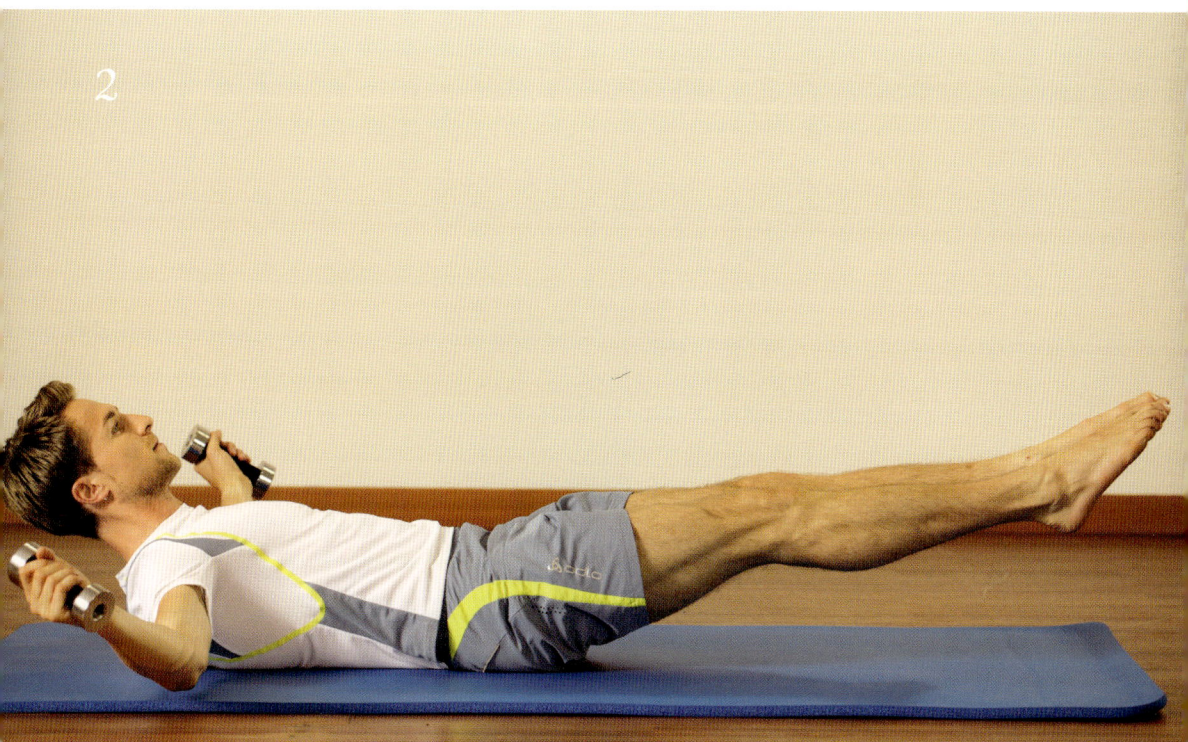

2

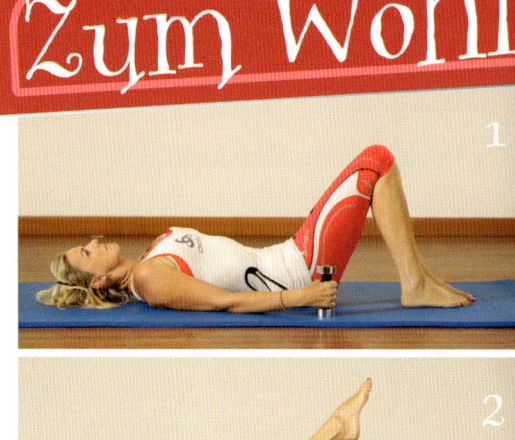

Unsere Hanteln sind zwei Bier-
krüge, und wir prosten unserem
Schweinehund aufmunternd
zu: Gleich hast du es geschafft,
mein Bester, und dann gehen
wir einen heben. Vorher heben wir die Beine. Prost, liebe
Problemzonen! Schade, dass
Ihr wegmüsst. Wir hatten uns
schon so an euch gewöhnt!

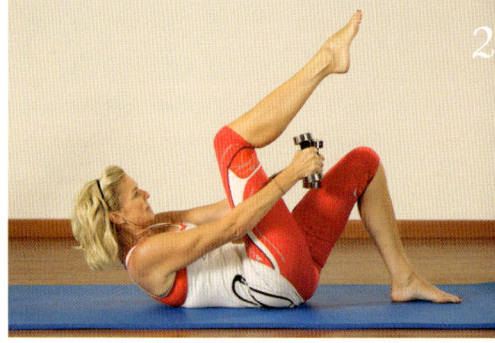

▌ Diese Bereiche trainieren Sie besonders
Mittlere Bauchmuskulatur.

▌ So beginnen Sie
Legen Sie sich mit angewinkelten Beinen
in Rückenlage auf die Matte. Die Arme sind
seitlich neben dem Körper ausgestreckt, in
den Händen halten Sie Kurzhanteln.

▌ So wird's gemacht
Heben Sie den Oberkörper von der Matte,
indem Sie Ihre Wirbelsäule einrollen. Ziehen
Sie gleichzeitig das rechte Knie zum Körper
und führen Sie die Hanteln hinter dem rechten Oberschenkel zusammen (ausatmen).
Senken Sie den Oberkörper dann wieder

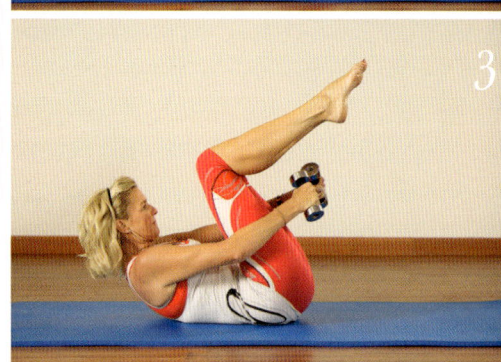

ganz zur Matte ab (einatmen). Wiederholen Sie den Bewegungsablauf mit dem linken Bein und anschließend mit beiden Beinen gleichzeitig. Das ist ein Durchgang.

▌ Mein Tipp
Bei dieser Übung sollten Sie besonders langsam und kontrolliert arbeiten, um Ihre
Bauchmuskulatur effektiv zu trainieren. Üben Sie zunächst die einbeinige Ausführung. Gerade bei der schwierigen Variante mit beiden Beinen zugleich sollten Sie
den Oberkörper anheben, ohne Schwung zu holen.

▌ Wie oft? Wie lang?
Beginnen Sie mit 3 bis 5 Durchgängen und steigern Sie sich auf 12.

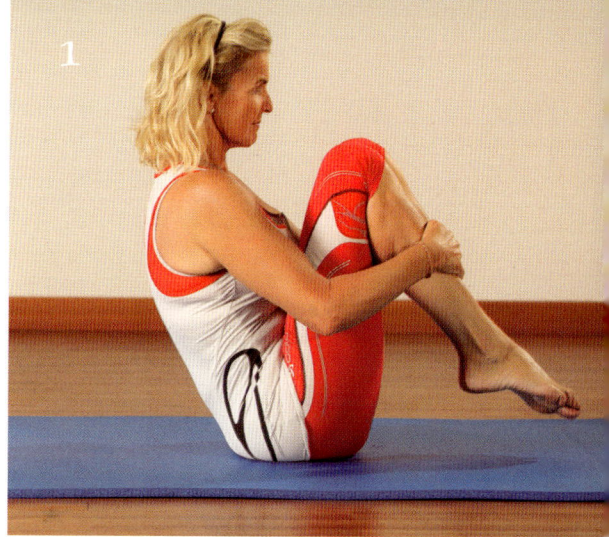

Wessen Lieblingsübung ist das eigentlich nicht? Eine herrliche Belohnung für alle Anstrengungen: Rücken rund machen, Fußgelenke umgreifen und dann herumkugeln wie früher der Schweinehund, wenn er gesiegt hat! Jetzt haben wir gesiegt!

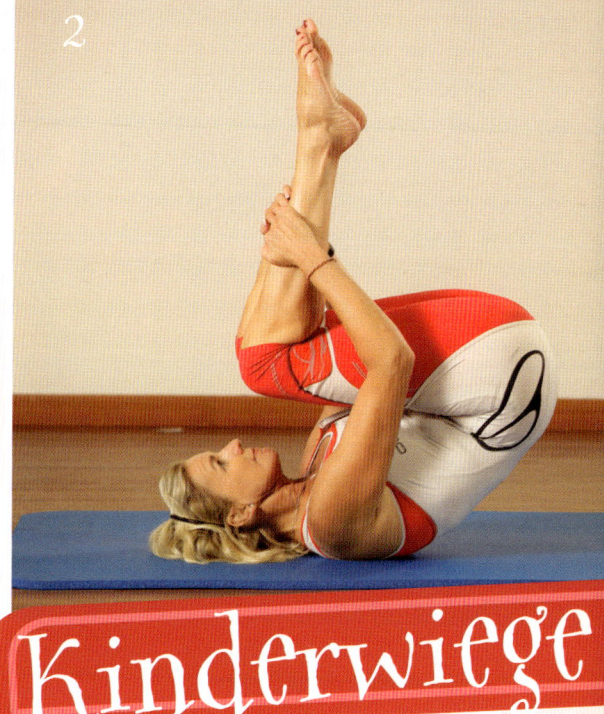

Diese Bereiche trainieren Sie besonders

Massiert und dehnt die Rückenmuskulatur.

So beginnen Sie

Setzen Sie sich mit angewinkelten Beinen auf die Matte, umfassen Sie mit beiden Händen Ihre Scheinbeine und ziehen Sie die Knie zum Körper heran, sodass die Füße sich von der Matte lösen.

So wird's gemacht

Spannen Sie Ihre Bauchmuskulatur an und machen Sie Ihren Rücken rund. Rollen Sie nun wie eine Kugel nach hinten und wieder in die Ausgangsposition zurück. Atmen Sie dabei gleichmäßig weiter.

Mein Tipp

Halten Sie Ihre Bauchmuskeln die ganze Zeit angespannt. Versuchen Sie, wie eine Wiege hin und her zu schaukeln. Verspüren Sie dabei Schmerzen in der Wirbelsäule, sollten Sie dringend einen Arzt oder Physiotherapeuten aufsuchen.

Wie oft? Wie lang?

Schaukeln Sie langsam 10- bis 15-mal auf und ab.

Kinderwiege

Eiserne Lady

Die Eiserne Lady muss frau im wahrsten Sinne des Wortes durchstehen – und zwar auf den gestreckten Armen. Wem Sie dabei mental das Knie in die Weichteile rammen, bleibt Ihnen überlassen. Stellen Sie sich Ihren Lieblingsfeind vor! Sobald Ihnen schwarz vor Augen wird oder Sie ein Rauschen im Kopf hören, platt auf den Bauch fallen lassen und alle viere von sich strecken. In Ruhe auskeuchen und anschließend den Schweiß von der Matte wischen. Sie waren großartig! Morgen schaffen Sie schon einen Kick mehr. Ihr Lieblingsfeind hat noch nicht genug.

▥ Diese Bereiche trainieren Sie besonders
Mittlere Bauchmuskulatur und gesamte Armmuskulatur.

▥ So beginnen Sie
Sie beginnen in der Liegestützposition. Der Körper bildet eine gerade Linie von Kopf bis Fuß. Die Hände befinden sich unter den Schultern.

▥ So wird's gemacht
Versuchen Sie, Ihren gesamten Körper möglichst gerade zu halten, und spannen Sie Ihre Bauchmuskulatur an. Ziehen Sie nun abwechselnd das linke und rechte Knie zur Brust und atmen Sie aus, wenn Sie das Knie heranziehen.

▥ Mein Tipp
Diese Übung ist sehr anspruchsvoll und erfordert eine hohe Körperspannung. Sollte sie anfangs zu schwierig sein, dann starten Sie nicht in der Liegestützposition mit gestreckten Beinen, sondern mit abgelegten Knien (siehe Startposition der Übung »Storch im Salat«).

▥ Wie oft? Wie lang?
Beginnen Sie mit 3 Wiederholungen pro Bein und steigern Sie sich auf 10.

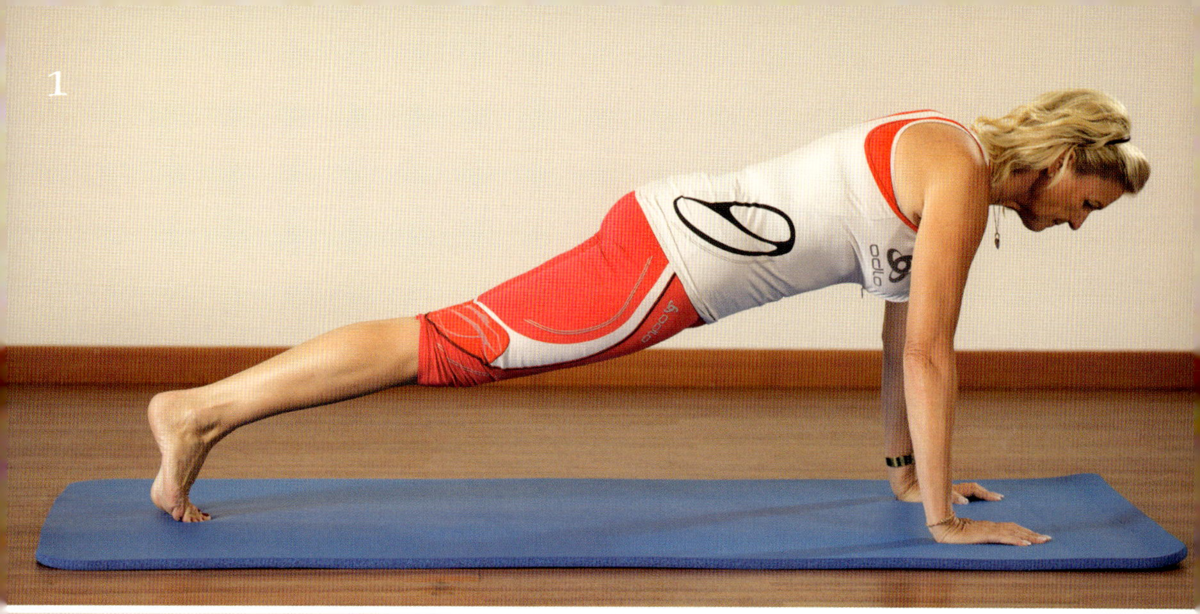

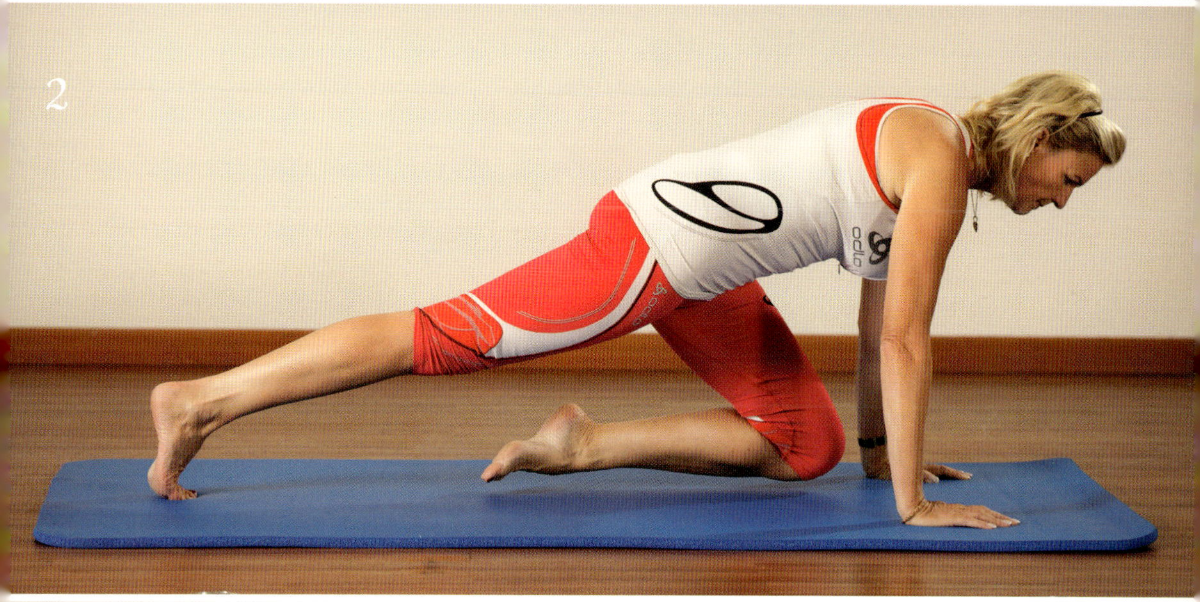

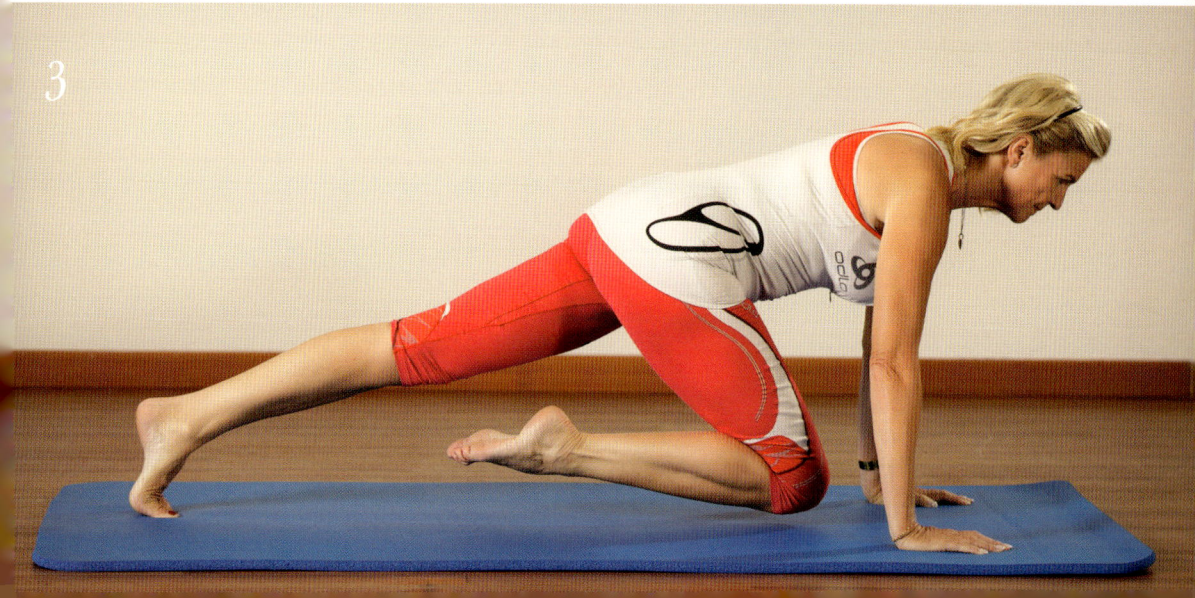

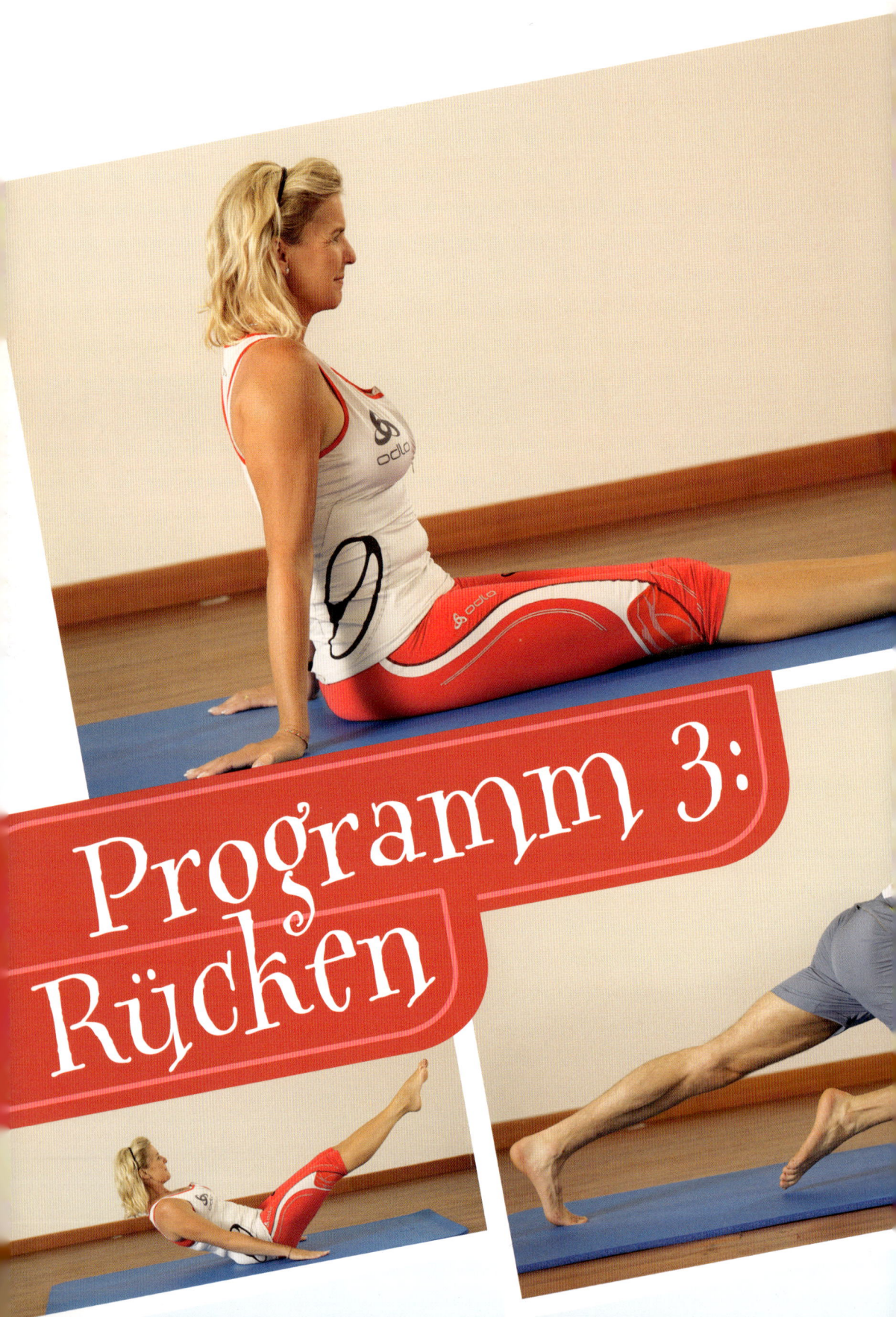

Programm 3: Rücken

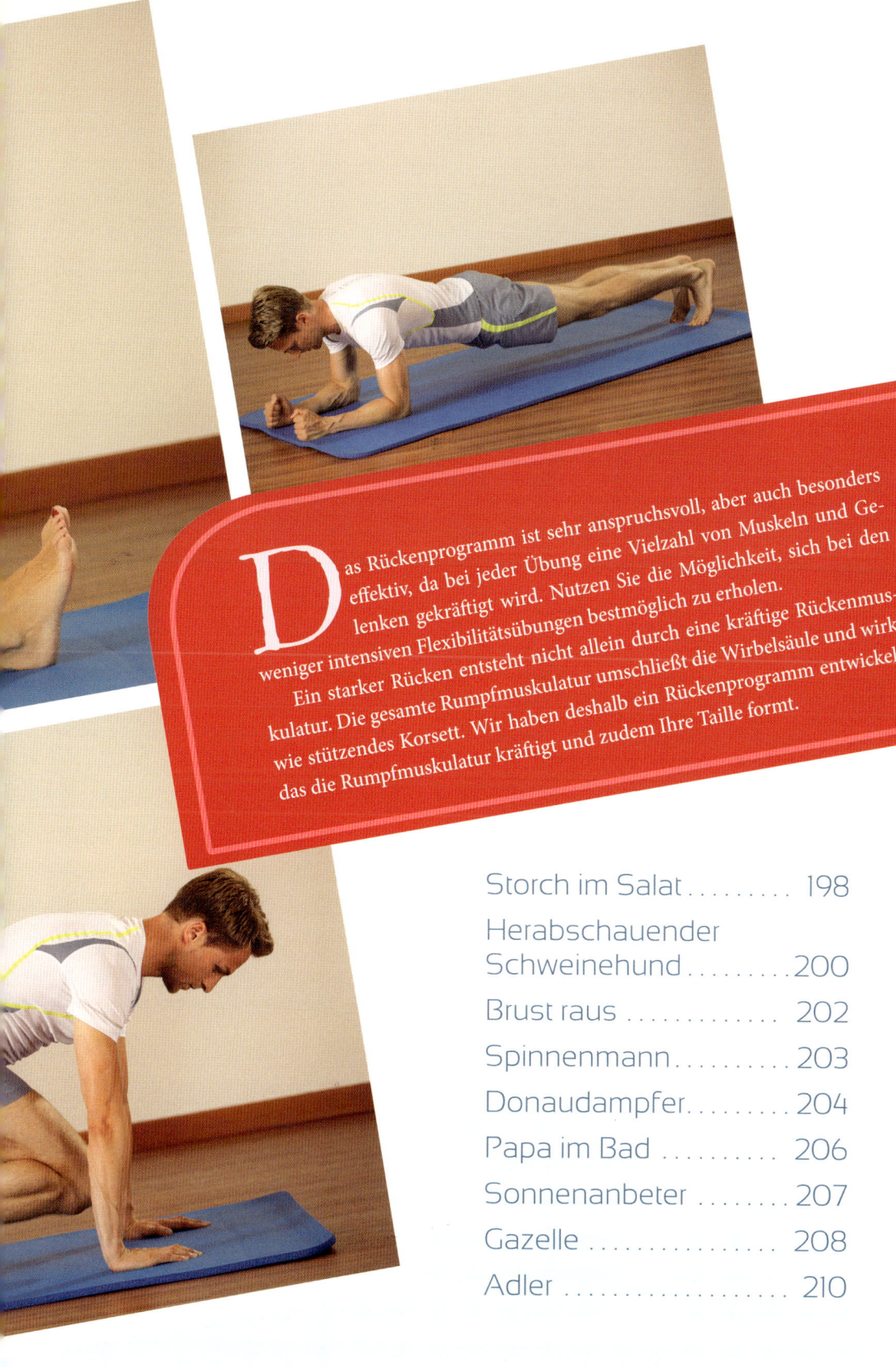

D as Rückenprogramm ist sehr anspruchsvoll, aber auch besonders effektiv, da bei jeder Übung eine Vielzahl von Muskeln und Gelenken gekräftigt wird. Nutzen Sie die Möglichkeit, sich bei den weniger intensiven Flexibilitätsübungen bestmöglich zu erholen. Ein starker Rücken entsteht nicht allein durch eine kräftige Rückenmuskulatur. Die gesamte Rumpfmuskulatur umschließt die Wirbelsäule und wirkt wie stützendes Korsett. Wir haben deshalb ein Rückenprogramm entwickelt, das die Rumpfmuskulatur kräftigt und zudem Ihre Taille formt.

Storch im Salat 198

Herabschauender
Schweinehund 200

Brust raus 202

Spinnenmann. 203

Donaudampfer. 204

Papa im Bad 206

Sonnenanbeter 207

Gazelle 208

Adler 210

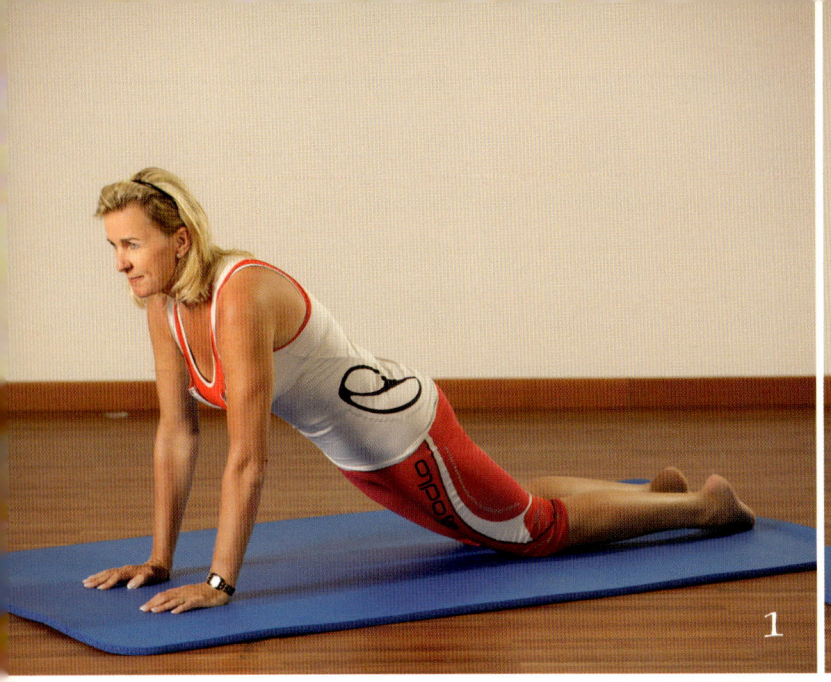
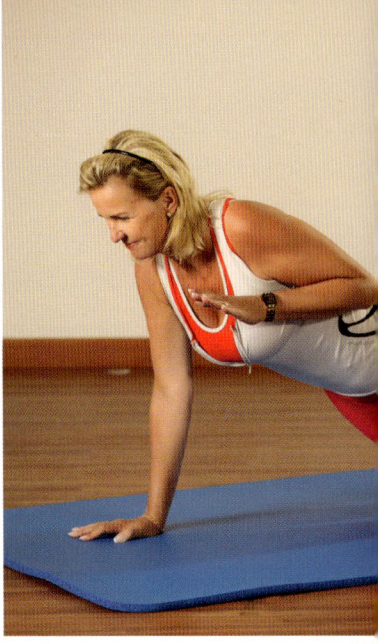

1

Erstaunlich, was so ein Federvogelvieh kann, ohne umzufallen! Bitte nicht kippeln, sondern den Rumpf gerade
halten und die Kraft aus der Körpermitte nehmen! Die
Übung stärkt die Arme ganz vorzüglich und modelliert
eine tolle Taille.

▥ Diese Bereiche trainieren Sie besonders
Arm- und gesamte Rumpfmuskulatur.

▥ So beginnen Sie
Sie beginnen in der Liegestützposition mit abgelegten
Knien. Die Hände befinden sich unter den Schultern.

▥ So wird's gemacht
Spannen Sie Ihre Bauchmuskulatur an und halten Sie
Ihren Körper möglichst gerade. Ziehen Sie den linken
Arm mit dem Ellenbogen voran eng zum Körper
heran (einatmen). Senken Sie den Arm wieder ab
(ausatmen) und führen Sie die gleiche Bewegung mit
dem rechten Arm aus. Jetzt heben Sie den linken Arm
gestreckt zur Seite an. Senken Sie den Arm wieder ab
und heben Sie den rechten Arm zur Seite an. Das ist
ein Durchgang.

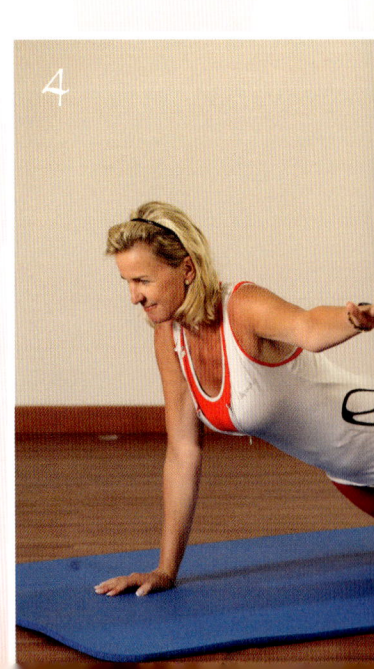

4

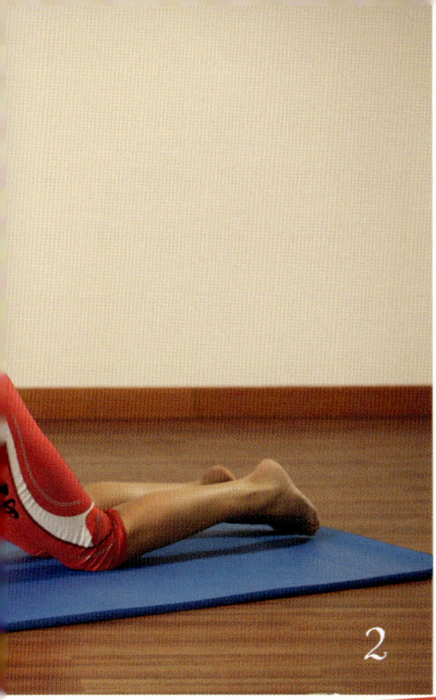

2   3

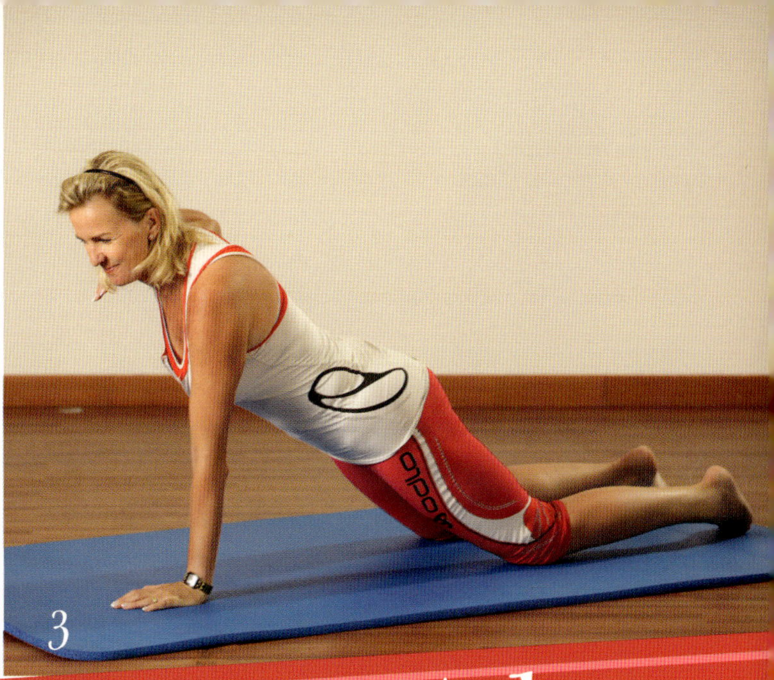

Storch im Salat

Mein Tipp

Die Übung ist am effektivsten, wenn Ihr Körper von den Ohren bis zu den Knien eine Linie bildet. Je weniger Sie Ihr Becken verdrehen, desto besser trainieren Sie Ihre Bauchmuskeln.

Wie oft? Wie lang?

Beginnen Sie mit 3 bis 5 Durchgängen und steigern Sie sich im Laufe der Zeit auf 12.

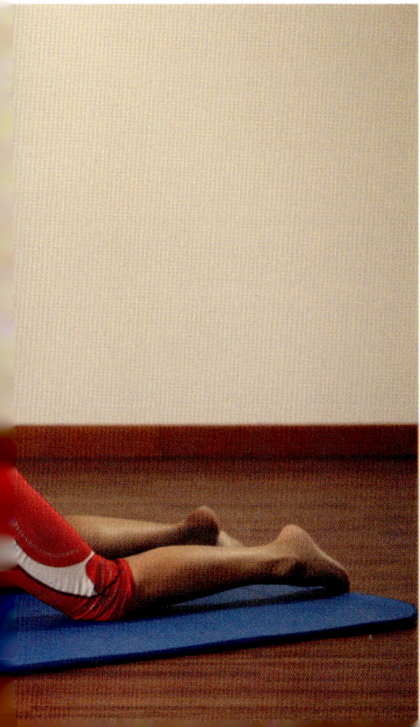

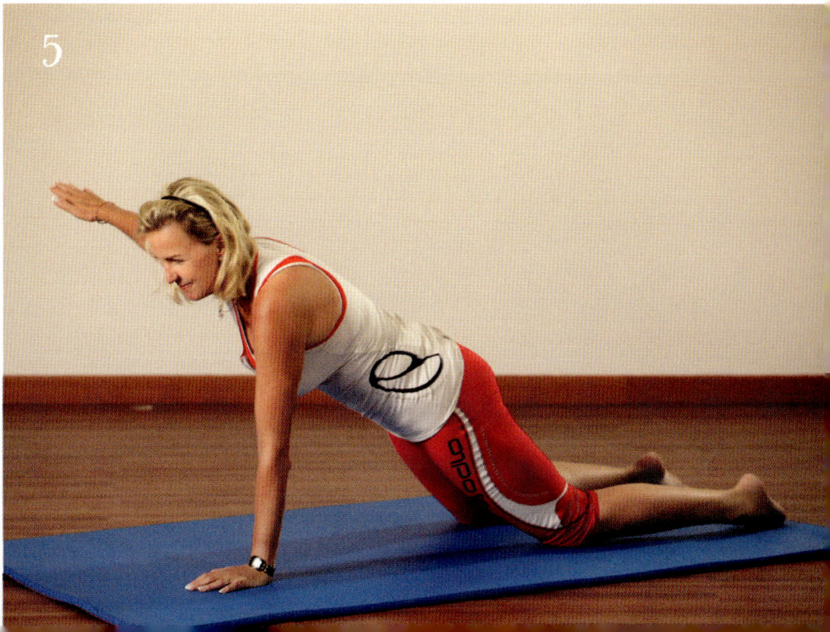

5

Herabschauender Schweinehund

Florians Rache für das Pobackenduett: Ich habe kläglich versagt und hatte einen regelrechten Durchhänger. Deswegen gibt's auch leider kein Foto für mich! Dennoch heißt es weiterhin: üben, üben, üben. Es ist noch kein gerader Rücken vom Himmel gefallen. Eines Tages werden auch meine Ärmchen es schaffen, 65 Kilo inneren Schweinehund hochzustemmen.

Diese Bereiche trainieren Sie besonders
Gesamter Körper.

So beginnen Sie
Sie beginnen in der Liegestützposition mit abgelegten Knien. Die Hände befinden sich unter den Schultern. Ziehen Sie die Unterschenkel zu sich heran, sodass die Füße zur Decke zeigen.

So wird's gemacht
Senken Sie wie bei einem Liegestütz Ihren Oberkörper zur Matte ab (einatmen) und heben Sie ihn dann wieder an (ausatmen). Senken Sie die Unterschenkel ab, stellen Sie Ihre Fußspitzen auf und strecken Sie Ihre Beine. Halten Sie die Liegestützposition kurz und ziehen Sie dann Ihr linkes und rechtes Knie jeweils einmal nach vorne unter die Brust und führen Sie es wieder zurück. Nehmen Sie nun wieder in die Startposition ein und beginnen Sie von vorne.

Mein Tipp
Diese Übung ist sehr anspruchsvoll. Üben Sie zunächst nur den ersten Teil (bis in die Liegestützposition und zurück). Wenn Sie dies beherrschen, nehmen Sie den zweiten Teil hinzu.

Wie oft? Wie lang?
Beginnen Sie mit 3 Durchgängen und steigern Sie sich im Laufe der Zeit auf 10.

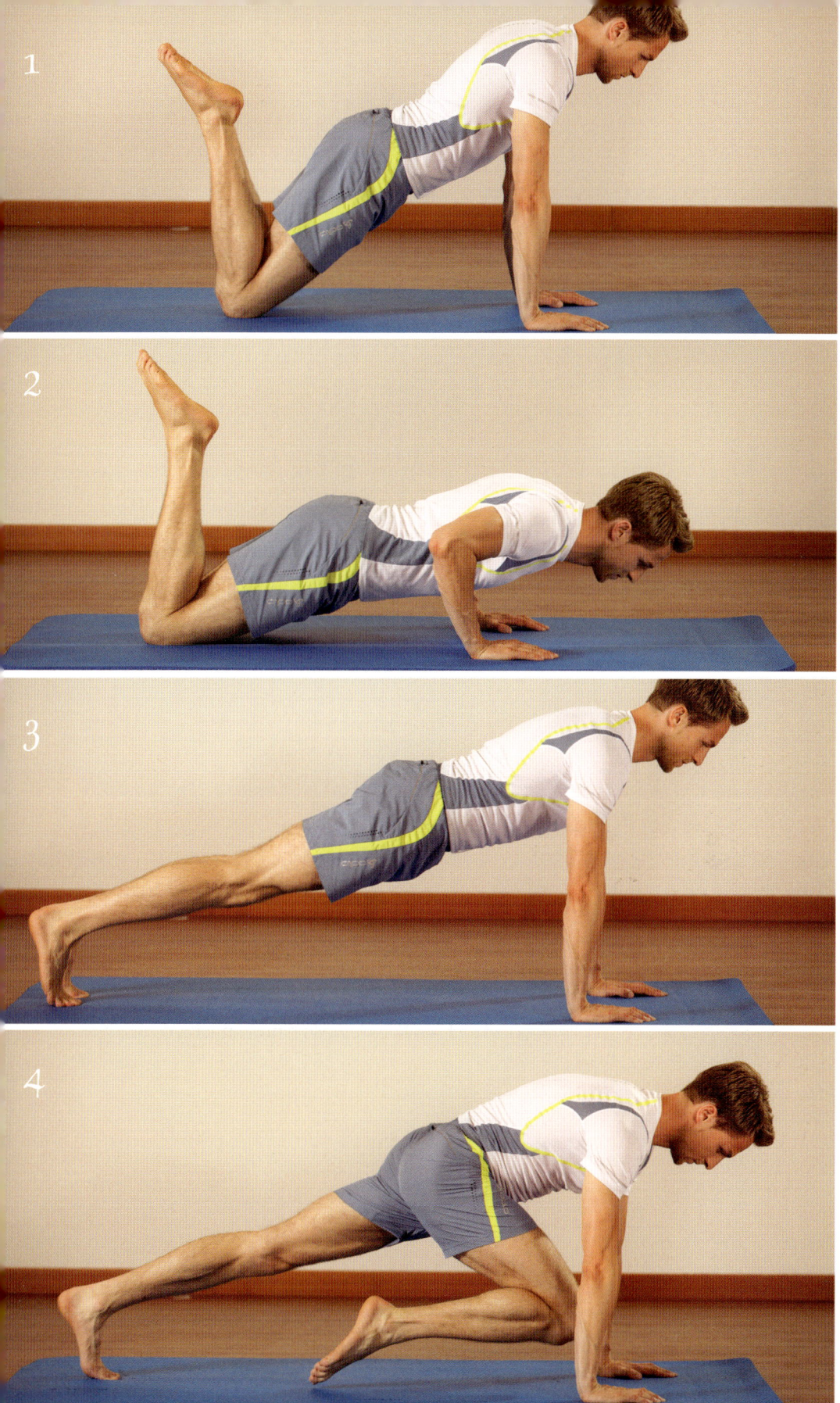

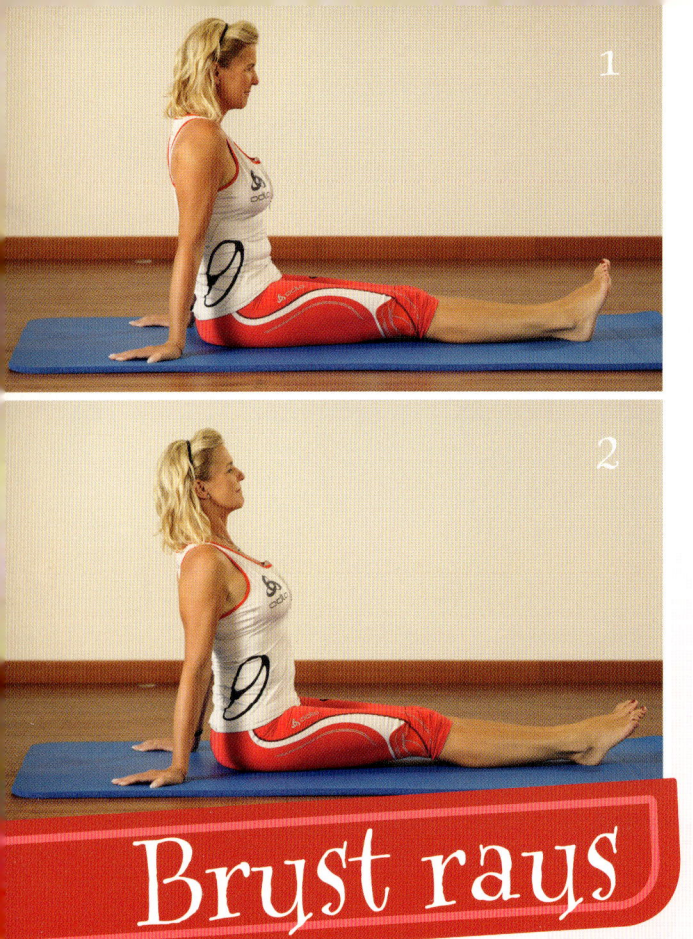

1

2

Brust raus, Bauch rein: Das sagte schon meine Mutter gern. Sie sollten gedanklich mit den Schultern eine Grapefruit zerdrücken – oder sonst was, was Sie gern zerquetschen würden. Vielleicht Ihren inneren Schweinehund. Ihnen fällt schon was ein ...

Brust raus

■ Diese Bereiche trainieren Sie besonders
Dehnung der Brust- und Schultermuskulatur.

■ So beginnen Sie
Setzen Sie sich mit lang gestreckten Beinen aufrecht auf Ihre Matte und stellen Sie Ihre gestreckten Arme hinter Ihrem Rücken auf.

■ So wird's gemacht
Führen Sie langsam Ihre Schulterblätter zueinander und strecken Sie dabei Ihre Brust heraus. Halten Sie die Dehnung für einige Sekunden und entspannen Sie dann Ihre Schulterblattmuskulatur. Schieben Sie Ihr Brustbein wieder zurück. Achten Sie darauf, dass Sie während der Übung regelmäßig weiteratmen.

■ Mein Tipp
Um die Dehnung zu verstärken, stellen Sie Ihre Arme etwas weiter hinter sich auf. Wenn Sie gleichzeitig die Beinrückseite dehnen möchten, ziehen Sie Ihre Fußspitzen zum Körper heran.

■ Wie oft? Wie lang?
5-mal. Halten Sie die Dehnung 8 bis 10 Sekunden und machen Sie 3 Sekunden Pause zwischen den Wiederholungen.

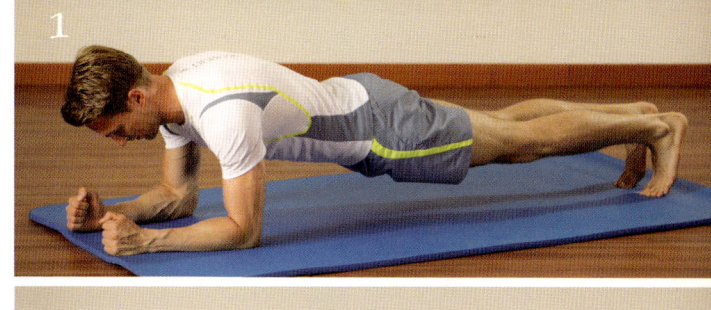

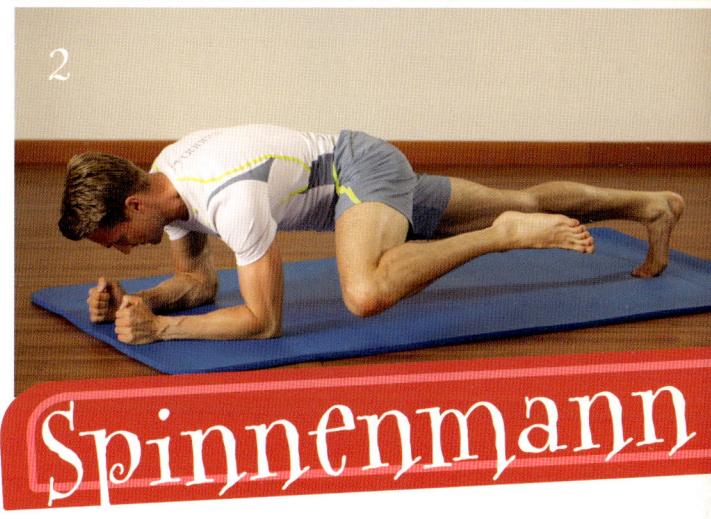

Eine fiese Übung. Am Anfang überließ ich sie Florian und ließ den spinnen, Mann! Aber mit der Zeit fühlte ich mich gekräftigt genug, mich dieser militärischen Herausforderung zu stellen. Und wenn frau genug hat, legt sie ihre Problemzonen auf der Matte ab und schaut dem jugendlichen Trainer beim Schwitzen zu.

Spinnenmann

🟥 **Diese Bereiche trainieren Sie besonders**
Rumpf- und Armmuskulatur.

🟥 **So beginnen Sie**
Begeben Sie sich in den Unterarmstütz. Der Körper bildet eine gerade Linie.

🟥 **So wird's gemacht**
Spannen Sie Ihre Bauchmuskulatur an und ziehen Sie das linke Knie knapp über der Matte zu Ihrem linken Arm (ausatmen). Setzen Sie das Bein wieder zurück in die Startposition (einatmen) und ziehen Sie nun das rechte Knie heran. Das ist ein Durchgang.

🟥 **Mein Tipp**
Achtung! Das ist eine Übung für Fortgeschrittene. Versuchen Sie sie erst, wenn Sie die Übung »Storch im Salat« sauber beherrschen. Ihr Körper darf nicht durchhängen, denn dadurch würde die Lendenwirbelsäule übermäßig belastet. Übung macht den Meister.

🟥 **Wie oft? Wie lang?**
Beginnen Sie mit einem Durchgang und steigern Sie sich auf 5 bis 8.

Donaudampfer

Dehnt und streckt den Rücken, stärkt die Pomuskeln und fordert die Arme zu Höchstleistungen heraus. Dabei ist ein stabiles Gleichgewicht vonnöten, sonst schlingert der Donaudampfer und kippt um. Mental dürfen Sie mit wehenden Haaren an Deck stehen und die liebliche Wachau betrachten, während Ihre unterirdischen Brennöfchen die Arbeit verrichten.

▋ Diese Bereiche trainieren Sie besonders
Rumpf- und Schultermuskulatur.

▋ So beginnen Sie
Knien Sie sich im Vierfüßlerstand auf die Matte. Die Hände sind schulterbreit voneinander entfernt, in der linken Hand halten Sie eine Hantel.

▋ So wird's gemacht
Heben und strecken Sie gleichzeitig Ihren linken Arm und Ihr rechtes Bein (ausatmen). Arm und Bein befinden sich in gerader Verlängerung Ihres Rumpfes, die rechte Fußspitze zeigt vom Körper weg. Senken Sie Arm und Bein wieder ab (einatmen). Führen Sie zunächst alle Wiederholungen auf einer Seite aus und anschließend ebenso viele auf der anderen.

▋ Mein Tipp
Um Ihre Rumpfmuskeln besonders intensiv zu trainieren, versuchen Sie eine Drehung des Beckens zu vermeiden, indem Sie Ihre Bauchmuskulatur auf Spannung halten.

▋ Wie oft? Wie lang?
Beginnen Sie mit 8 bis 10 Wiederholungen pro Seite und steigern Sie sich im Laufe der Zeit auf 20 pro Seite.

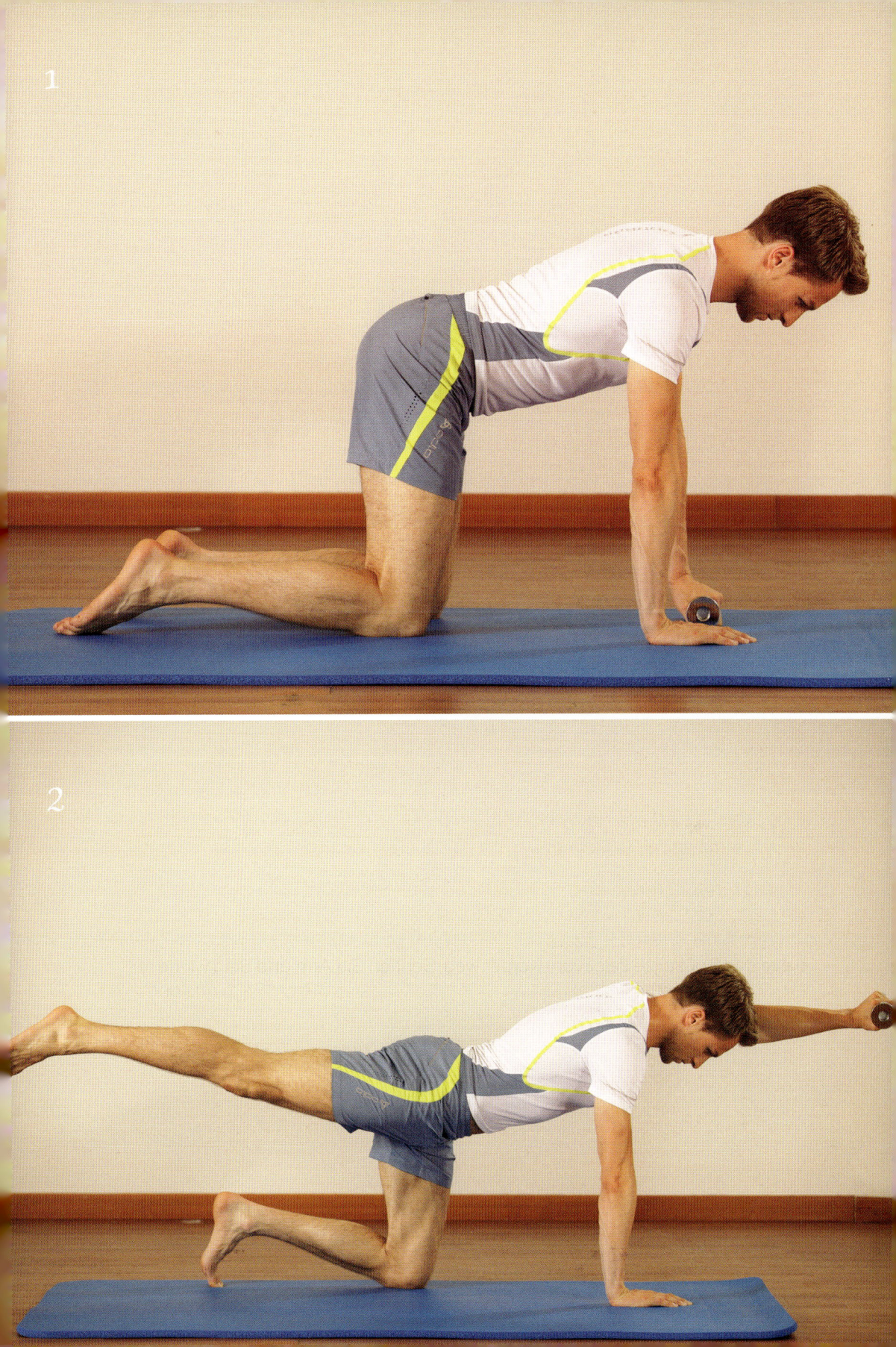

1

2

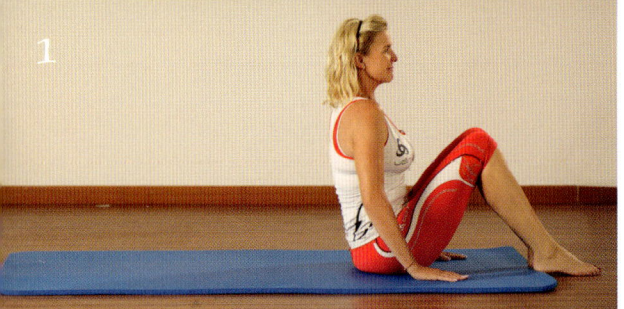

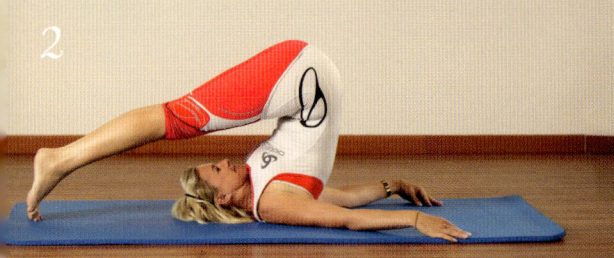

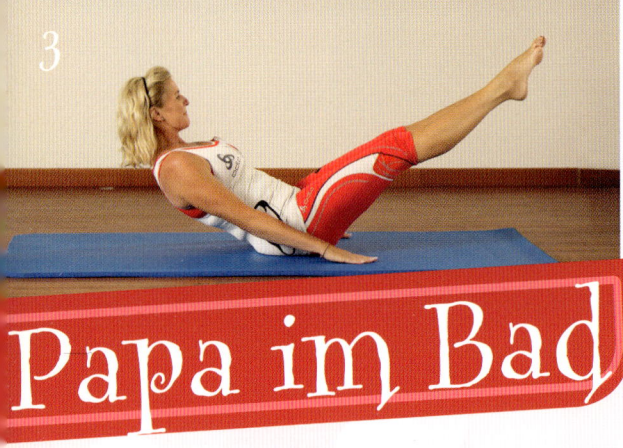

So ähnlich hat mein Papa früher im Bad geturnt! Ich sehe ihn noch im Schlafanzug auf der Badematte sein Morgenprogramm absolvieren, während wir Kinder uns verschlafen die Zähne putzten. Ich fand das toll, wie er auf beiden Seiten mit den Zehen auf den Boden kam.

Papa im Bad

■ Diese Bereiche trainieren Sie besonders
Bauchmuskulatur und Dehnung des unteren Rückens.

■ So beginnen Sie
Setzen Sie sich aufrecht mit angewinkelten Beinen auf die Matte und legen Sie Ihre Handflächen neben sich auf die Matte.

■ So wird's gemacht
Lehnen Sie sich zurück und rollen Sie langsam Ihren Rücken ein. Senken Sie Ihre gestreckten Beine hinter dem Kopf zum Boden ab (einatmen). Spannen Sie Ihre Bauchmuskulatur an und führen Sie die Beine wieder nach vorne zur Matte. Stützen Sie sich dabei mit den Händen ab, um Ihren Oberkörper und Ihre Beine in einer fließenden Bewegung von der Matte anzuheben. Das ist ein Durchgang.

■ Mein Tipp
Versuchen Sie, Ihre Bauchmuskulatur möglichst angespannt zu halten, während Sie Ihre Beine nach vorne zur Matte absenken. So entlasten Sie nicht nur Ihre Lendenwirbelsäule, sondern trainieren Ihre Bauchmuskulatur noch intensiver.

■ Wie oft? Wie lang?
Beginnen Sie mit 8 bis 10 Durchgängen und steigern Sie sich im Laufe der Zeit auf 20.

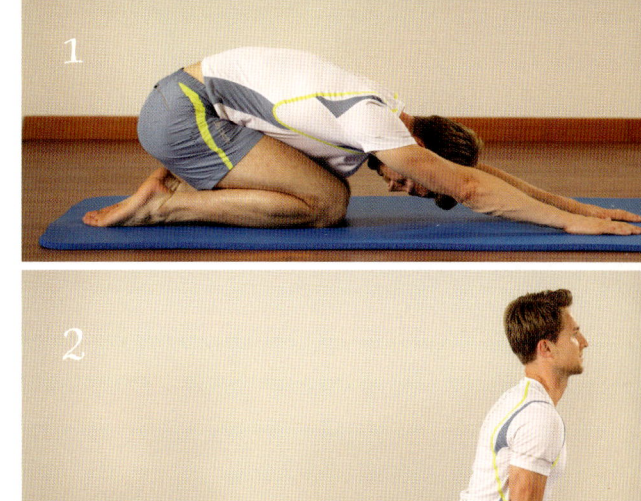

Unter dieser Übung hatte ich mir eigentlich vorgestellt, mit einem Drink im Liegestuhl zu liegen. Aber wir dehnen hier unsere Bauchmuskeln und beanspruchen auch die Arme, indem wir uns wie eine Kobra nach oben biegen. Dennoch: Der Liegestuhl ist nicht mehr weit. Ich höre die Eiswürfel schon klappern. Oder ist das die Kobra?

Sonnenanbeter

▥ Diese Bereiche trainieren Sie besonders
Mobilisierung der Wirbelsäule und Dehnung der Bauch- und Rückenmuskulatur.

▥ So beginnen Sie
Legen Sie sich in Bauchlage mit nach vorne ausgestreckten Armen auf Ihre Matte.

▥ So wird's gemacht
Schieben Sie Ihr Becken langsam nach hinten in Richtung der Fersen, bis Ihr Gesäß auf den Waden aufliegt und Ihre Arme ganz gestreckt sind (einatmen). Halten Sie diese Dehnposition einige Sekunden. Schieben Sie nun Ihren Oberkörper nach vorne. Richten Sie sich auf, indem Sie Ihre Arme durchstrecken und Ihr Becken zur Matte absenken (ausatmen). Halten Sie die Dehnposition.

▥ Mein Tipp
Wenn Sie Ihr Gesäß nicht bis zu Ihren Waden absenken können oder Schmerzen im Sprunggelenk haben, legen Sie ein Kissen oder eine Decke zur Dämpfung unter Sprunggelenk und Schienbein. Um die Dehnung der Bauchmuskulatur zu verstärken, sollten Sie Ihr Becken ganz bewusst zum Boden schieben.

▥ Wie oft? Wie lang?
Wiederholen Sie den gesamten Ablauf 3- bis 5-mal und halten Sie die beiden Dehnpositionen jeweils etwa 10 Sekunden.

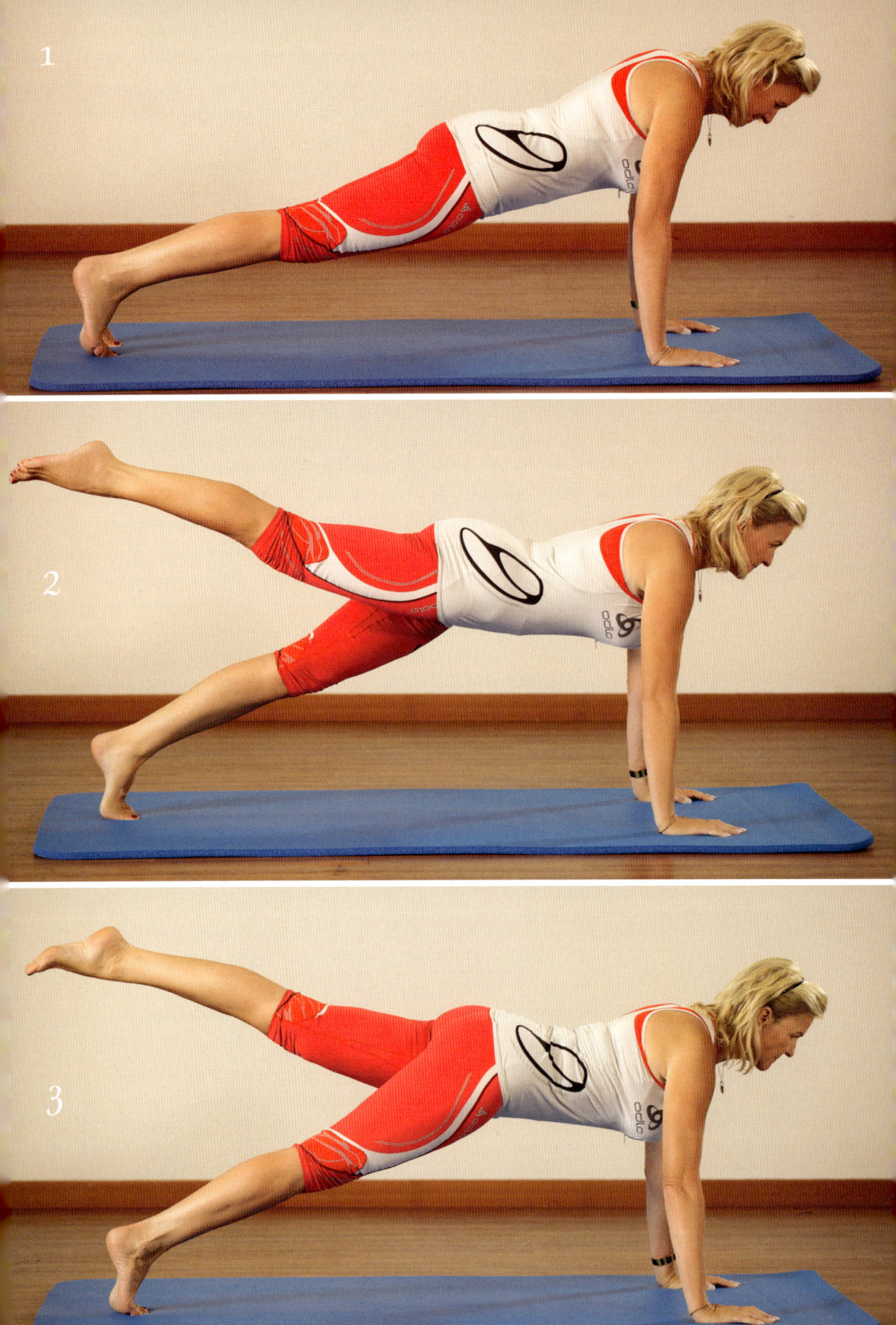

Gazelle

Wer die Gazelle schafft, ist bald eine! Nehmen Sie diese Übung als persönliche Bewerbung für den Club der Superweiber: Sie beweisen Stehvermögen, können mühelos abheben, sind nach allen Seiten flexibel und trotzdem ein bodenständiges Powerpaket. Erst wenn Sie anfangen zu zittern, haben Sie genug!

■ Diese Bereiche trainieren Sie besonders
Arm- und Rumpfmuskulatur.

■ So beginnen Sie
Sie beginnen in der Liegestützposition. Der Körper bildet eine gerade Linie von Kopf bis Fuß. Die Hände befinden sich unter den Schultern.

■ So wird's gemacht
Halten Sie die Position und heben Sie abwechselnd Ihr rechtes und linkes Bein gestreckt zur Decke an

■ Mein Tipp
Achten Sie darauf, dass Ihre Beine immer lang gestreckt sind. So wird Ihre Oberschenkelmuskulatur noch mehr gefordert.

■ Wie oft? Wie lang?
Beginnen Sie mit 5 bis 8 Wiederholungen pro Bein und steigern Sie sich im Laufe der Zeit auf 15.

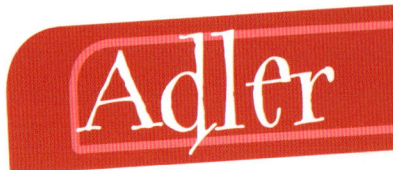

Aus dem inneren Schweinehund ist ein innerer Adler geworden! Heben Sie ab, gleiten Sie über Ihren inneren Triumph hinweg und betrachten Sie die vielen kleinen Ausreden, die da unten rumkriechen, aus der königlichen Vogelperspektive.

Sie haben sie alle überwunden, Sie können fliegen! Willkommen im Club der Superweiber!

▥ Diese Bereiche trainieren Sie besonders
Gesamter Schultergürtel, Gesäß- und untere Rückenmuskulatur.

▥ So beginnen Sie
Sie liegen in Bauchlage mit auf Schulterhöhe zur Seite ausgestreckten Armen auf der Matte.

▥ So wird's gemacht
Heben Sie Ihre Beine und den Oberkörper von der Matte an und halten Sie die Position, indem Sie Ihre untere Rücken- und die Gesäßmuskulatur anspannen. Gleichzeitig heben Sie Ihre gestreckten Arme so weit wie möglich vom Boden an (einatmen). Legen Sie nun die Arme, den Oberkörper und die Beine wieder ab (ausatmen) und wiederholen Sie den gesamten Bewegungsablauf. Nachdem Sie alle Wiederholungen ausgeführt haben, heben Sie nur Ihre Beine vom Boden an und öffnen und schließen diese in der Luft.

▥ Mein Tipp
Um den ersten Teil der Übung zu intensivieren, setzen Sie leichte Hanteln ein. Heben Sie Ihren Oberkörper und Ihre Beine langsam von der Matte an. Dies schont Ihre Lendenwirbelsäule und fordert Ihre Muskulatur noch stärker. Der zweite Teil der Übung wird besonders wirksam, wenn Sie Ihre Beine gestreckt und so weit wie möglich von der Matte angehoben halten.

▥ Wie oft? Wie lang?
Den ersten Teil der Übung sollten Sie 10- bis 15-mal durchführen. Beim zweiten Teil beginnen Sie mit 15 Wiederholungen und steigern sich im Laufe der Zeit auf 30.

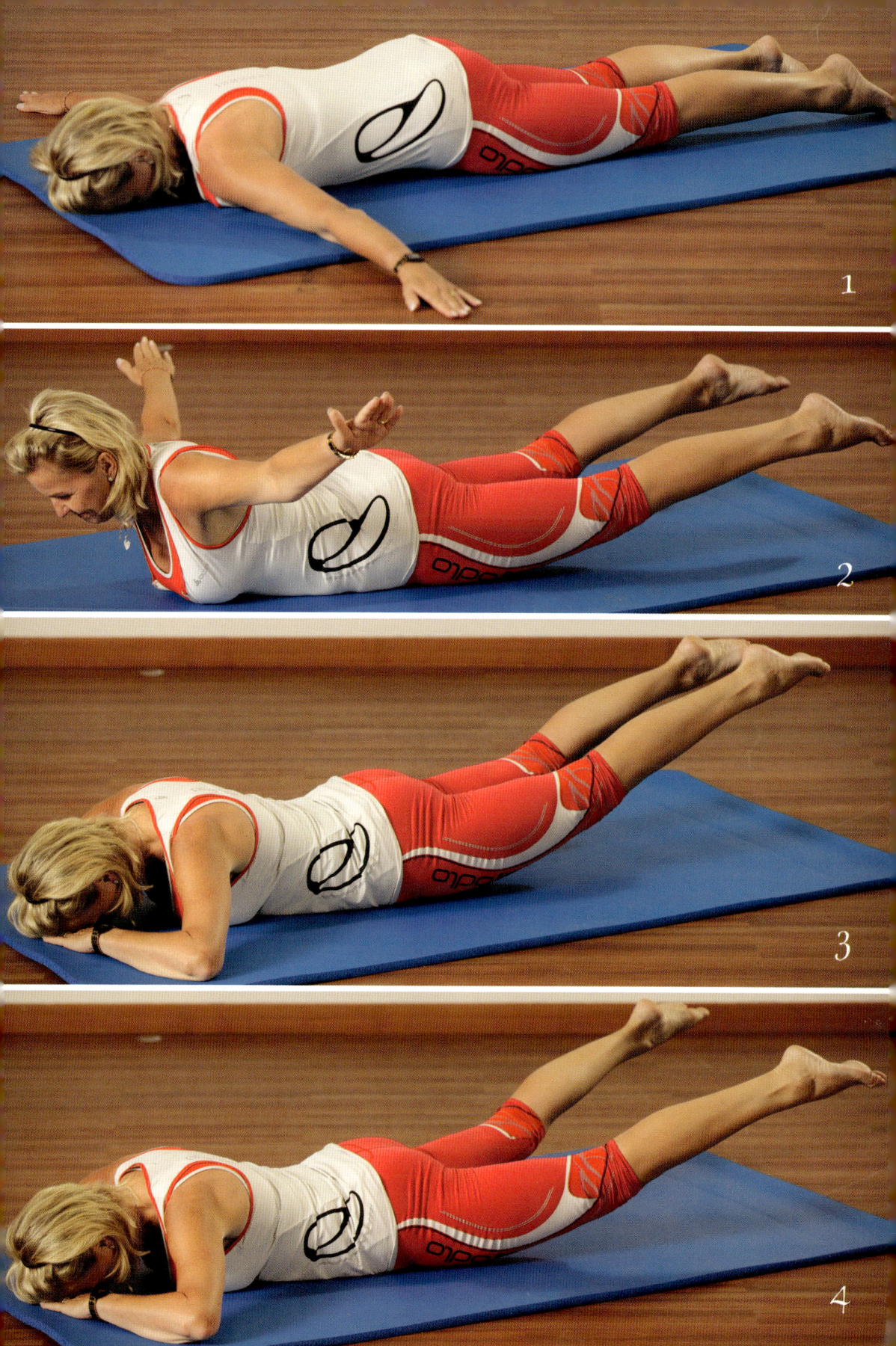

1

2

3

4

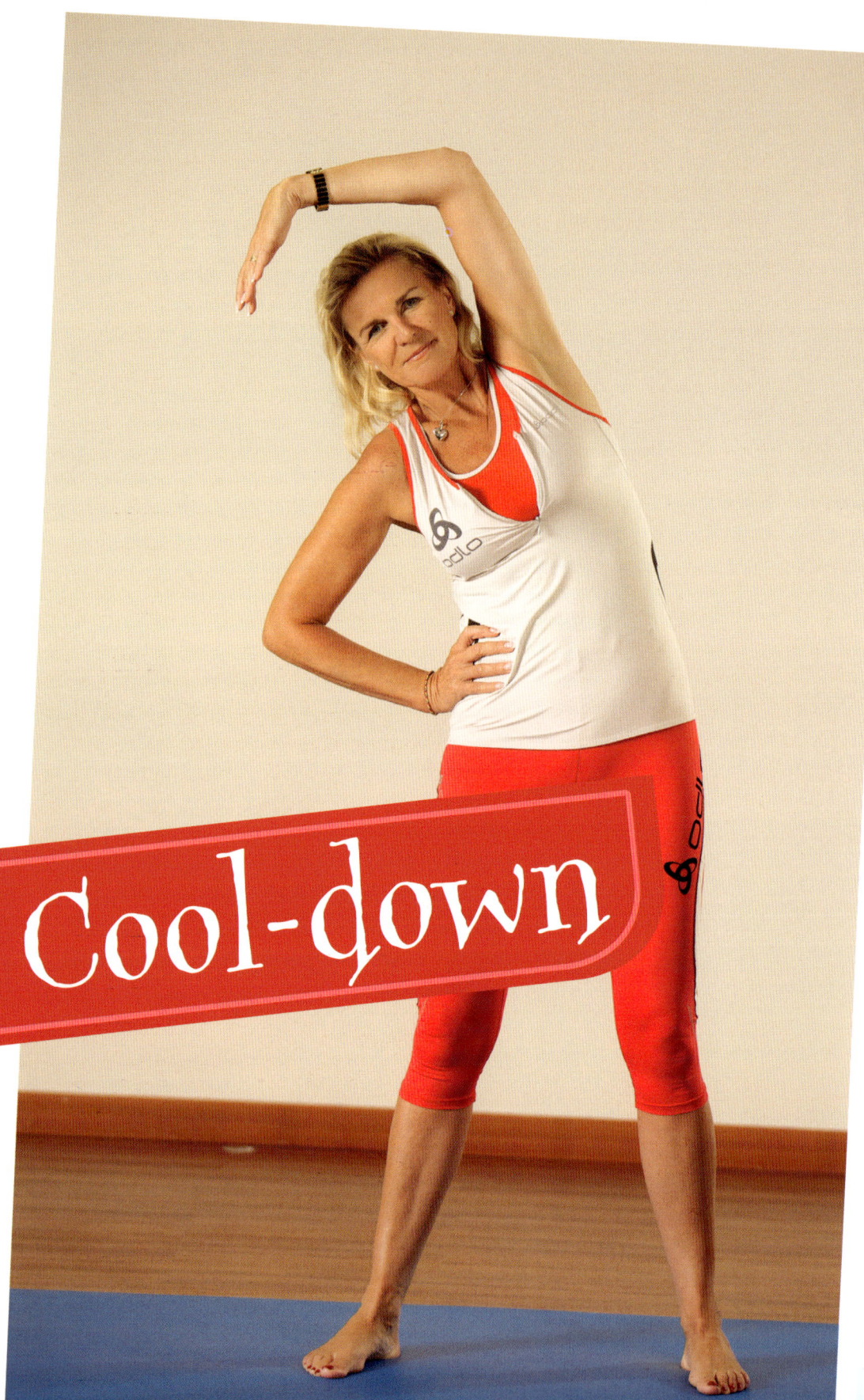

Cool-down

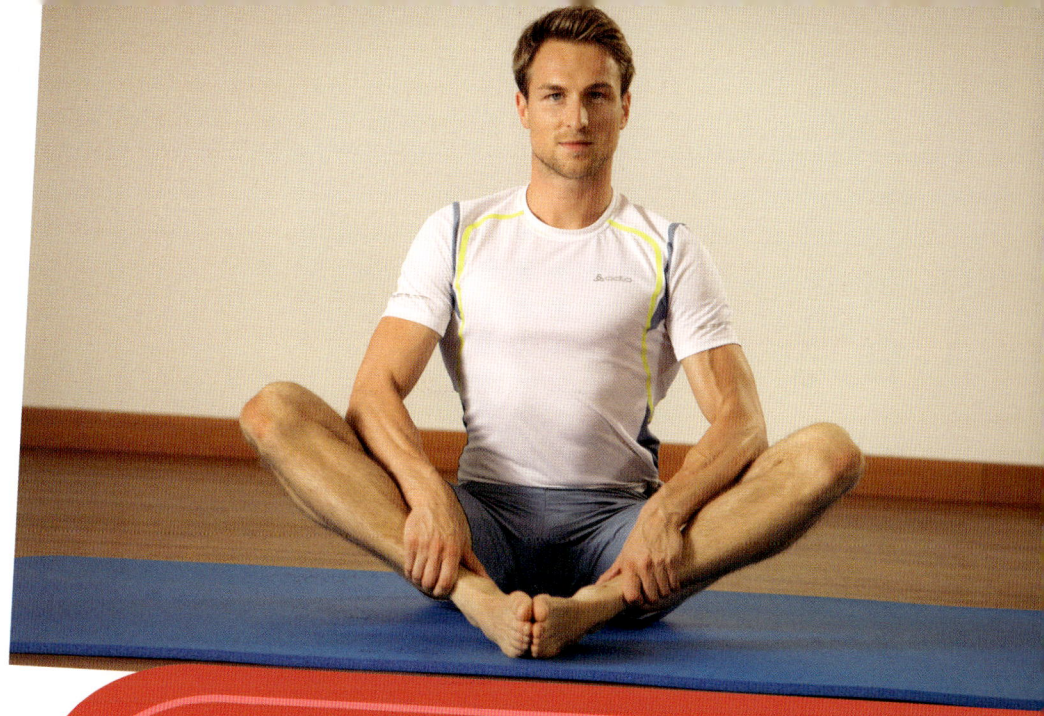

I m Cool-down geht es darum, die Muskelspannung, die sich durch das Training aufgebaut hat, wieder abzusenken. Diese hilft Ihren Muskeln, sich zu erholen, und beugt Muskelkater vor. Zudem beruhigen sich dabei Ihr Herz-Kreislauf-System und Ihr Puls. Langfristig werden Sie sich dadurch schneller von Ihrem Training erholen, und durch die integrierten Dehnübungen wird Ihr Körper immer beweglicher.

Palme im Wind 214

Kerze 215

Der streichfähige
Schweinehund 216

Blaue Piste 218

Bügelbrett 219

Topfpflanze 220

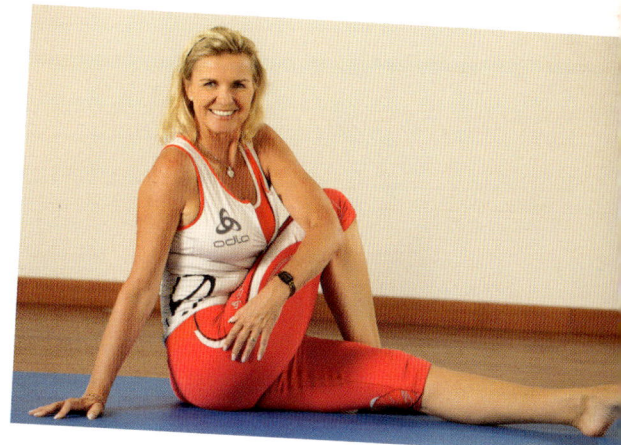

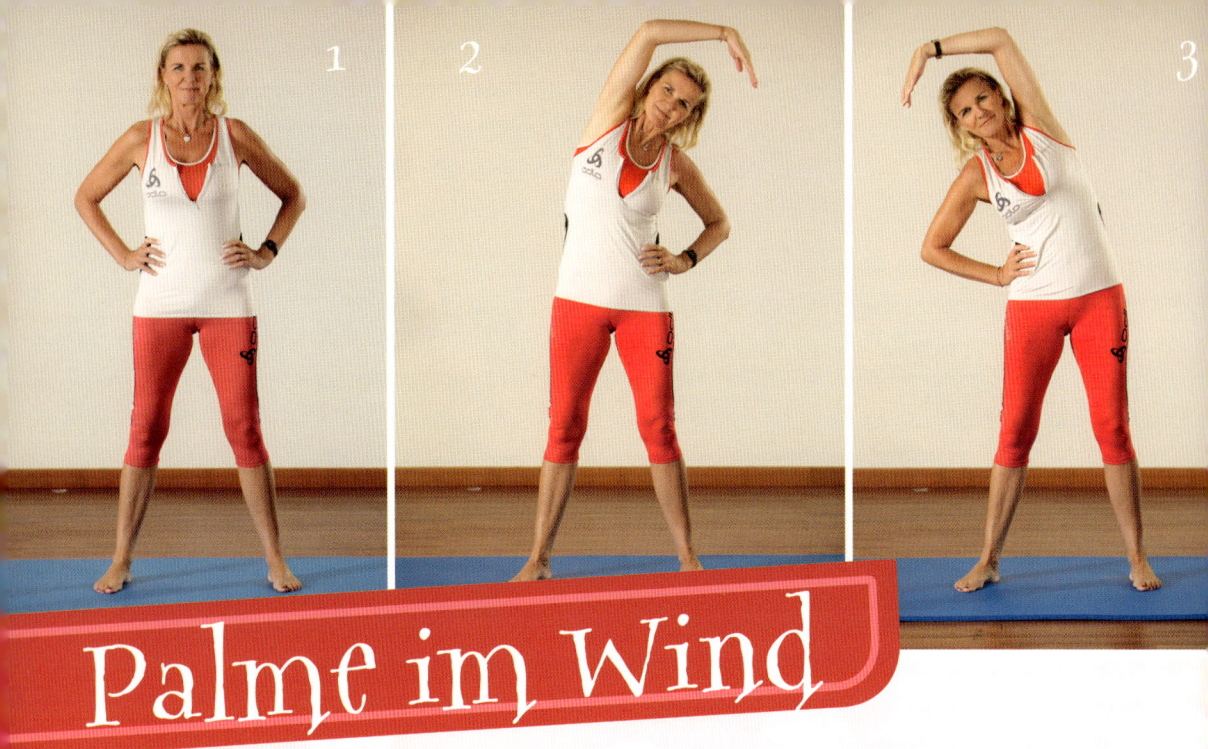

1　2　3

Palme im Wind

Herrlich entspannend, dieses Dehnen und Strecken! Träumen wir uns an karibische Strände und genießen wir die innere Leichtigkeit des Fast-Fertig-Seins. Sieht ein bisschen aus wie der Schulreifetest für Sechsjährige, aber wir sind ja schließlich genauso stolz!

▇ Diese Bereiche trainieren Sie besonders
Dehnung der Adduktoren, der seitlichen Bauch- und unteren Rückenmuskulatur.

▇ So beginnen Sie
Stellen Sie sich mit hüftbreit geöffneten Beinen auf Ihre Matte und stützen Sie sich mit Ihren Händen in der Hüfte ab.

▇ So wird's gemacht
Strecken Sie Ihren rechten Arm über den Kopf und neigen Sie dabei Ihren Oberkörper nach links. Halten Sie die Dehnung und wechseln Sie anschließend die Seite.

▇ Mein Tipp
Wenn Sie Ihre Beine etwas breiter aufstellen, können Sie Ihre Adduktoren intensiver dehnen.

▇ Wie oft? Wie lang?
5-mal pro Seite. Halten Sie die Dehnung jeweils für 5 bis 8 Sekunden.

Hoch den Po und die Hinterbeine über die Schlappohren! Das dehnt ganz wundervoll den Rücken und die Beinsehnen.

Na, wer kommt mit den Zehen auf den Boden?

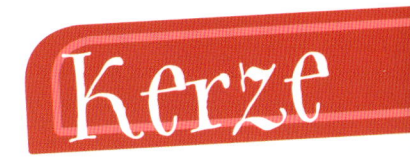

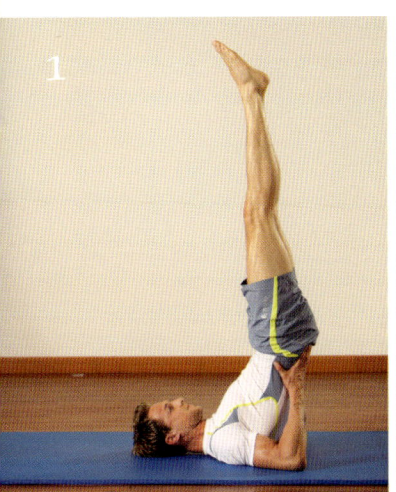 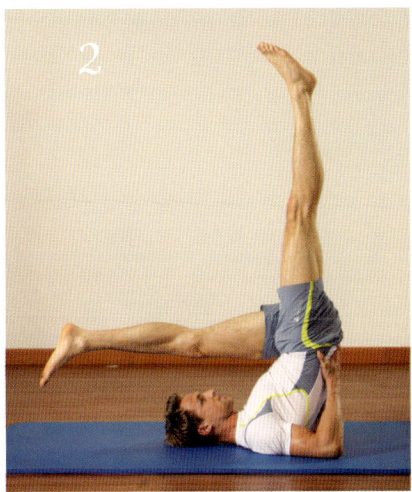 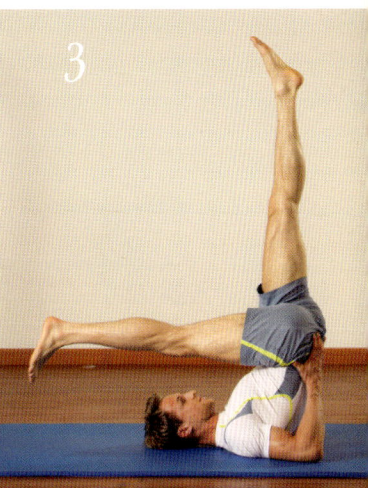

▮ Diese Bereiche trainieren Sie besonders
Dehnung der gesamten Rückenmuskulatur.

▮ So beginnen Sie
Aus der Rückenlage strecken Sie beide Beine senkrecht zur Decke, dabei unterstützen die Hände den unteren Rücken.

▮ So wird's gemacht
Ziehen Sie das gestreckte linke Bein zum Körper heran und führen Sie es so weit wie möglich nach hinten zur Matte (ausatmen). Halten Sie die Dehnung. Heben Sie das Bein wieder an und senken Sie nun Ihr rechtes Bein ab.

▮ Mein Tipp
Sollten Sie Probleme in der Hals- oder Brustwirbelsäule haben, lassen Sie diese Übung aus. Um die Dehnung besonders intensiv zu spüren, halten Sie das zu dehnende Bein möglichst gestreckt.

▮ Wie oft? Wie lang?
5- bis 8-mal pro Bein. Halten Sie die Dehnung etwa 10 Sekunden.

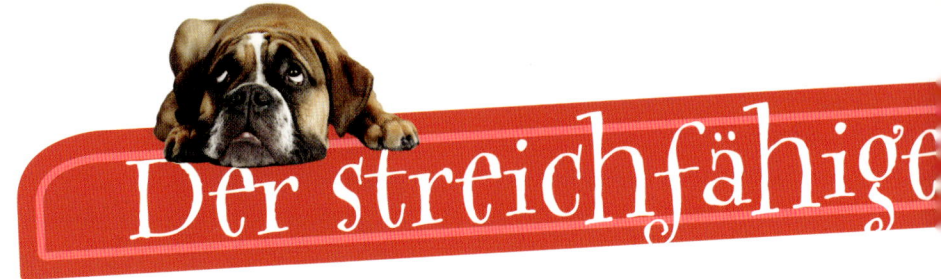

Der streichfähige

Das Glück, das man sich erarbeitet, ist mehr wert als das Glück, das einem in den Schoß fällt.

▌ Diese Bereiche trainieren Sie besonders
Dehnung der Adduktoren.

▌ So beginnen Sie
Setzen Sie sich mit angewinkelten Beinen aufrecht auf Ihre Matte, sodass sich die Fußsohlen berühren. Stützen Sie sich mit Ihren Ellbogen auf den Knien ab.

1

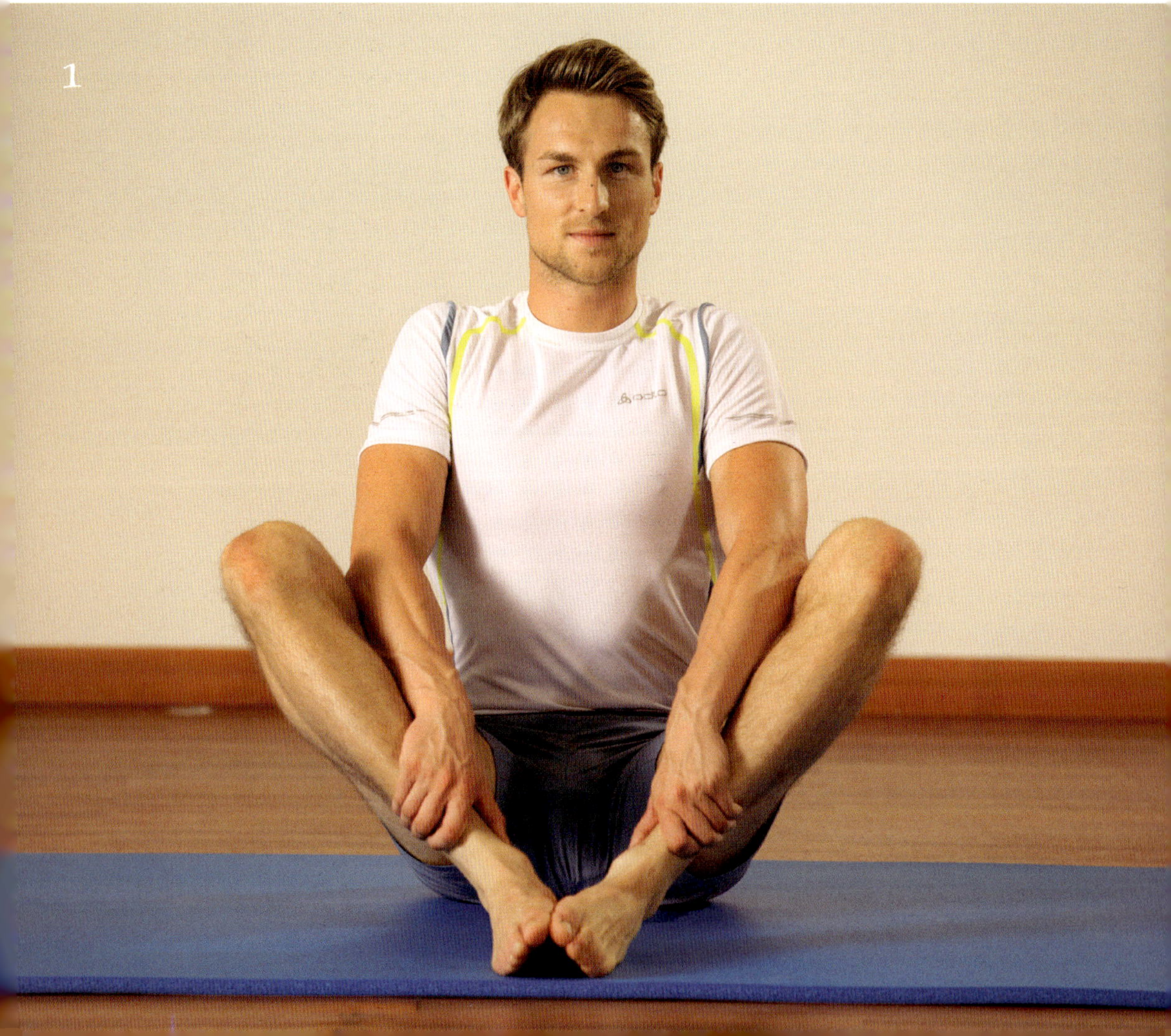

Schweinehund

▮ So wird's gemacht
Halten Sie Ihre Wirbelsäule möglichst gerade und neigen Sie Ihren Oberkörper langsam zu Ihren Füßen vor. Drücken Sie Ihre Beine sanft mit den Ellbogen zu Boden. Halten Sie die Dehnung, entspannen Sie sich dann kurz, und wiederholen Sie die Übung.

▮ Mein Tipp
Führen Sie die Übung langsam und kontrolliert aus und versuchen Sie, die Dehnung bei jedem Ausatmen leicht zu verstärken.

▮ Wie oft? Wie lang?
5- bis 8-mal und die Dehnung 10 Sekunden halten.

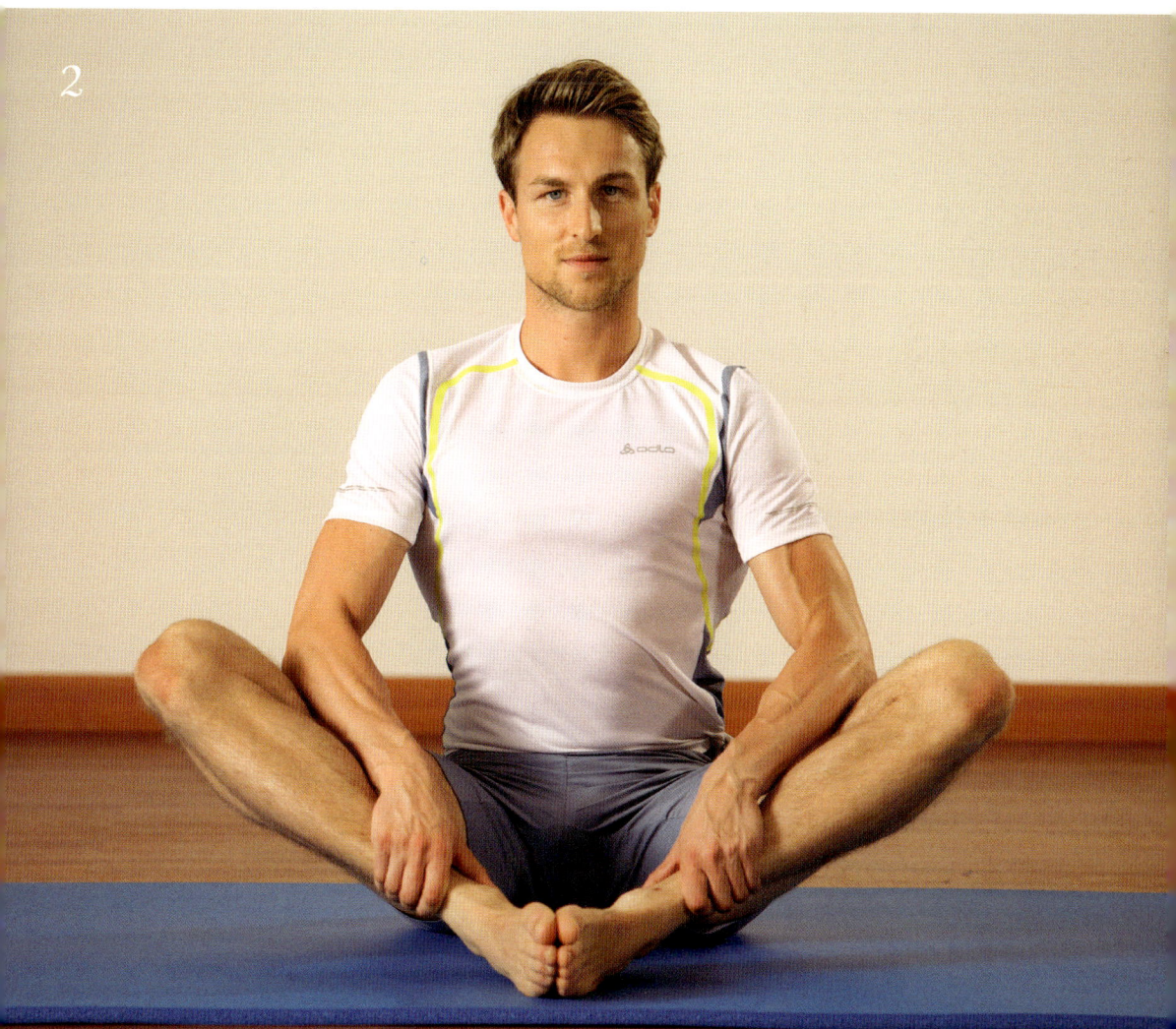

2

Schauen Sie mal an sich herunter. Bald keine Buckelpiste mehr, sondern eine glatte straffe Fläche, auf der sogar Skihaserl mit dem Mut eines Stallkarnickels sanft herabgleiten können. Was für eine schöne Haltung: Kraft in den Armen, Stabilität im Körperkern. Jetzt kann der Pulverschnee kommen!

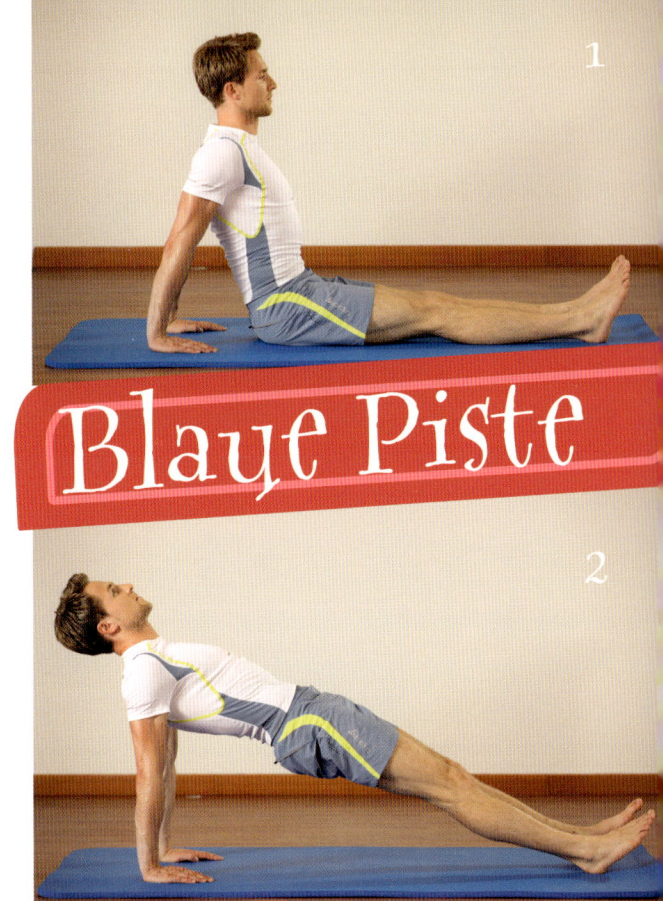

Blaue Piste

Diese Bereiche trainieren Sie besonders
Oberarmrückseiten und Dehnung der Brust- und Halsmuskulatur.

So beginnen Sie
Setzen Sie sich mit lang gestreckten Beinen aufrecht auf die Matte. Die gestreckten Arme stellen Sie mit nach vorne zeigenden Fingern hinter Ihren Rücken.

So wird's gemacht
Stützen Sie sich auf den Armen ab und heben Sie Ihr Gesäß vom Boden an, bis der ganze Körper eine gerade Linie vom Ohr bis zum Fußgelenk bildet. Halten Sie die Dehnposition und atmen Sie regelmäßig weiter.

Mein Tipp
Um die Dehnung der vorderen Halsmuskulatur zu verstärken, können Sie Ihren Kopf in der Dehnposition leicht in den Nacken legen. Wenn Sie Probleme mit der Halswirbelsäule haben, sollten Sie darauf aber verzichten.

Wie oft? Wie lang?
3-mal. Halten Sie die Dehnung 8 bis 10 Sekunden und machen Sie 3 Sekunden Pause zwischen den Wiederholungen.

Hintern nach oben drücken und die Beine anwinkeln: Fertig ist das Bügelbrett. Wer es schafft, legt ganz entspannt den Kopf in den Nacken, lässt das wallende Haar herab und genießt die Dehnung im Rücken. Stellen Sie sich Ihren Traummann beim Bügeln vor. So könnte ich stundenlang verweilen.

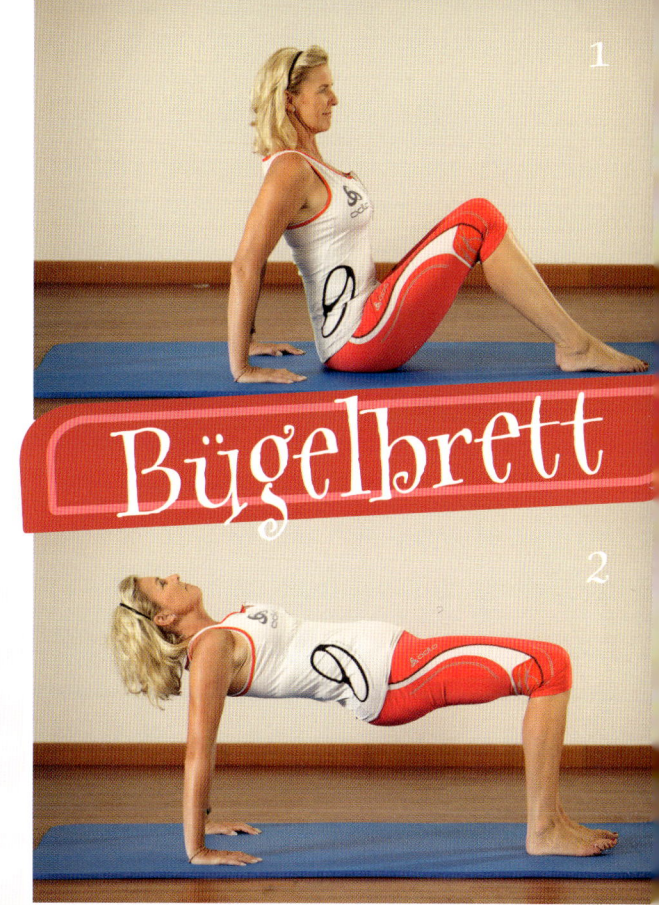

Bügelbrett

▦ Diese Bereiche trainieren Sie besonders
Gesäßmuskulatur und Oberschenkelrückseite.

▦ So beginnen Sie
Setzen Sie sich mit angewinkelten Beinen auf die Matte. Die gestreckten Arme stellen Sie mit nach vorne zeigenden Fingern hinter Ihren Rücken.

▦ So wird's gemacht
Stützen Sie sich auf den Armen ab, spannen Sie Ihre Rücken- und Gesäßmuskulatur an und heben Sie langsam Ihr Gesäß vom Boden an. Heben Sie Ihren Oberkörper so weit an, bis Ihre Arme und Beine einen rechten Winkel mit dem Rumpf bilden. Ihr Körper sollte nun eine gerade Linie vom Ohr zum Knie bilden. Halten Sie diese Position. Gleichmäßig weiteratmen.

▦ Mein Tipp
Diese Übung ist für Anfänger ungeeignet. Beginnen Sie mit der Übung »Blaue Piste«.

▦ Wie oft? Wie lang?
4-mal. Halten Sie die Dehnung 5 bis 8 Sekunden und machen Sie 3 Sekunden Pause zwischen den Wiederholungen.

Topfpflanze

Eine wunderbare Dehn- und Entspannungsübung, die in alle beanspruchten Muskeln und Sehnen kriecht wie das gemeine Staubkorn in alle Ritzen und Fugen. Bitte aufhören, bevor die Knochen krachen. Und wenn wir uns bis zur Unkenntlichkeit verknotet haben: Nicht vergessen, die Topfpflanze reichlich zu gießen! Also, ab unter die Dusche und danach mindestens einen Liter köstliches Wasser trinken. Genießen Sie das prickelnde Glücksgefühl, Sie haben es sich verdient!

Diese Bereiche trainieren Sie besonders
Mobilisierung der gesamten Wirbelsäule und Dehnung der Rückenmuskulatur.

So beginnen Sie
Setzen Sie sich mit lang gestreckten Beinen aufrecht auf die Matte. Die gestreckten Arme stellen Sie mit nach hinten zeigenden Fingern hinter Ihren Rücken.

So wird's gemacht
Winkeln Sie das rechte Bein an und stellen Sie es über über das linke. Drehen Sie Ihren Oberkörper langsam nach rechts ein und drücken Sie Ihren linken Ellbogen gegen das rechte Knie. Mit dem rechten Arm stützen Sie sich hinter dem Körper ab und halten diese Position. Gleichmäßig weiteratmen. Wechseln Sie dann die Seite.

Mein Tipp
Wenn Sie mit dem Ellbogen den Druck auf das angewinkelte Bein erhöhen, können Sie zusätzlich die Gesäßmuskulatur dehnen.

Wie oft? Wie lang?
3-mal in jede Richtung. Halten Sie die Dehnung etwa 10 Sekunden.

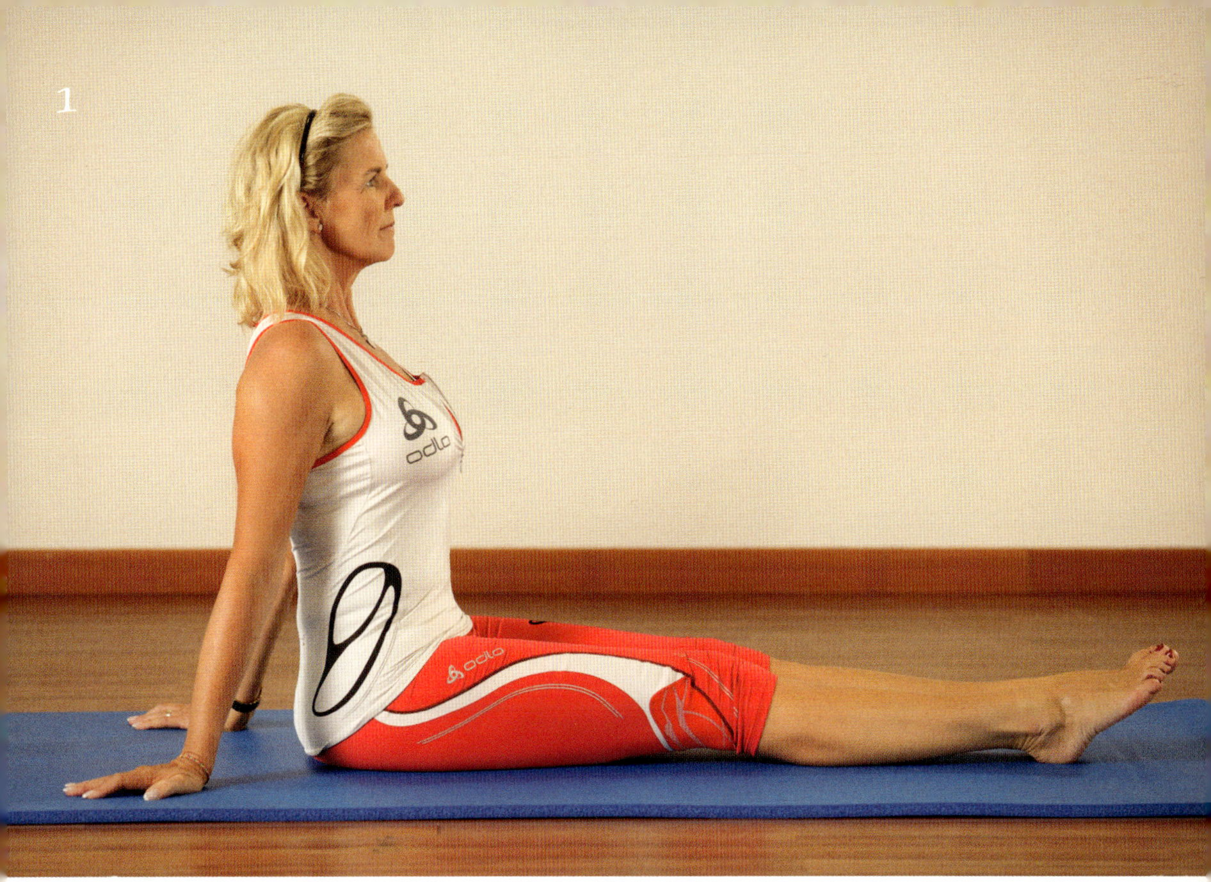

1

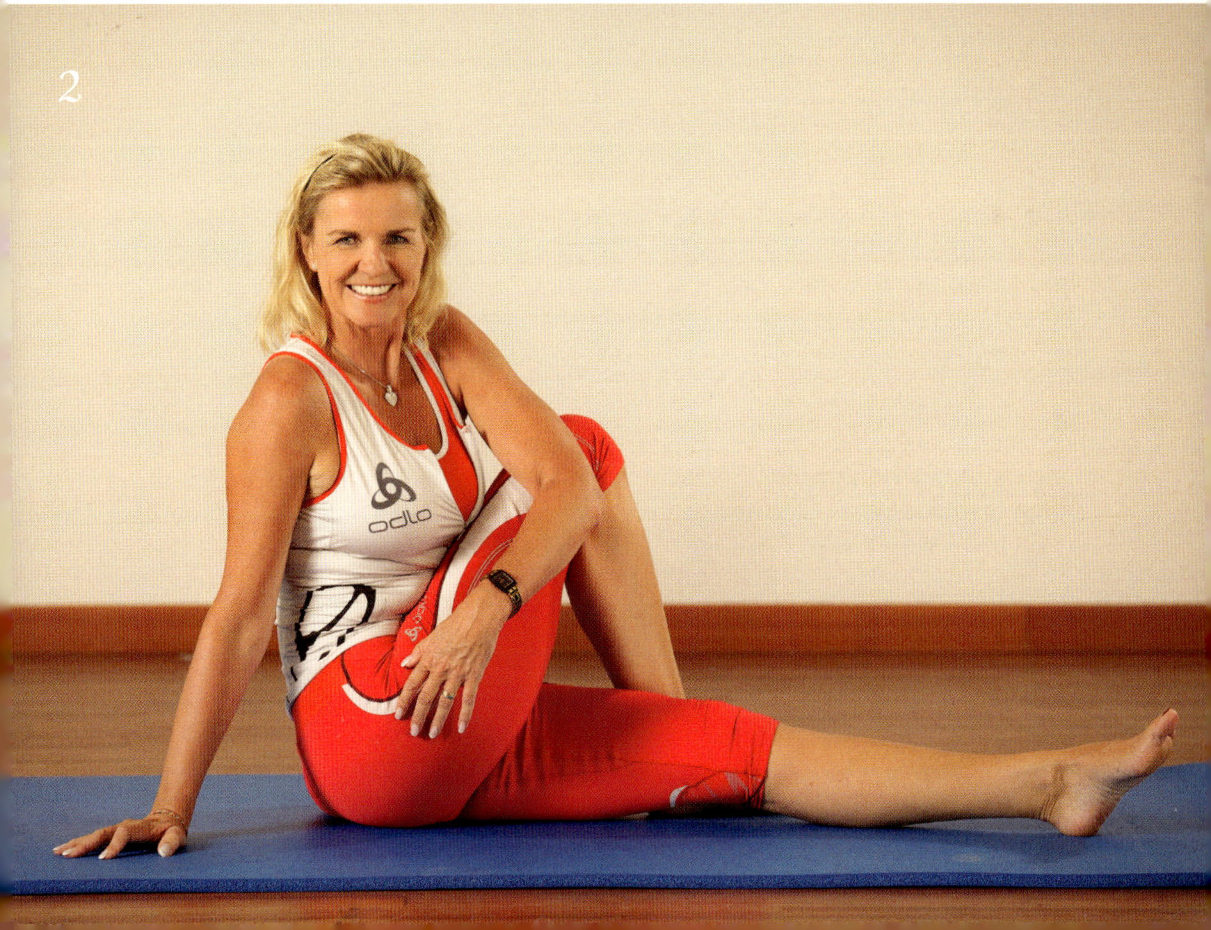

2

Danksagung

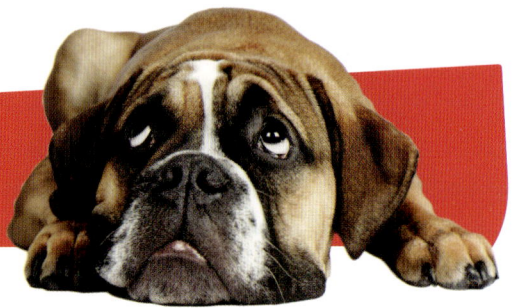

Hera Lind

Mein Dank gilt in erster Linie meinem Trainer und mittlerweile auch guten Freund Florian Apler, der mich alte Mutti mit Beharrlichkeit und dem nötigen Humor auf die Matte und dieses ungewöhnlich mutige Projekt auf die Beine gestellt hat.

An mein professionelles Team, allen voran Sandor Bonnier und Pascale Breitenstein für ihre klugen Ideen, unendliche Geduld und freundliche Gelassenheit.

Vielen Dank auch an Julia Skardarasy vom Vollererhof bei Salzburg, die uns ihr wundervolles Anwesen zur Verfügung gestellt hat, um die Fotos in diesem Buch und das Ambiente der begleitenden DVD unverwechselbar werden zu lassen.

Und last, but not least danke ich meiner Tochter Franzi, mir moralisch den Rücken gestärkt hat und bei den Filmaufnahmen im Hintergrund das Synchrondirigat übernommen hat!

Florian Apler

Ich möchte mich bei all jenen bedanken, die uns bei jedem einzelnen noch so kleinen Schritt bis heute unterstützt haben. Aus einer kleinen Idee wurde ein großer Traum. Eine Prise Mühe und viel Herzblut später entstand dieses einzigartige Projekt. Herzlichen Dank an das gesamte Team rund um Sandor Bonnier, Oliver Kuhn, Pascale Breitenstein und Claudia Schwenk von unserer Bekleidungsfirma Odlo.

Schließlich möchte ich noch ganz besonders Hera danken. Für dein Vertrauen, deinen Fleiß und den Mut, den du aufgebracht hast, mit mir dieses ungewohnte Terrain zu betreten und diesen Traum wahr werden zu lassen.